"十三五"国家重点图书出版规划项目

壮医针灸学

林辰 著

U0397019

广西科学技术出版社

·南宁·

图书在版编目（CIP）数据

壮医针灸学/林辰著. —南宁：广西科学技术出版社，
2020.7（2023.11 重印）

ISBN 978-7-5551-1431-4

Ⅰ.①壮… Ⅱ.①林… Ⅲ.①壮医—针灸疗法 Ⅳ.
① R291.8

中国版本图书馆 CIP 数据核字（2021）第 139612 号

壮医针灸学

林　辰　著

责任编辑：黎志海　韦秋梅　　　　　　　封面设计：韦娇林

责任印制：韦文印　　　　　　　　　　　责任校对：阁世景

出 版 人：卢培钊

出版发行：广西科学技术出版社　　　　　地　　址：广西南宁市东葛路 66 号

邮政编码：530023　　　　　　　　　　　网　　址：http://www.gxkjs.com

经　　销：全国各地新华书店

印　　刷：北京虎彩文化传播有限公司

开　　本：787mm×1092mm　　1/16

印　　张：23　　　　　　　　　　　　　字　　数：365 千字

版　　次：2020 年 7 月第 1 版　　　　　印　　次：2023 年 11 月第 2 次印刷

书　　号：ISBN 978-7-5551-1431-4

定　　价：88.00 元

前　言

壮医学是以独特的壮族传统文化为背景，其起源和发展融合了壮族特有的民风民俗及地域特性，是兼具理论丰富性及临床卓效性的少数民族传统医学体系。而壮医针灸学作为壮医学的重要组成部分，在壮医学史上有着不可替代的作用。

壮医针灸源远流长，其以丰富的医疗技法和良好的临床疗效而广泛流传于壮族民间。奈何壮族历史缺乏规范的文字传承，无法形成和留下可供后人参考的壮医针灸学文献。本人历经十五载，钩沉稽古，发微抉隐，考镜源流，百易其稿，通过点滴积累，一遍遍推敲和修正，再回到临床中加以应用验证，临床实践—理论思考—验证研究，如此反复，不断取得新的突破，终成《壮医针灸学》，以"民族的形式，科学的内容，大众的方向"去揭示和拓展壮医针灸所承载的科学内涵。

目前仍有许多壮医针灸技法和治疗经验散落于壮族民间，还有许多壮医针灸的奥秘有待探索和阐明，壮医针灸的作用机理、作用规律和临床经验有待升华。贤以弘德，术以辅仁。籍此书付梓之机，与各位热爱和关心壮医药的同行分享我多年来对壮医针灸理论研究和临床实践的心得体会，旨在抛砖引玉，引起广大读者对壮医针灸的关注，共同推动壮医针灸学的传承和创新发展，服务百姓，造福人类。

本书对壮医针灸学基础理论及临床应用进行系统梳理和总结，揭示壮医针灸理论及壮医环穴、环针法的科学内涵，力求定义准确、科学，以全面地反映壮医针灸学的特色。全书共分九章，详细介绍壮医针灸的基本概念、起源及其发展过程；壮医针灸的穴位与取穴的特点和原则；天部穴位、人部穴位、地部穴位等环穴及络央穴、经验穴的取穴方法和穴位的功能主治；壮医针灸的基本特点和治疗机理；壮医针灸基本方法；壮医针灸治疗基础，包括壮医针刺"8"环针法和"S"环针法；壮医针灸在内科、外科、妇儿科、皮肤五官科的临床应用。

虽殚精竭力不能恍惚，无奈本人才疏学浅，虽百易其稿，亦未能臻于至善；针道幽深，非一言而可尽，书中讹舛疏漏，恐所难免，诚盼指正。

著　者

目　录

绪　论

　　壮医针灸学是以壮医理论为指导，研究穴位及针法、灸法，探讨运用针刺、药线灸防病治病的一门学科。它是壮医学的重要内容之一，也是我国传统医学的重要组成部分，是理论体系较完善、特色优势明显的一门学科。研究内容包括用穴规律、治疗方法、针灸方法、临床治疗、疾病预防等。

　　壮医针灸是历代壮族人民在长期与疾病做斗争的过程中创造和提炼出来的一种自然疗法。数千年来深受广大壮族人民的欢迎和喜爱，为壮族人民的健康和繁衍做出了巨大的贡献。史志记载和一些中医文献及出土文物考证等表明，壮医针刺疗法萌芽于旧、新石器时代，历史源远流长；而壮医药线灸由于缺乏文字记载，其具体起源的时间已难以稽考。

第一章　壮医针灸的起源与发展

壮医学是历史悠久、民族特色和地域特点显著的民族医学，是壮族人民丰富的文化遗产之一，也是我国医学的重要组成部分。壮医针灸学是壮医学的重要内容之一。壮医针灸理论的形成，来源于壮族人民对生活经验、生产经验和医疗实践经验的概括和总结，以所积累的传统医疗实践为基础，在长期的发展中，吸收了古代汉族医学的部分基础理论知识，形成了具有浓厚地方特色和壮民族特色的壮医针灸理论体系。

壮族是我国人口最多的少数民族（据 2020 年第七次全国人口普查数据显示，壮族人口总数超过 1500 万），也是全世界人口超过千万的 60 多个民族之一，90% 以上的壮族人聚居在广西境内。壮族人民在生产生活以及同疾病做斗争的实践经验中，总结形成了具有鲜明的地域性、民族性和传统性的医药体系，壮语称为"依托"［jwl toj］。"依"［jwl］即"医药"，"托"［toj］即"本地"之意，译为土医、土药。壮医药萌发于原始社会时期，在漫长的历史进程中形成了包括壮药内服、外洗、熏蒸、敷贴、佩药、药刮、角疗、灸法、挑针、毫针、陶针、星状针以及其他金属针等数十种具有明显优势的内、外治疗方法，并以其独特的传承方式流传于民间，在我国民族传统医药中更是独树一帜。

近 40 年来，在大规模的广西民族医药普查中，收集到不少壮医药民间手抄本，其内容绝大部分以壮医药为主，但也有壮医针灸的内容。所记载的针灸内容，大部分以针灸治疗疾病为主，如《痧症针方图解》《童人仔灸疗图》《此风三十六种》等。尽管这些手抄本没有公开出版，但由于其在民间广为流传和使用，使壮医药知识和技法得到了有效的保护、保存和传承，促进了壮医针灸诊疗水平的不断提高，为壮族人民的健康和繁衍做出了积极的贡献。

第一节　壮医针刺的起源和发展

壮医学是壮族人民在长期同疾病做斗争的过程中形成和发展起来的民族传统医学，是壮族灿烂文化的重要组成部分。在壮族医学宝库中，壮医针刺疗法以其用具简单、操作简便、疗效确切而世代流传，经久不衰。

壮族人民在与大自然的长期斗争中，通过反复实践，并经过归纳整理，对某一种疾病或某一种疗法有了初步的认识之后，就会有意识地运用某一种方法来解除某种病痛，这种行为早已超越动物的本能，应视为最早的壮医治病经验，而这些经验，被认为是壮医针刺治病理论初步形成的端倪。

壮医针刺历史源远流长，考古业已证实，早在数万年前的旧石器时代至数千年前的新石器时代，已有壮医针刺的萌芽。在许多广西出土的文物中，就有壮医药伴随壮族人民生活实践而产生的实物例证。如桂林甑皮岩遗址出土的一些早期的石器工具、南宁武鸣区马头镇西周古墓出土的青铜针和贵港罗泊湾汉墓出土的壮族先民的医用针具以及诸多壮族特产药物都证实了壮医药在历史上是客观存在的，而针刺疗法也是客观存在的，壮医针刺疗法至少已有 2500 多年的历史。但由于缺少规范的通行文字，壮族先民的许多发明创造包括许多医疗技法，如壮医针刺疗法等，均只能靠师徒授受、父子相传的世代口耳相传形式，将最简单、最有效、最易掌握的方法保留下来并加以传承。

在历史上，壮族没有本民族规范统一的通行文字，但壮族人民文学艺术、科技、医药等方面的发明创造，客观上又要求有文字将其记录下来，以便能代代相传。于是，随着壮汉文化交流的日益频繁，到了唐代，壮族一些地方的统治者，开始借助汉字及其一些偏旁部首，创造了一种"土俗字"，即古壮字。据考证，在古壮字的兴盛时期，壮族人民用古壮字记账、写家谱、写族谱和开药方是很普遍的。因此，壮族先民的医药经验，有一部分通过古壮字的记录得以保存下来。但从目前掌握的资料来看，壮医的用药经验、诊断方法、医疗技法等，主要还是靠师徒授受、口耳相传的方式传承至今；而还有相当多的一部分，尤其是理论部分，则散见于历代汉文史籍，尤其是广西各地的地方史志或中医医典著作中。目前，考究壮医针刺学发展的历史，主要还得从部分汉文史料的记载以及一些不完整的田野记载和民间口碑传说中挖掘整理，从一些零散的记述中领略壮医针刺的历史原貌，从一些中医医史文献中大致了解其粗略的历史发展线索。

一、壮医针刺的起源

1. 文献、文物考证壮医针刺疗法的起源

从文物古迹来看，在广西宁明县境内，著名的壁画群——花山岩画就坐落在明江河边的悬崖上。考古业已证明，花山岩画是战国至秦汉时期壮族先民的艺术杰作，不仅在国内岩画艺术中首屈一指，而且在世界岩画艺术中也堪称一绝。花山岩画是研究古代壮族社会生活的极有价值的史料，其所蕴含的社会内容是多方面的，其中也包括了壮医学，当然也包含壮医针刺学的内容。从花山岩画的画像来看，壮族先民至少在当时对人体的解剖结构有了一定的认识，并懂得通过舞蹈、气功等运动来祛病健身。有专家考证，花山岩画的部分内容，有可能是壮医诊疗图，其中有施术者，有持器者，也有受术者。即从画面来看，花山岩画有可能为壮医针灸治病的治疗图，或至少包含了这方面的内容。

壮族是广西的世居民族，先秦时期古籍所载的"南方"疆域包括广西地域在内。而有关壮医针灸的记载，最早可追溯到春秋战国至秦汉时期成书的中医药典籍《黄帝内经》。在《黄帝内经》之《素问·异法方宜论》就有记载："南方者，天地所长养，阳之盛处也。其地下，水土弱，雾露之所聚也。其民嗜酸而食胕，故其民皆致理而赤色，其病挛痹，其治宜微针。故九针者，亦从南方来。"《黄帝内经》明确地指出了九针的产生，即针刺疗法的发祥地，特别是微针疗法的起源应源于我国的南方。

先秦时期，我国长江以南是越族人的聚居地，史有定论。壮族来源于我国古代的越族人，世居粤、桂、滇、黔，居地属于中国南方的一部分。《史记·五帝本纪》记载，舜命禹"南抚交趾"，说舜帝"南巡狩，崩于苍梧之野"；西晋稽含《南方草木状》是我国现存的年代最早的植物学专著、岭南植物志，书中所载的大量地名均在广西境内，此即为明证。这些都可以佐证，壮医针刺疗法起源于原始时期南方壮族聚居地，在春秋战国时期

就已经盛行，随着汉壮文化交流而传播到中原地区，并在中原地区得到了较快的发展。由此可见，"九针"最早起源于我国南方，并由南往北传播，这与壮族先民的发明创造密不可分。

《医部全录》卷七说："南方之气，浮长于外，故宜微针以刺其皮……微针者，其锋微细，浅刺之针也。"但"微针"形具如何，失传已久。所幸考古学资料的发现，成全了后人之所愿。

1985年10月，广西考古工作者在壮族聚居地大明山山脉周边的南宁市武鸣县马头乡（现武鸣区马头镇），发现了一处西周时期的古墓群，该古墓群的年代系西周末年至春秋期间。在标为101号的墓穴中挖掘出土了2枚精致的青铜针（图1-1），这2枚青铜针在出土时，针体的表面仍有光泽感，但其中1枚在出土时已残断。考古学家认为，从这2枚针的外表可以看出，针的铜质好、硬度高，针具的制作工艺精细，表面光滑，边缘整齐。针体通长2.7 cm，分针柄、针身两部分。针柄扁而薄，呈长方形，长2.2 cm，宽0.6 cm，厚0.1 cm。在针柄的一端有长仅0.5 cm、呈圆锥状的针身，针身直径仅0.1 cm，针锋锐利。针身看上去像柚子树上的刺，可能是古人模仿天然植物的刺铸造而成的。从青铜针的外形观察，其作为浅刺医疗工具的可能性极大。方形的针柄与短小锥形的针身差异较大，后无针孔，前无针钩，不能作拉拽穿透缝补布料或兽皮之用；且其针身过小，针柄造形不利旋转，不可能作为钻磨装饰品的成形工具。而方形的针柄，极适用于术者稳持针具；短小锐利的针身，正是为了达到浅刺皮肤，又不重

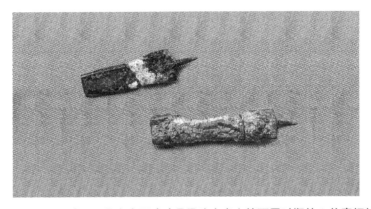

图1-1　1985年10月在广西武鸣县马头乡出土的西周时期的2枚青铜针

伤肌肉的目的。经过专家论证，该针是壮族先民作为医用浅刺针具使用的，这是迄今为止出土的年代最早的金属针具。

广西世居居民（包括秦代以前的骆越人）有将死者生前常用之物随葬的习俗，由此推测，墓主生前很可能就是当地的行医者。据史料记载，中原文化大量传入岭南地区是从秦代以后才开始的，而在秦以前，广西与中原联系较少，主要是骆越人的势力范围。战国时期，楚国势力逐渐南移，但其势力范围也仅限于桂北、桂东一带。秦朝统一岭南后，由于大明山山脉的阻隔，交通不便，武鸣地区直至清代仍然以本民族的首领为土司，实行与汉族地区政治、经济制度不同的土司统治。武鸣一带在秦代以前属骆越人的领地，历代文献多有记载，如《旧唐书·地理志》就记载："……水在县北，本祥柯河，俗呼郁林江，即骆越水也。亦曰温水，古骆越地也。"经民族学家考证，骆越人是如今壮族人的祖先，在民族融合、分化、形成的过程中，大部分的古骆越人、西瓯人后裔成为现在的壮族。如今武鸣区马头镇附近的地名，如板欧、板陶、绿洪、都炉、吉麻等仍保留着古越语的称谓，这些称谓唯用壮语才能解释，这就从语言学上证实了古骆越人与现代壮族在渊源上有继承关系。在这批墓葬群中，出土了一种铸造模型——石范，这表明在当时的广西已经能自制青铜器。若将马头青铜针与以往各地出土的砭石及内蒙古发现的青铜砭针相比较，则会发现它们的造型及风格大不相同。这些都说明了马头青铜针是壮族先民——骆越人在冶炼技术发展的基础上自己制造的，该针的使用主体当然也是壮族先民。马头青铜针是广西古代越人智慧的结晶，它的形成完全是当时人们和疾病做斗争的需要，是人们长期运用针刺疗法的产物。

而在此之前的1976年7月，广西考古工作者在贵港市罗泊湾一号汉墓的随葬品中发现了3枚银针（图1-2），其外部造型相似，针柄均为绞索状，针身均为直径0.2 cm的圆锥状，针锋锐利，3枚银针长分别为9.3 cm、9.0 cm、8.6 cm。从外形观察，3枚银针的针柄顶端均有一圆形小孔，造型与现代针灸用针极为相似，只是相对较粗，可以确认为医疗用针。这是迄今为止我国发现的年代最早的绞索状针柄的金属制针具。这种针柄对后世针具的针柄造型具有深远的影响，并一直沿用至今，在我国针具史上具有重要的意义。

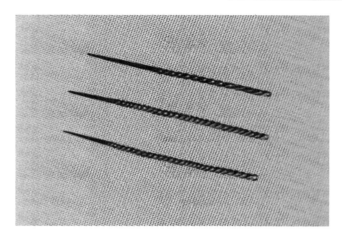

图 1-2　1976 年 7 月在贵港市罗泊湾一号汉墓出土的 3 枚银针

壮族先民创制金属针具并不是承自他族，而是有着自己的渊源。在几乎遍及广西全境的新石器文化遗址中，发现了为数不少的制作精巧的适用于针刺或刺割的治疗工具。

石凿（凿状砭石）：桂林甑皮岩新石器早期遗址出土。由石灰石磨制而成，很薄，长 9.8 cm，宽 1.6 cm，厚 0.4 cm，下端有锋利的刃缘。

骨锥：桂林甑皮岩新石器早期遗址出土。由动物长骨磨制而成，一端磨光磨尖，另一端保持扁平形的圆形锥顶，锥长 8.2 cm，直径最粗处 0.4 cm，针锋锐利。

笄状骨针：桂林甑皮岩新石器早期遗址出土。由动物长骨磨制而成，全长 8.2 cm，直径最粗处 0.6 cm，器身扁圆，两端尖锐锋利。

鳖甲刀：横县（今横州市）西津新石器早期遗址出土。由鳖甲磨制而成，长 5.8 cm、宽 5.4 cm，刃部极薄、锋利。

三棱石针（砭针）：桂林市全州县卢家桥新石器中期遗址出土。由黑燧石磨制而成，通长 7.5 cm，直径 1 cm。通体光滑，中身部分圆身为柄。使用部分在两端，一端呈三棱形，锐利，形若锋针，供浅刺用；另一端呈圆柱形，略小于中身柄部，供按摩用，有中身为柄、两端为用的特点。

广西气候夏长而炎热，境内山岭连绵，荆棘丛生，壮族先民皮肉破损后极易感染化脓。而以上所列的广西壮族地区新石器时代的石凿、鳖甲刀等，刀针形体小巧，锋部锐利，非常适用于刺血和排脓，广西原始人类和世居居民曾将之作为常备之物，并在生活、劳动中广泛使用。

迄今为止，在我国南方，只有在壮族聚居的广西南宁市武鸣区及贵港市有金属针实物出土，其中马头镇青铜针为我国迄今为止出土的年代最早的金属医针；贵港市罗泊湾汉墓出土的银针为汉代的金属针具，与《黄帝内经》的成书处于同一年代。故专家经缜密的考证后认为，在广西南宁市武鸣区马头镇西周古墓出土的青铜浅刺针和在广西贵港市罗泊湾汉墓出土的银针为《黄帝内经》"九针自南方来"的论断提供了实物例证。马头镇青铜针、贵港市银针也是壮族先民用以针刺治疗一些疾病的工具，如对一些热病、中毒等，壮族先民即用放血疗法治疗。同时也说明了壮民族应是最早使用金属医疗针的民族之一。

《痧症针方图解》是一部现存较为完整的、最早系统记载有关壮医针刺的民间手抄本，为广西德保县已故著名老壮医罗家安所著，书中明确以阴盛阳衰、阳盛阴衰、阴盛阳盛对各种痧症进行分类，并作为临床辨治的参考。

历代广西地方史志中，常见一些有关壮医针刺用于治疗疾病甚至一些急危重症的记载。如民国时期广西的《宁明州志》《恭城县志》记述了壮族先民运用针刺放血抢救中暑、昏迷等急症。《宁明州志》记载："五六七月盛暑伏阴在内，乡村人又喜食冷粥，故肩挑劳苦之人，多于中途中暍而毙，俗谓之斑麻，又谓之发痧，以手擦病者自（白）臑及臂，使其毒血下注，旋以绳缚定，刺其十指出紫血，甚则刺胸刺腮刺舌，多有愈者。"《恭城县志》记载："役劳苦之人，一或不慎，辄生外感，轻则身骨疼痛，用刮摩之法，重则昏迷不知，非用瓷瓦针将十指刺出紫血，则命在旦夕，宜急不宜缓，急则生，缓则死，生死相关，不可忽也。"

2. 地理环境对壮医针刺疗法起源的影响

医学的产生和发展与地理环境及气候特点是密不可分的。不同的地域有不同的气候条件，这种外界条件影响人的体质，导致疾病的地域性及治疗方法的地域性。如《黄帝内经》所载，治法之异，是"地势使然也"。广西地处五岭之南，其气候特点，《岭南卫生方·原序》总结为"岭以外号炎方，又濒海，气常燠而地多湿，与中州异"。广西属亚热带低纬度地区，长年受太阳强热辐射，又濒海，故气温高、雨水多、湿度大，加上广西世居居民自古有嗜酸食附的习俗，而且渔猎活动是主要的谋生手段，故发病多与湿遏热伏有关,多患全身肌痛为主要症状的痹证。对于痹证这类南方地方病,使用微针往往获得较好的效果。正如唐代王冰所说:"酸味收敛……湿气内满,热气内薄,故筋挛脉痹。微,细小也。细小之针,调脉衰盛也,故九针南人甚崇之。"

"瘴"这一古病名在广西有关历史古籍中很常见,是壮医针刺的一大类疾病。据《后汉书·马援传》记载:"出征交趾,土多瘴气",马援南征时,"军吏经瘴疫死者十四五",说明岭南包括壮族地区瘴气危害之烈。瘴气的成因,自古论者不一。南宋周去非的《岭外代答》较为详细地记述了壮族先民对瘴气的治疗方法及对瘴气病因病机的认识,认为"盖天气郁蒸,阳多宣泄,冬不闭藏,草木水泉皆禀恶气,人生其间,日受其毒,元气不固,发为瘴疾""南人凡病皆谓之瘴""瘴,两广唯桂林无之,自是而南皆瘴乡也"。《桂海虞衡志》曰:"瘴者,山岚水毒,与草莽沴气,郁勃蒸薰之所为也。"嘉靖年间的《广西通志》认为瘴与水泛酷暑有关,"故春更多雨,江常泛涨,六七月之交,炎暑酷甚,积雨蒸郁,瘴气间作"。清代赵翼在其所著的《檐曝杂记》中认为,瘴气与广西的森林茂密有关,该书记载:"昔时城外满山皆树,故浓烟阴雾,凝聚不散,今人烟日多,伐薪已至三十里外,是以瘴气尽散。"总而言之,广西炎热多雨,有利于动植物大量繁殖生长,古代人烟稀少,山多林密,落叶死兽腐败后,有利于病菌生长繁殖,若经雨水冲入溪间,污染水源,特别是在洪水泛滥之后,极易引起瘴疫流行。瘴疫对人体生命构成了巨大的威胁,壮族先民能在瘴疫之地生存下来,发展成为现在我国人口最多的一个少数民族,针刺疗法在民族保健中起了重要的作用。隋代巢元方所著的《诸病源候论》中说:"夫岭南青草黄芒瘴,犹如岭北伤寒也……今得瘴毒……瘴气在皮肤之间,故病者有头痛、恶寒、腰背强直,若寒气在表,发汗及针,必愈。"《岭外代答》有"南人热瘴发一二日,以针刺其上下唇,其法卷唇之里,刺其正中,以手捻去唇血,又以楮叶擦舌,又令病人并足而立,刺两足后腕横纹中青脉,血出如注,乃以青蒿和水服之,应手而愈"的记载。《古今医统大全》记载:"若夫热瘴乃是盛夏初秋,……其热昼夜不止,稍迟二三日不治,则血凝而不可救矣,南方谓之中箭,亦谓之中草子。然桃草子之法乃以针刺头额及上下唇,仍以楮叶擦舌,皆令出血,徐以草药解其内热,应手而愈,安得谓之久而死耶？"古籍认为瘴与痧同为一病，如《赤雅》曰："又中瘴失语，俗呼为中草子。"《痧症全书》认为："江浙则为痧，闽广则为瘴气。"若痧瘴同为一病，那么治法则相同。对于常见痧症，挑刮是常用之法，如《痧胀玉衡》提出刮、放（浅刺）、药，是疗痧（瘴）三大法，并说"血肉痧，看青紫筋刺之，则痧毒有所泄"。东晋葛洪的《肘后备急方》记载："比见岭南人初有此者（指初患卒中、沙虱毒之症），即以茅叶刮去，及小伤皮则为佳……已深者，针挑取虫子……若挑得，便就上灸三四壮，则虫死病除。"这是岭南人挑治卒中、沙虱毒的方法。目前，这种方法仍在广西壮族地区广为流传和应用。可见壮族聚居地特殊的地理气候环境产生了特殊疾病，而应用针刺疗法治疗往往可获得较好的疗效，这是壮医针刺疗法产生和发展的重要因素。

瓷针是壮医迄今为止仍在使用的治疗针具。《本草纲目》认为，"今人又以瓷针刺病，亦砭之遗意也。"瓷针即为砭之遗意，它的发展线索则是由旧石器时代的石片、石刀过渡到新石器时代的砭石；随着瓷器的出现，瓷针代替了砭石。考古资料证明，西汉晚期，广西已出现青瓷器，并在三国两晋南北朝时期得到迅速发展。由此推测，壮族先民使用瓷针至少有近2000年的历史。由植物刺向金属针具发展是"微针"型针具发展的主要线索。西周末年使用的青铜浅刺针，针身短小，外形酷似柚子刺，反映了它是由仿生设制成的。由于地理位置及气候的原因，在广西境内各种各样的植物刺非常常见，可随手拈来，这为壮族先民的浅刺实践提供了基础及便利条件。经过石器时代漫长的实践过程，壮族先民积累了丰富的针刺经验，金属缝衣针出现后，鉴于其具备"微针"的特点，加上取材方便，同时基于壮族地区对针具的急切需要，很快就被引入针刺领域，并得到广泛传播和使用。

二、壮医针刺的发展

宋代已有壮医（俚医）的记载。如苏颂的《本草图经》中"甘蔗根"有"今出二广、闽中""俚医以治时疾"的记载，说明历史上壮医确实是存在的。西周末年，广西武鸣一带的骆越人已经用青铜针陪葬，说明该针为墓主生前常用之物。据发掘情况来看，广西武鸣马头镇墓葬群有 300 多座，唯该墓发现此针，且随葬形式与其他墓葬相比，颇为奇特，除 2 枚精致的青铜针和少量的破陶片外，再也没有其他的陪葬品。由此推测，墓主生前可能是一位受人尊敬的部族针刺医生。广西贵港市罗泊湾银针的墓主是当地的骆越人首领，银针可能是他生前的治病用具。作为南越王国的诸侯，治病必然不用自己动手，既然有专用针具，可能也会有专门的施针人。西汉早期保健医生的出现，佐证了骆越针刺医生在西周末年已出现的可能性。

1. 社会进步促进壮医针刺疗法的发展

比较出土的西汉贵港银针与西周武鸣青铜针，西汉贵港银针的形状有了较大的改进，其针柄很长，且呈绞索状。这种针具更便于临床操作及推广应用，如在人体隐深部位的咽喉等部位浅刺，绞索状针柄便于捻转，便于精准控制针刺方向及深度。从针具的用途推测，在西汉初期，壮医浅刺治疗不仅浅刺体表皮肤，还摸索出一些隐深部位浅刺经验。宋元以后，特别是改土归流之后，经过汉族文人的整理，壮族民间一些疗效独特的治疗经验开始载入史册，逐渐被人们重视，如隐深部位的浅刺急救治瘴法就是其中一个例子。在宋代的广西地方志《桂海虞衡志》中，就记载了"挑草子"疗法的详细情况："草子，即寒热时疫。南中吏卒小民不问源病，但头痛、体不佳便谓之草子。不服药，使人以小锥刺唇及舌尖，出血，谓之挑草子。"《岭外代答》《岭南卫生方》都详细记载了"挑草子"治瘴的急救经验，如今壮医仍用此法进行急救。西汉银针及宋代史载均反映了壮医浅刺疗法隐深部位针刺法的发展成熟过程。

据葛洪《肘后备急方》记载，至少在晋代，壮族先民就将针刺疗法用于治疗岭南一些特殊的地方病种。沙虱虫形体细小，针挑需要精细的针具及高超的技术，根据广西出土的刺针分析，使用金属微针，是可以达到这种针挑要求的。这些史料反映了古越人运用针刺疗法治疗疾病范围的扩大及地方特色，壮族地区的针刺疗法与中医的针刺疗法相比，治疗病种的广泛程度是一致的，壮医针刺疗法，基本上发挥了中医针刺疗法的作用。目前，针刺疗法作为一种主要的治疗手段，仍在广西壮族民间广为采用，尤其是壮族聚居的村寨，一般都有善于针刺疗法的民间壮医。此外，一般群众，特别是妇女更是精于针刺技法，她们平时出门常随身携带针具，甚至姑娘婚嫁，亦以针具陪嫁，以备不时之需。

壮医针刺治病选用的针具不论是植物刺、动物刺还是缝衣针，均具有"其锋微细"的特点，很少使用针头粗大的三棱针，即便是使用瓷针浅刺，也多轻割浅划，避免所划伤口过大出血过多。壮医认为一些针能起到特定药疗的作用，如瓷片能祛风、穿破石刺能清热、柚子树刺能除秽等。

2. 民俗文化促进针刺实践发展

古越人有文身的习俗，文身是一种原始宗教崇拜或其他心理追求的表现形式，是社会生产力发展到一定阶段的产物。《战国策·赵策》记载："被发文身，错臂左衽，瓯越之民也。"《汉书·地理志》也有记载："今之苍梧、郁林、合浦、交趾、九真、日南、南海，皆粤也。其文身断发，以避蛟龙之害。"苍梧、郁林、合浦皆在广西境内，古为越、西瓯、骆越人的领地，可见文身习俗在壮族先民中确实存在。一些民族学家认为：断发文身是古代越人的唯一特征。古越人这一异于其他民族的奇特现象，与其生活环境、生产方式是分不开的。如今，壮族人仍有在手腕上纹刻图案的遗俗。文身这种社会现象的出现晚于医药，但其是一项全民性的宗教活动，其范围之广、效力之大是难以估量的，在生产力极不发达的当时，它会激励整个民族去追求、探索、实践。整个民族的针刺实践，其经验的总结是少数医家的针刺活动不可比拟的。因此，文身习俗在客观上促进了针刺治疗实践经验的积累，这是壮医针刺疗法在壮族地区迅速发展、广泛普及的一个重要原因。

3. 政权更替对壮医针刺疗法发展的影响

壮医浅刺疗法虽然曾在历史上书写了灿烂的篇章，但由于区域的局限性，其理论与吸收了各民族医药之长的中医相比，还较落后。这种实践与理论发展的不平衡，是有其深刻的社会历史原因的。

（1）越人政权促进针刺疗法发展

越人政权对浅刺疗法发展的促进作用，从广西微针的出土得到旁证。

西周末年广西处于原始社会末期，根据广西武鸣区马头镇西周至战国墓群发掘出的兵器情况分析，当时已经有部族之间的战争。部族生存的需要使部族政权必须重视医疗，为了种族的繁衍，越族各部落必须使用一切医疗手段。在秦朝统一岭南之前，由于广西属荒芜之地，中原人进入广西的人数很少，中原地区的医药更是无法传入广西越族各部落。从当时广西社会生产力发展情况来看，针刺疗法是主要的治病手段，故备受越人首领的重视，在此背景下，制作了适合于针刺要求的青铜针，并使其能保存。金属针具的出现，是广西壮族针刺史上的一次重大转折，促进了针刺疗法专人化的操作，促使了掌握针刺经验的部族医生的产生。

从秦瓯战争广西西瓯人对秦兵的顽强抗击情况看，秦朝统一岭南之前，广西越人的医疗经验已达到一定水平。《淮南子·人间训》中秦始皇29年（公元前218年），秦派遣尉屠睢发兵50万，兵分五路直奔岭南，向广西兴安县越城岭进逼的一路秦军，遭到广西西瓯人的激烈抵抗，使秦军"三年不解甲弛弩"，西瓯人"杀尉屠睢，伏尸流血数十万"。西瓯部落有如此强大的作战能力，若无一定的保健治疗手段是难以实现的。

（2）羁縻政策和土司制度保留了壮医针刺的特色

近两千年来，中央封建王朝对广西先实行羁縻政策后实行土司制度，对壮族社会发展有重大的影响，同时也使针刺疗法得以保留，并发展成为现在具有民族特色及地域特点的外治疗法。羁縻政策起源于汉代，至唐宋时期一直沿用，宋代以后发展成土司制，这一政治制度在广西壮族地区延续了一千多年。羁縻政策的实行，保存了瓯越人原有的社会状态，在一定程度上限制了汉族文化在瓯越地区的传播。而在土司制度下，土司世袭，其权力之大尤如"土皇帝"，正如恩城州治（今大新县）的赵世绪摩岩刻文和《白山司志·诏令》所述："地方水土，一并归附。""尺寸土地，悉属官基。""生杀予夺，尽出其酋"。人民没有人身自由，更无识字受教育的机会。由于文化程度的限制，无法阅读中医书籍，且各土司之间各自为政，很少互相来往，汉人更难进来，故汉族医疗技术难以传入壮族地区。汉族治疗方法的传播受到限制，迫使壮族地区必须重视原有的医术，并作为主要武器与疾病做斗争。壮医针刺疗法这一具有悠久传统的治疗方法，作为主要的治病手段，仍以施用。关于这方面的内容，宋代以后的地方志多有记载，现不赘述。在羁縻政策的影响下，针刺疗法在壮族地区发展有以下特点。

治疗范围广：针刺疗法简便价廉，易于掌握，尤其在相对闭塞、经济不发达的壮族地区，广泛用于疾病的治疗。大量的实践经验使得它自成一体，治病范围越来越广。长期以来针刺疗法深受壮族地区人民的喜爱，并作为主要治病方法使用。

使用地域局限：在羁縻政策下，各土司之间来往较少，人民被繁重的劳役地租紧紧地束缚在土地之上，各州、县之间来往少，加之千百年来针刺治疗主要以口耳形式相传，故各地经验各有特点，受使用地域限制，传播不广。

针具多样化：自南越王国覆灭之后，广西地区瓯越人再也没有建立过其他少数民族政权，也就失去了制作统一针具的条件。在奴隶制与封建领主制的统治下，奴隶及百姓生活贫困，更无法获得价值昂贵的金属针具，故虽针刺疗法在壮族地区很常用，但只能沿袭古老的以他物代针的方法使用，包括植物刺、陶针等。久而久之，壮族先民对这些代用品的药疗作用有所认识，逐渐从心理上接受，故时至今日，瓷针、动植物针仍是壮医师喜用的针具。

壮医针刺疗法产生于广西地区，是在古代广西境内的西瓯、骆越等民族的针刺经验积累的基础上发展而成的。广西地区广泛存在的新石器时代磨制精巧的砭石、骨针，是壮医针刺疗法首先产生于广西壮族地区的最好证明。这些砭石、骨针是随着针刺经验的积累而发展起来的，没有旧石器时代的针刺实践，就没有新石器时代砭石、骨针的出现。

从砭石、骨针、陶针、青铜针到银针的发展规律，非常符合人类文明发展史，壮医针刺的发展历史进程与中医针灸的发展进程相似，两者渊源深远、同根同源，但在历史发展的过程中，由于人文、地理和社会发展的不同，而沿着各自不同的方向发展。

第二节　壮医药线灸的起源和发展

壮医药线灸，亦称壮医药线点灸疗法，是壮医最具特色的外治法之一，是壮医针灸学的重要组成部分。壮医药线灸的形成和发展深受壮族民族思想、文化、习俗及壮族聚居地的地理环境及气候等多种因素影响。因此，壮医药线灸具有显著的壮族民族特色及壮族地区的地域特点。

一、壮医药线灸的起源

壮医药线灸由广西柳州市龙氏家族所创立，是龙氏家族祖传的治病技法，主要在我国的南方壮族地区流传，以广西柳江一带为轴心，辐射周边的壮族聚居地域。由于没有文字记载，壮医药线灸创始于什么年代已无从考证。但有据可查的可追溯到 20 世纪 30 年代，当时龙氏家族就用药线灸为当地乡亲治病。最初药线灸疗法仅在龙氏家族口耳相传，不对外公开，龙玉乾的曾祖父传给儿媳龙覃氏，龙覃氏传给她的儿子龙见浤，龙见浤传给儿子龙玉乾。这是药线灸在龙氏家族传承的大概过程。壮医药线灸传承到龙玉乾这一代时，龙玉乾打破了家规，将药线灸疗法向世人公开。这就意味着壮医药线灸传到龙玉乾这一代时，其传承方式发生了根本的改变，再也不仅限于龙氏家族内部口耳相传。

二、壮医药线灸的发展

1. 龙氏家传时期

壮医药线灸作为壮医外治疗法的重要组成部分，和壮医的其他外治法一样，以家族代代相传为主，在很长的一段历史时期，仅在龙氏家族内传承。

药线灸疗法经龙氏创始之后，在龙氏家族代代相传，虽流传范围不广、传承人数有限，但由于这一疗法实用性较强，疗效显著，而且在传承中不断有创新，故传承关系一直未曾中断。虽然只在广西壮族聚居地柳江一带流传，但由于药线灸疗法简便廉验，所治愈患者数以万计，治疗疾病种类多达百余种而闻名遐迩。尽管传承谱系不甚复杂，但由于无文字记载，仅能追踪龙氏四代传人，有据可查的是由龙玉乾的曾祖父传给儿媳龙覃氏（龙玉乾的祖母）。

早在 20 世纪 30 年代，龙覃氏就用药线灸疗法为当地乡亲们治病，医人无数，深得民众信赖，柳江流域方圆数百里无人不晓。龙覃氏把龙家祖传的独门医术——药线灸疗法单传给她的儿子龙见浤，龙见浤又把这一疗法传承给儿子龙玉乾。

龙玉乾（1929—2006），是壮医药线灸疗法的主要传人和实践应用推广者。龙玉乾幼年时，父亲既向他传授医术，又向他讲述祖母的家传遗训"不求金玉重重富，但愿儿孙个个贤"。这是龙氏家族的祖训，也是龙氏家族的治家格言，更是龙氏家族的行医之道。龙玉乾自幼接受祖传壮医药线灸的熏陶，从小师从祖母行医，积累了丰富的临床经验，并参加了承钧中医班学习中医4年。龙玉乾将先辈传下的药线灸疗法，在实践中不断创新和发展。

1951年，龙玉乾参加工作，曾先后在广西柳江县农场、柳江县成团乡农业技术推广站、柳江县农业局、柳江县福塘乡党委、柳江县百朋乡党委、广西壮族自治区计划生育委员会、广西中医学院、广西壮族自治区柳州地区行署农业局、柳州地区行署卫生局、柳州地区民族医药研究所等单位工作，先后担任广西柳江县农业局局长、柳江县福塘乡党委书记、柳江县百朋乡党委书记、柳州地区行署卫生局副局长、柳州地区民族医药研究所所长、广西民族医药协会副会长等职务。

龙玉乾虽然从事的是行政事务工作，但他总是在做好本职工作之余，牺牲大部分的休息时间和业余时间，坚持用壮医药线灸为广大人民群众治病。数十年来，龙玉乾利用业余时间治疗的患者达数十万人次，治愈了许多疑难杂症，解除了许多患者的痛苦，深得广大群众的信赖和赞扬。龙玉乾以药线灸疗法为代表，成功地诠释了壮医特色技法的显著疗效。

1977年上半年，龙玉乾调到广西中医学院第一附属医院工作，他不仅利于用壮医药线灸给患者治病，同时还将壮医药线灸进行普及和推广应用。他白天坚持在门诊为患者诊疗，利用晚上和节假日的休息时间进行壮医药线灸教学。龙玉乾不仅将自己的祖传经验和自己数十年时间所积累的实践经验和诊治体会传授给黄瑾明、黄汉儒和一大批医护工作者，还将祖传的药线灸疗法进行了具体细致的整理，写成了学习药线灸疗法的讲义，共有十多万字。

20世纪80年代末，龙玉乾回到家乡柳州后，不仅继续出诊治病，而且还继续带徒办班，传承星火。他常常在工作之余，刻苦钻研民族医药，勤于笔耕，并结合丰富的临床实践经验，著书立说，编成教材，还将自己的治疗心得撰写成多篇论文，在民族医药大会上进行交流。

2. 黄氏挖掘整理研究时期

黄瑾明率先对壮医药线灸进行发掘整理、研究提高及推广应用，并于1985年4月创建广西第一家壮医门诊部——广西中医学院壮医门诊部，把药线灸疗法这一壮族民间的治病技法首次引进高等医药院校，并在班秀文、黄汉儒和黄鼎坚等人的倾力合作下对药线灸疗法进行深入地挖掘整理、研究及推广应用。

20世纪70年代，因工作需要，龙玉乾调到广西南宁工作，在此期间，龙玉乾用药线灸义务为群众治病，所产生的社会影响极大。经过广西中医学院向上级组织部门申请，将龙玉乾调入广西中医学院工作。在广西中医学院工作期间，龙玉乾一部分时间配合黄瑾明等做科研工作，一部分时间在学院从事教学工作，一部分时间在广西中医学院第一附属医院门诊工作，为广西早期的民族医药人才培养做了大量的工作。也正是从这个时候开始，龙玉乾开始整理药线灸疗法的祖传资料，打破了药线灸疗法这一传统技艺不传外人的家族规则，把自家祖传的药线灸疗法的所有详细资料，包括只传授家人、传子不传女的祖学精华、核心秘密——药线制作浸泡液的组成成分及所用的药物都毫无保留地贡献出来，传授给广西中医学院的黄瑾明、黄汉儒、黄鼎坚等人，并和广西中医学院的班秀文、黄瑾明、黄汉儒、黄鼎坚等专家一起，共同开展一系列临床验证研究和实验研究。同时，编写讲义、教材，开始在广西中医学院传授。壮医药线灸疗法这一由龙氏家族祖传数十代的治病绝学秘技，得以公之于众，流传于世。

在科学研究和临床研究之余，龙玉乾老师还在学校设点办班讲学，亲力亲为，言传身教，不仅编成教材，专门传授药线灸疗法，还把他丰富的临床经验毫无保留地传授给广大学员。在广西中医学院工作短短的3年时间里，龙玉乾先后举办药线灸疗法学习班30多期，学员遍及全国各地，这一系列的活动，在当时产生了很大影响，许多报刊都做了相关的报道。

黄瑾明不仅迅速开展临床验证研究，而且和黄汉儒、黄鼎坚等一起对药线灸疗法进行了广泛的调查研究。1986年1月，在龙玉乾的协助下，黄瑾明等将龙玉乾祖传的药线灸技术、临床经验以及壮医门诊部应用药线灸治疗疾病积累的临床资料等，进行全面分析，系统整理，初步总结、归纳、凝练出药线灸的壮医指导理论、灸治选穴原则、用穴规律、操作技术及临床应用规律等内容编写成了《壮医药线点灸疗法》一书，并由广西人民出版社出版，向全国各地发行。《壮医药线点灸疗法》是壮医发展史上首次以壮医命名的一部著作，荣获广西优秀科普作品二等奖。此外，由黄瑾明主持完成的"壮医药线点灸疗法的发掘整理及疗效验证研究"成果，荣获国家中医药科技进步二等奖和广西医药卫生科技进步一等奖，是有史以来壮医的首项科研成果；"壮医药线点灸疗法的研究和教学实践研究"成果，首次把壮医的科研成果转化为教材，率先在大学本科教学中开设壮医药线点灸疗法的课程，荣获广西优秀教学成果二等奖。

紧接着，黄瑾明等又依据龙氏临床经验及自己在壮医门诊部所治疗积累的病例治疗资料，提炼出精华部分，整理出版了一部临床应用专著《壮医药线点灸临床治验录》，并拍摄出版了《壮医药线点灸疗法》电视教学录像片（中、英文版），向全国各地及美国、英国、澳大利亚、新加坡等国家应用推广，取得了较好的社会效益。

3.传承和发展时期

广西中医药学院的班秀文、黄瑾明等先行者，根据龙玉乾祖传经验，从讲座、大学生兴趣小组开始，面向大学生传播。尤其是黄瑾明教授，率先在大学本科教学中开设壮医药线点灸疗法的课程，首次把自己主持完成的"壮医药线点灸疗法的研究和教学实践研究"成果，充实到教材中，使药线点灸疗法这一壮族民间的治病技法首度引进国家的医疗、科研、教学单位，并广泛应用于临床各科，壮医药线点灸得到了更好的传承与发展。从 2000 年开始，广西中医药学院将壮医药线点灸授课对象从原有的中医学专业扩大到全校所有的医学类专业。由黄瑾明、林辰编写出版的壮医专业本科系列教材之一《壮医药线点灸学》2006 年由广西民族出版社出版。该教材明确了壮医药线点灸以阴阳为本，天、地、人三气同步论，"三道两路"学说及气血均衡论等为指导理论，规范了临床用穴、选穴、操作技术及临床应用。广西中医药学院将"壮医药线点灸学"设为壮医本科专业的必修课，并为其他各专业开设选修课，从而规范了壮医药线点灸学的教育，加大了壮医药线点灸人才培养的力度，为壮医药线点灸的传承、发展和创新奠定了良好的基础。2008 年，"壮医药线点灸学"被评为广西中医药学院校级精品课程；2009 年，由广西中医药学院林辰教授作为课程负责人申报的"壮医药线点灸学"被确定为广西高等学校自治区级精品课程；2011 年，由林辰教授主持申报壮医药（壮医药线点灸疗法），入选国家第三批非物质文化遗产名录；2012 年由林辰教授作为负责人申报的"壮医学"专业及"壮医药线点灸学"获得广西高等学校特色专业及一体化课程建设项目立项；2017 年由林辰主编的全国中医药行业"十三五"规划教材、全国高等中医药院校规划教材（第十版）《壮医药线点灸学》由中国中医药出版社正式出版发行和推广使用。

　　壮医药线点灸不仅在教学方面获得了蓬勃发展，在基础与应用研究方面也得到了前所未有的发展，焕发出勃勃生机。许多医务工作者、学者采用现代科学技术方法与手段，对药线点灸进行临床疗效观察及技术操作规范与应用研究，不断拓展其适宜病症、筛选其优势病种，并对壮医药线点灸的疗效、作用机制进行实验研究，以揭示药线点灸的基本作用。壮医药线点灸基础与应用的深入研究取得了令人瞩目的成果，一批围绕壮医药线点灸的科学研究课题获得国家自然科学基金等国家级、省部级科研立项，壮医药线点灸学理论体系得到不断充实和完善。随着理论层面不断梳理、总结、凝练及提升，临床应用规范不断完善，壮医药线点灸临床服务可及性将会不断提高，医疗与预防保健服务能力将不断增强。

第二章　壮医针灸的穴位与取穴

　　壮医针灸的穴位，古壮医亦称之为穴道、穴点，是人体"三道两路"运行气血的出入之处，是脏腑、气血、骨肉之外延，是天、地、人三部运行气血的重要通道，是"三道两路"在体表布设的网结。穴是空隙、穴道，内与"三道两路"相连接，在体表肌肤上表现有凹陷或有压痛、胀、麻等反应点，是壮医针灸及其他一些外治法施术的部位。壮医针灸的穴位，是整个人体中气血最集中之处，气血运行、循环、出入于穴位之中渗灌濡养脏腑、骨肉，联络体表、肢体、关节。穴位是人体生命活动的体现，其核心功能是脏腑、骨肉、气血等生命物质基础之壮气，游行出入于体表的反应点。"巧坞"（脑）的神机变化为穴位所承载，与自然环境之间有密切的关联；穴位中的神机变化与调节是壮医针灸治疗的关键所在。"穴位"的称谓在壮族不同地区、不同语言中略有不同，但经历了历代医家的认识和总结，已基本形成了共识：壮医针灸的取穴方法及穴位的分布、应用主要是以壮医的"三道两路"学说和天、地、人三气同步学说为理论指导，进行左右、上下应用取穴（图2-1）。

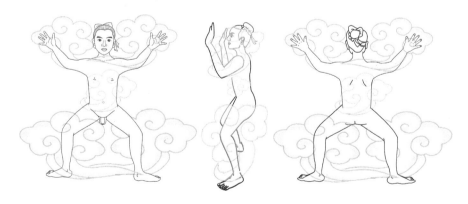

图2-1　壮医针灸的取穴方法及穴位的分布

第一节　壮医针灸穴位的发现和发展

壮族是我国少数民族中最早使用针刺治疗疾病的民族之一，在临床取穴时，壮医针灸具有取法独特、所选部位独特、疗效独特的鲜明特点。而穴位的发现，是壮族人民在长期的医疗实践中经过不断积累而来，历经了无定位、无定名到渐渐有定位和有定名的过程。

穴位的发现，与针刺的起源关系密切。在远古时代，壮族先民们并不知道什么是穴位。在最初的荒芜年代，壮族先民在劳作过程中，有时或许是因无意间被带有尖刺的石头（或树木刺）割中或刺中了身体的某一部位后，原来所患的病痛得到了缓解，甚至是解除了某一病痛；或是他们在产生病痛时，往往会下意识地去按压或抚摩痛处，当人体产生脓疡时，就会用劳动工具如砭石等割刺脓疡。于是，壮族先民就开始摸索和寻找利用尖刺类型的石头（或树木刺），采用刺、割、敲打等方法来缓解身体的病痛，其目的和初衷都在于缓解自身病痛。这一过程，在当时与其说是医疗行为，还不如说是人的本能所使，就如动物在受伤后会舔吮自己的伤口一样，完全是一种无意识的行为。壮族先民们在经历了漫长的实践和经验总结后，渐渐发展到哪里有病痛就在哪里扎刺或放血，或在疼痛的部位以针刺入肌肤，或以针挑破表皮，以达到缓解病痛的目的。人与动物的区别就是人善于从事件中寻找本质，也就是壮族先民由原来的被动行为转化为主动行为。当人体再次出现病痛时，会通过主动按压或砭刺一些特殊的部位来缓解，这个进步是显而易见的。

此后，在经过了漫长的摸索，随着人们认识水平的提高和意识思维的进步，壮族先民又在不断的实践中进一步去寻找一些压痛点或部位，并尝试在这些压痛点或部位上进行反复的刺、挑、针或灸等方法验证，这就是壮医最早的取穴方法和穴位总结方法。这种最原始的取穴方式就是壮医穴位理论的雏形，既没有固定的部位，也没有相应的穴位名称，为壮医以痛为穴、以应为穴理论的初步形成打下了坚实的基础。

随着大量实践经验的积累和反复的临床验证，壮族先民逐步对体表施术部位及治疗作用有了更深入的了解，积累了大量认识穴位的经验。壮族先民们在不断的探讨中发现，大多数的疾病都可以直接在疼痛部位或患病部位的局部进行针刺治疗，且疗效甚佳。于是，慢慢形成了以疼痛或患病的部位为针刺穴位的取穴原则。经过长期的医疗实践和认识的不断深入，经验的积累越来越丰富，而对穴位的了解也有了更加深入的认识。壮族先民又发现了一些穴位不仅可以治疗局部病痛，还可以治疗一些其他的病痛；一些疾病可以在哪些部位进行针刺治疗，而有些穴位既能治疗相应的病症，又能治疗其他疾病；在某些部位，一些穴位的选取似乎也有规律可循。于是，历代壮医经过不断积累、总结，渐渐地对穴位的位置、取穴方法、穴位的治疗作用有了更新和更具体的认识，并进一步根据穴位的主治功效和体表特征进行取穴、命名和定位。

经过不断地认识、总结、提炼和再实践、再认识、再修正和运用的漫长过程，以环为穴、络央为穴、以应为穴、以痛为穴、以灶为穴、以边为穴、以间为穴和以验为穴的取穴原则和取穴方法，发展成为了壮医针灸的取穴方法，经过代代相传，得以流传至今。

第二节　壮医针灸穴位的分布和命名

壮医针灸的穴位分布和命名规律是以天、地、人三部为法，进行左右、上下应用取穴。壮医针灸疗法盛行于壮族地区，是特殊的针刺与灸疗法，其取穴方法及穴位的分布和应用，均独具特色，自成一体，主要以天、地、人三气同步理论和"三道两路"学说为理论指导。

一、穴位的分布

壮医针灸常用的穴位广泛分布于人体全身，包括天部、地部、人部三部，其中，天部包括头、面、颈、肩、大臂、小臂和手；地部包括前后二阴、臀、大腿、小腿和足；人部则是人体脏腑所在的部位，包括胸前部、腹部、背后部和腰部。

穴位的分布以体表为主，这些穴位经过了历代壮医的运用和总结。壮医认为手足的环穴尤为密集，主治的功效较多、效力较大，这与该部位的功能有非常密切的关系，即功能多、使用频繁、灵活多变、能做出各种复杂动作的部分（器官），它的环穴相对就会多一些，甚至比较密集。这些环穴的功能也非常强，主治的疾病也比较广泛，疗效也非常显著。如手的掌指部分，由于掌指的功能非常复杂也非常灵活机动，能完成各种复杂的工作或活动，因此在掌指上分布的环穴或经验穴也就比较多，而且这些穴位的功效也就像手的功能一样非常丰富，功效强且主治的疾病范围也非常广，起效快且疗效也非常好。

相对而言，人体的背后部位，其主要功能是保护内脏，而其他的功能比较少，故其穴位相对比较少，也比较稀疏，单独使用时其功效也比较弱，往往需要一个或多个环穴组的穴位同时使用，才能达到良好的临床疗效。

二、穴位的分类和命名

（一）穴位的分类

按照壮医的传承和记载，壮医针灸的穴位分为环穴、络央穴和经验穴3种。

1. 环穴

环穴是依照天干、地支的计序方法进行命名的。

以天干命名的环穴组，其穴位分布在天部和地部，在人体的主要关节处，故称为环关节穴。在壮族医家的传承和不断实践过程中，以天干命名的这类穴位组，由于实用性不强和使用范围不广而慢慢被后人弃之不用。

而以地支计序方法命名的环穴组，则是壮医针灸穴位的主流，壮医针灸的取穴大多数来自于此。环穴组主要分布在天、地、人三部，其中天部有11个环穴组，加上环中环共有17个环；人部有3个环穴组，加上环中环共有7个环；地部有2个环穴组，加上环中环共有4个环。三部一起共有16个环穴组，加上环中环共有28个环；依据地支的计序方法，每个环有12个穴位，故全身的环穴合计共有336个穴位。

当然，这些环穴在发现和使用的过程中，也经过了数千年的临床实践和传承、总结、凝练，虽然曾有数以千计的穴位，但传至今天，广为壮医常用的穴位也仅仅为100多个而已。

2. 络央穴

络央穴，即以络央为穴，壮族先民也称中点穴、线中穴、中心穴，主要分布在四肢和躯干部位，这里主要介绍分布在四肢的络央穴。络央穴主要是在关节之间或关节横纹之间连线的中点处取穴，这类穴位组又称线中穴；也有在肌肉组织或器官的中心点处取穴的，故合称为络央穴。

3. 经验穴

经验穴是历代壮族医家经验积累和代代相传下来的，这些穴位是相对固定的。

（二）穴位的命名

以环为穴大多以体表器官或明显标志取穴，故多以该器官或标志命名，而以络央为穴则大多以关节之间或关节横纹之间连线的中点为主要标志取穴，故也以之命名。

1. 环穴

壮医针灸穴位最具特色的命名方法是以环为穴，即以一个比较明显的体表标志或肢体部位为中心，环其一周取穴，并按一定的方位或方向进行命名。其中包括2种环穴：一种是环绕肢体某个关节的截面作环取穴，这种环穴以天干来命名；另一种是沿着体表标志周围作环，这种环穴以地支来命名。如鼻子部位，以鼻子为体表标志，绕鼻一周作一个环，环上的穴位就称为鼻环穴；又如腹部，以肚脐为体表标志，绕脐一周作一个环，环上的穴位就称为脐环穴等。

特别要说明的是，对于以方位（东西南北等）命名的穴位，壮医是根据生活习惯来确定的，即以人体的前面为南、上方为南，背后为北、下方为北，左侧（边）为东，右侧（边）为西。这与我们看地图时是不同的。

2. 络央穴

络央穴也是壮医针灸较具特色的命名方法之一。即在人体的四肢、躯干或体表的一些特有标志、组织、骨关节与骨关节之间或关节横纹与关节横纹之间，用连线的方法选取中点位置为穴位点的取穴方法。

四肢络央穴又有上肢、下肢之分，主要是以关节之间或关节横纹之间连线的中点取穴，均有内侧、外侧、前侧和后侧 4 个面，每个侧面均有 3 个络央穴。壮医又称上肢为"手"。上肢腕关节至肘关节之间连线取穴为"腕肘"络央穴，简称为"腕"；肩关节至肘关节之间连线取穴为"肩肘"络央穴，简称为"肩"。即前臂部络央穴为"腕"，4 个侧面包括内三腕、外三腕、前三腕和后三腕，每个侧面（即每腕）又分为近、中、远三腕；后臂部络央穴为"肩"，4 个侧面包括内三肩、外三肩、前三肩和后三肩，每肩又分为近、中、远三肩。"腕"和"肩"的络央穴以肘关节为远进行命名，分为近、中、远三穴。

壮医称下肢为"腿"。下肢踝关节至膝关节取穴为"桩"络央穴，膝关节至髋关节取穴为"杆"络央穴。即大腿络央穴称为"杆"，包括内三杆、外三杆、前三杆和后三杆，每杆又分为上、中、下三杆；小腿络央穴称为"桩"，包括内三桩、外三桩、前三桩和后三桩，每桩又分为上、中、下三桩。

人体躯干也可以根据需要，以络央为穴进行取穴。

3. 经验穴

壮医对穴位起初是用自然界的日月星辰、地理名称、动物名称、植物名称来命名的。如头顶上最高处（颠顶部位）的穴位叫天宫（壮语），十指最高点（中指末端）的穴位叫猫爪尖（壮语），脑后发际处称为山脚（壮语），等等。经历代壮族医家的不断总结和发展，发展到后来以人体的部位、方位（包括上下左右、东西南北和天干地支等）、取类比象和穴位的治疗功能为穴位命名，并且以壮语命名，这些都是壮医的经验积累和代代传承下来的，这些穴位是固定的，我们称之为"经验穴"。经过 10 多年的挖掘、整理、筛选、应用研究和验证，我们根据这些穴位的部位、主要治疗功效、针刺方法、取穴定位方法及注意事项进行了系统、科学的分类，并进一步规范了这些穴位的命名，逐渐形成了壮医特有的针刺穴位，依据壮医的使用习惯，命名为"经验穴"。

4. 规范标记方法

经过 10 多年的挖掘整理和临床应用研究，在不违背壮医对穴位的命名原则和方法的同时，为了便于学习、记忆和临床应用推广，将这些以壮语命名的穴位，除按环穴、经验穴并依据壮医的天、地、人三部进行统一、规范中文归类和命名外，还运用英文字母（26 个字母，分大小写）并依据穴位名称的汉语拼音的第一个字母对这些穴位进行了统一、规范的拼写，以便于记忆和临床推广应用。

也就是说，对于穴位的第一个字母，分别以天、地、人的第一个字的汉语拼音的英文字母大写进行规范和统一的标记，即天部所有穴位的第一个字母都是 T（天的拼音首字母），人部所有穴位的第一个字母都是 R（人的拼音首字母），地部所有穴位的第一个字母都是 D（地的拼音首字母）。也就是说，第一个字母是 T 的穴位，都可以在天部找到，以此类推，第一个字母是 R 的穴位，都可以在人部找到，第一个字母是 D 的穴位，都可以在地部找到。

具体的标记方法为：第一个字母为天、地、人的拼音首字母，用大写；第二、第三个字母即为穴位的拼音首字母，穴位名称的第一个字母大写，第二个字母为小写；如果是环穴，则环穴的第一个字母为大写，第二个字母为小写。如天部穴位，第一个字母记为 T，后面再加相应的字母，如头顶最高点的穴位，壮医称之为"天宫"，规范记为 TTg，即第一个字母 T 代表"天部"的"天"拼音首字母，第二个 T 为"天宫"的"天"拼音首字母，第三个字母"g"为小写，是"天宫"的"宫"拼音首字母。如腹部穴位，属于人部，故第一个字母记为 R（人的拼音首字母），紧跟着的字母为 F（腹的拼音首字母），后面再加穴位字母，如果是环穴，后一个小写字母 h。如腹环穴，属于人部，故第一个字母为 R，紧接为 Fh，规范记为 RFh；腹一环穴，记为 RFh1，腹二环穴记为 RFh2，腹三环穴记为 RFh3。又如足心穴，属于地部穴位，故第一个字母应记为 D（地的拼音首字母），接着是"足"的拼音首字母 Z，紧接着是"心"的字母 x，故应记为"DZx"。这就是壮医针灸穴位的规范字母标记法。

三、穴位的命名规律

壮医针灸所有穴位的命名规律都是从上到下，即先天部到人部再到地部，由近到远，由前到后，从左到右。其中，以环为穴的命名规律，即以人体的头、面、耳、手、臂为天部，胸、腹、背、腰为人部；臀、腿、足为地部（图 2-2）。

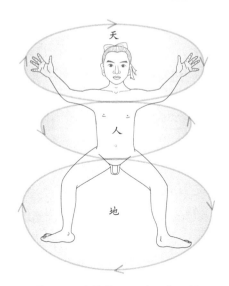

图2-2 人体的天、地、人三部

壮医在早期基本沿用壮族的语言习惯，把整个上肢称为手，即包括了解剖学所说的臂部（上臂和前臂）和手部；把整个下肢称之为脚，即包括了解剖学所说的大腿、小腿和足部。

壮医针灸对穴位的定位大多与十四正经腧穴不同，不以十四经络为原则，也不按十四经络的取穴方法取穴，而有其独特的取穴规律和取穴方法。其取穴方法奇特，自成一体。主要是以点、线、面、环等取穴，环穴还有多维的，最多有四维。面穴是以穴位群的形式表现，如梅花穴、葵花穴等，形成一个穴位面。又如腹部穴位，以肚脐为中心，从内到外间隔1寸依次作同心环，按顺时针方向等分取穴，在时钟的1~12时刻均可取1个穴位，这就是环穴。

当然，由于壮医针灸的取穴点广泛，因此有一部分穴位是和十四经穴的穴位在同一位置上，但在认识、命名方法、功效主治和临床应用等方面却有诸多不同。

从以上的论述中，我们可以看到，壮医的穴位之间貌似毫不相干，环与环之间似乎也互不相连，但在临床中实则以"三道两路"为联络，以"天圆地方"的处方原则为法则，以"8"环针法、"S"环针法彼此相关联、相互作用，有法可依，有规律可循。壮医针灸取穴及穴位的命名和分类，更注重实用性、易用性、可操作性和临床疗效，通过"三道两路"和天、地、人三气同步而彼此相关联。

四、壮医针灸取穴的基本特点

壮医针灸取穴与中医针刺循经取穴有所不同，其基本特点是以环为穴、络央为穴、以应为穴、以痛为穴、以灶为穴、以边为穴、以间为穴和以验为穴。

壮族是我国少数民族中使用针法最早的民族之一，从文献记载来看，壮医使用针法已有几千年的历史。壮医在使用针刺疗法之初，基本上是在疼痛或患病的部位进行针刺术，或以针刺入肌肤或以针挑破表皮，来达到治疗目的。随着大量的实践经验积累和反复的临床验证，壮医们发现了大多数疾病都可以使用疼痛部位或患病部位进行局部针刺术治疗，且疗效甚佳，于是，慢慢形成了以疼痛部位或患病部位为针刺穴位的治疗原则。在代代相传的过程中，经过壮医们不断的认识、总结、提炼，其精华部分得以流传至今，并得到了发展。在壮医天、地、人三气同步理论和"三道两路"理论的指导下，以环为穴、络央为穴、以应为穴、以痛为穴、以灶为穴、以边为穴、以间为穴和以验为穴的取穴原则和取穴方法，成为壮医针灸疗法的取穴方法，也成为壮医针灸取穴的基本特点。

五、壮医针灸穴位的基本特点

壮医针灸穴位具有原创性、地域性、民族性和传统性的基本特点。

1. 穴位命名特点

壮医针灸理论认为，疾病的发生和转归都可以随着自然的变化和时间的变化而变化，并创造性地提出了穴位以"天干""地支"的命名方法，具有时间、空间、数量的基本特点。

壮医针灸穴位以天干、地支的命名方法，以时间、方位对穴位进行命名，体现了时间、空间的特点；而"天圆地方"的取穴特点，以能量60年轮回与天、地、人及宇宙万物密切相联系，充分体现了壮医针灸穴位的时间和空间的特点。而壮医针灸以环为穴、络央为穴、以应为穴、以痛为穴、以边为穴、以间为穴和以验为穴的取穴方法，所能选取的穴位数量众多而功效广泛，全身数百个穴位，体现了壮医针灸穴位的数量的特点。

2. 穴位特性

壮医认为，穴位是人体"三道两路"运行气血的出入之处，是脏腑、气血、骨肉的外延，是天、地、人三部运行气血的重要通道。

壮医针灸的穴位，是整个人体中气血最集中之处，气血运行、循环、出入于穴位之中以渗灌濡养脏腑、骨肉，联络体表、肢体、关节。穴位是人体生命活动的体现，其核心功能是脏腑、骨肉、气血等生命物质基础的壮气，游行出入于体表的反应点。"巧坞"的神机变化为穴位所承载，与自然环境之间有密切的关联；穴位中的神机变化与调节是壮医针灸治疗的关键所在。壮医针灸以环为穴、络央为穴、以应为穴、以痛为穴、以边为穴、以间为穴和以验为穴的取穴方法，是经过历代壮医的积累和提炼而形成的，所取的穴位是脏腑、骨肉、气血于体表上的重要反应点。

第三节　壮医针灸穴位的体表定位方法

由于壮族地区所处的地理位置气候炎热，夏天时间较长，居住在这一地域的人们衣着简单，极易实行针刺治疗，因此人们普遍能接受针刺疗法，甚至对针刺疗法情有独钟，故大多疾病均可采用针刺疗法治疗。

壮医针灸在临床上的取穴定位，常采用连线中点、揣穴或摸穴等方法，而量穴方法则比较少用。具体来说，壮医对穴位的定位方法以目测法为主，依据人体的体表解剖标志进行定位，或通过用手去摸、捏、按、压来进行定位，也有使用手指同身寸的方法。壮医使用的手指同身寸法主要是以患者的大拇指指腹作为同身寸的标准，但这种量穴的方法，壮医使用较少。

壮医认为，穴位大多分布在人体的特有体表标志之间或周围，或皮脉肉筋骨的缝隙和边缘之中，即筋边、骨边、肉边及筋间、骨间、肉间的间隙、凹陷处。故在临床应用时，通常先寻找出人体某部位明显的体表标志，如在人体的四肢、躯干或在人体体表的一些特有标志、组织、关节与关节之间或关节横纹与关节横纹之间，用连线的方法选取中点处以络央为穴的方法来确定穴位的准确位置；又如在某体表标志的周边通过目测后，结合摸、捏、按的方法，在人体的肌肉边、肌腱边、骨边以及两肌肉之间、两肌腱之间、两骨之间，运用以边为穴和以间为穴的方法来确定这些穴位具体的、准确的位置。

此外，在取穴时，还应充分考虑体表标志及浅层的肌肉和深层的骨骼，以目测结合摸、捏、按、压的方法，做到表、浅、深相结合，借以确定穴位的确切位置。

壮医针灸的体表穴位定位及取穴定位方法，简单易于掌握，方便且实用，常以连线中点、揣穴或摸穴的方法定位取穴，不拘一格，灵活有效。

第四节　壮医针灸取穴特点

壮医针灸具有取穴简单、用穴便捷、选用灵活等取穴特点，常以点带面，取穴治病，善求于本。

一、取穴简便

和壮医临床治疗用药一样，壮医针灸的选穴配方也非常简便，喜用环穴，常以天、人、地三部的穴位相配合，力求简、便、验，无论是挑刺还是针刺，大多选用作用大、起效快、容易取穴、便于用针的穴位施针。常以揣穴或摸穴的方法定位取穴，不拘一格，灵活机动；常常在人体的肌肉边、肌腱边、骨边以及两肌肉之间、两肌腱之间、两骨之间，结合摸、捏、按的方法来取穴，即以边为穴和以间为穴，取穴方法简单、便捷、灵活，且易于掌握。

正如前文所提到的功能多、复杂的部分（或器官），其穴位的功能就较强大，且主治的疾病也较广泛，使用的疗效也非常显著，故临床常使用这些穴位，并依据"天圆地方"的处方原则进行配伍治疗。比如，人体的手及手指，是人体运动器官中最为灵活，使用最多、最频繁的部位，功能也非常复杂，不仅能完成各种复杂的工作或活动，而且具备了诸多功能。"三道两路"位于手部的连接点也非常密集，与脏腑功能关联密切，故在手指上分布的穴位不仅比较多，而且功效强，应用也非常广泛，主治的疾病也非常多，疗效也相对较好。因此，临床仅以天部的手部即可依据"天圆地方"的处方原则进行配伍治疗。这就是壮医针灸喜欢选用手部的穴位来进行配伍防病治病的原因之一。

二、以点连线带面

壮医针灸在临床应用时，往往以 1 个经验穴位为点、1 组线中穴为线、1 个环穴组为面，相互配合，或直接取局部梅花穴，以期获得更快捷、更好的疗效。

三、善求于本

壮医针灸的取穴是以环为穴、络央为穴、以应为穴、以痛为穴、以灶为穴、以边为穴、以间为穴和以验为穴为原则，以"天圆地方"为处方原则，在强调实用性的同时更注重实效性，讲究治病求本。

在临床的具体应用中，壮医针灸的选穴绝不是简单的头痛医头、脚痛医脚，而是通过这些取穴原则，选取疾病根源所在的穴位进行治疗，通过"三道两路"的调节，以确保收到良好的临床疗效。因此在选穴时应善于透过现象看本质，即要找出真正的疾病根源所相关联的穴位，然后施针进行治疗，以求病去人安，确保收到良好的临床疗效。在临床应用中，有些病以实证为主、在体表有较明显的反应点，或所治之病比较单纯且属于局部、在体表有较明显的病灶点的，或所治之病以痛症为主、在体表有明显的痛点或压痛点的，可以直接使用以痛为穴或以灶为穴的方法选穴，并依据"天圆地方"的处方原则进行配伍治疗，亦为求本之法。

第五节　壮医针灸的取穴原则

壮医针灸取穴，多在位于机体的体表标志上或筋边、骨边、肉边及筋间、骨间、肉间的间隙、凹陷处，是在皮脉肉筋骨的缝隙、边缘中，而不是体表皮肉本身。因此，取穴时一定要通过目测并结合摸、捏或按、压的方法，来确定这些穴位的具体位置。

目测，是寻找人体某部位明显的体表标志；摸，就是医者用双手去触摸患者的肌肤，在肢体上寻找异常的环穴位置以及或冷或热的体位点；捏，主要是四肢上的取穴方法，就是通过手掌与手指间的合力，在四肢皮、脉、肉、筋上寻找酸胀点、痛点或敏感点；按和压，就是沿着骨骼寻找，在骨骼的缝隙和边缘中，用按和压的方法寻找酸胀点、压痛点或敏感点。或在四肢骨关节和骨关节之间、关节横纹和关节横纹之间连线中点作为穴位取穴点，来确定穴位所在的方法。

由于人体穴位的分布大部分都在体表标志上，壮医针灸的取穴主要依据人体体表的一些明显标志来确定穴位位置，如体表各部明显突起或凹陷的部位、五官轮廓、发际、肚脐、关节、皮肤纹路等；也可以体表解剖标志为关键，将相邻穴位进行对比和定位；临床尤为常用的多在筋边、骨边、肉边及筋间、骨间、肉间的间隙、凹陷处进行取穴，即在皮脉肉筋骨的缝隙、边缘中取穴，而不是体表皮肉本身。因此，取穴时一定要通过目测并结合摸、捏或按、压的方法来确定这些穴位的具体位置，这种取穴方法和取穴规律不仅简单易取、易于掌握，而且定位准确、不易出错。

壮医针灸的取穴原则和方法更注重实用性、易用性、可操作性和临床疗效，取穴灵活安全、方便且易于掌握。

一、以环为穴

以环为穴，是在人体体表的一些特有标志、组织或器官的部位环绕一周，以时钟的时刻位置为穴位点的取穴原则。

以环为穴的取穴方法，源于古人所使用的文字计序符号天干、地支而来。天干，是中国古代的一种文字计序符号，共有 10 个字，即甲、乙、丙、丁、戊、己、庚、辛、壬、癸，循环使用；地支，也是中国古代的一种文字计序符号，共有 12 个字，分别为子、丑、寅、卯、辰、巳、午、未、申、酉、戌、亥，循环使用，又称十二地支。中国古代用十二地支记时、记月。地支记时就是将一日均分为 12 个时段，分别以十二地支表示，称为十二时辰：23~1 时为子时，1~3 时为丑时，3~5 时为寅时，5~7 时为卯时，7~9 时为辰时，9~11 时为巳时，11~13 时为午时，13~15 时为未时，15~17 时为申时，17~19 时为酉时，19~21 时为戌时，21~23 时为亥时。壮医最早进行有规律的针刺取穴，就是根据地支的纪时方式来选取穴位的，并且一直流传至今。

壮族先民最早使用地支的年代已无法考究，而壮医使用天干、地支的方法来记录、记载针刺的穴位，也只能从壮族地区的口耳相传、师徒授受中得以传承和考证。

以天干的文字计序符号来取穴和命名的方法多是在四肢关节处，绕关节一周作环选取穴位，此环穴有甲、乙、丙、丁等 10 个穴位点。一般一个部位只选取 1 个环，每个环有 10 个穴，如肘关节、膝关节等处。但后来经过许多壮医前辈的临床应用，发现这种取穴命名方法并不实用，因此慢慢被壮医们遗弃。

而以地支的文字计序符号和计时方位来进行取穴和命名的方法，主要是在人体体表的一些特有标志、组织或器官的部位，围绕该特有标志、组织或器官的部位环绕一周以地支的文字计序符号方法来取穴和命名，分别以子、丑、寅、卯等等 12 个时间方位点作为穴位点选穴取穴。地支环穴在临床运用和实践中，在祖辈们历代的传承中得以不断发展，延续至今天。为了方便学习和记忆，这一取穴方法已发展成为以时钟数字的位置作为穴位点，以时钟的圆周为环，进行穴位的定位和选取。这种独特的取穴方法，就是壮医以环为穴的取穴方法。

以环为穴的取穴方法是壮族人民经过长期的医疗实践和不断的观察总结而逐渐形成的。其最大的特点是取穴时可以只取 1 个环，也可以根据需要取 2 个环或取多个环穴组；取多个环穴组时，通常是由内而外的，第一个环叫一环，第二个环叫二环，以此类推，最多可有 3 个环穴，如腹环穴就有 3 个环；这些环穴组的每个环都有 12 个穴位。

环穴组主要分布在天、地、人三部，其中天部有 11 个环穴组，加上环中环共有 17 个环；人部有 3 个环穴组，加上环中环共有 7 个环；地部有 2 个环穴组，加上环中环共有 4 个环。三部一起共有 16 个环穴组，加上环中环共有 28 个环；依据地支的计算方法，每个环有 12 个穴位，故全身的环穴合计共有 336 个穴位。由于人体左右是一个镜像组合体，因此在人体正中线（包括头正中线、前正中线和后正中线）上的环穴组，其左右两侧的对应穴位的功能和主治是一致的，如天环穴有 3 个环穴组，其中每个环穴中左右相对应的穴位分别是 1 和 11、2 和 10、3 和 9、4 和 8、5 和 7，这些穴位的功能和主治是相同的，壮医针刺把这类环穴叫对穴，也就是左右相对应的穴位。这类环穴穴位组，每个环穴组的 12 个穴位除 6 穴（下）和 12 穴（上）的功能主治不同外，其他的有 5 对穴位的功能主治是相同的。这一类型的环穴穴位功能主治只需记住 7 组，即 6 穴和 12 穴是独立的，其他 5 组是对穴。这类在人体正中线上的环穴是：天环穴、面环穴、鼻环穴、口环穴、喉环穴、脐环穴、腹环穴、腰环穴共 8 个环穴组，其中天环穴有 3 个环组、腹环穴有 6 个环组、腰环穴有 3 个环组，故 8 个环穴组共计 17 个环组，每个环穴组均有 5 组功能相同的穴位（对穴），故共计 70 对穴对和 28 个穴位。这样看来，人体环穴组实际共有穴位（含对穴）266 个。

二、络央为穴

络央为穴，是指在人体的四肢或躯干上运用的一种取穴原则和方法，即在人体体表的一些特有标志、组织、骨关节与骨关节之间或关节横纹与关节横纹之间，用连线的方法选取中点为穴位点的取穴原则和方法。

络，有连接、联络之意，像渔网那样前后相接，相连续，或以十字交叉方式组织罗网；央，即中心，或接近中心，或最高点、中间点。换言之，络央为穴就是以人体的四肢或躯干中心点或中间点为穴，这个穴位实际是"三道两路"在体表布设的网结里，称为络央穴。络央穴同样是人体"三道两路"运行气血的出入之处，是脏腑、气血、骨肉在四肢、躯干的外延，是天气、地气、人气三部运行气血的重要通道和壮气游行出入于体表的反应点。

本书收录临床常用的络央穴有 53 个，其中天部络央穴 26 个，地部络央穴 27 个。当然，这还不是壮医络央穴的全部，还有一些没有收录，如人部即躯干部的络央穴，还有待进一步挖掘、整理、研究和载录。

三、以应为穴

以应为穴，是指通过循切、摸、捏或按、压的方法，寻找到疾病在人体体表的反应点（有压痛感或酸胀感），无论是局部的，还是远端的，都可以在相应的反应点选取1个或多个甚或是1组穴位作为治疗用穴的取穴原则和方法。这些反应点都是远端的、相对应的、镜像的，如天部对应地部；反之，地部又可以对应天部。

以应为穴的取穴方法，在临床应用中又称"左右对称取穴法"和"上下对称取穴法"。

1. **左右对称取穴法**

人体的左右是相互对称的，即以脊柱为中线，将人体分为左右两个部分。人体对称的左右两部分，形态和结构极为相似，其生理功能相同，因此其病理反映也彼此相似，可以互为反射区，其取穴方法和命名规律是一样的，但是根据镜像方法，其穴位的命名及取穴方法是反向的，如两手、两肘、两侧臂膀、两肩、两肋、两侧下肢等。如果一侧发生病痛，在相对应的另一侧的相同部位就会出现反应点，按压该反应点患者会有不同程度的疼痛感或酸胀感，临床应用中即可在这个部位的反应点取穴进行针刺治疗。

2. **上下对称取穴法**

壮医针灸学认为，人体的上下部分在临床上基本遵循形态、结构、生理功能相似度较大的原则，因此其病理反映也彼此相似，可以互为反射区，进行取穴行针刺治疗。例如上肢和下肢，肩关节和髋关节等。

具体的取穴方法：医者以自己的手掌及手指指腹，根据疾病的情况，分别在患者天、地、人三部体表的上、下、左、右相关的对应点进行触摸，寻找相应的穴位或治疗点，如触摸到局部有硬结、压痛、酸胀、敏感或舒适感等反应点，即为疾病的体表反应穴，可进行针刺治疗。压痛明显、反应强烈者，多属实证；按压有舒适感，多属虚证。

壮医认为，用以应为穴所取的穴位，实质是人体壮气游行出入之所，也恰恰是正邪相交、激烈争斗之所，因此所取的穴位，能收到较好的临床疗效，体现了治病求本的原则。

四、以痛为穴

以痛为穴，是壮医针灸最早的、最原始的取穴方法，是壮族先民在生产劳动过程中、在与疾病做斗争的实践中不断总结出来的取穴原则和方法。而最早的记载则源于《黄帝内经》的"以痛为腧"，《灵枢·经筋》在论述十二经筋病后指出："治在燔针劫刺，以知为数，以痛为腧。"认为"经筋之病，寒则反折筋急，热则筋弛纵不收，阴痿不用。阳急则反折，阴急则俯不伸。焠刺者，刺寒急也，热则筋纵不收，无用燔针"。《黄帝内经》所说的"以痛为腧"，仅仅是针对用火针治疗那些寒性的经筋病，其所治疗的疾病范围比较窄，所涉及的其他内容的论述也比较少。而在此之后，中医历代医家及一些著作虽也有论述，但都不够详尽，没有对这一方法进行更深入的研究和广泛使用，没能形成主流，均以十二经穴为主。而在壮医的传承中，壮医针的取穴原则，却一直沿用了以痛为穴的方法传承至今，并在实践中不断总结提高，使其得以发展。

以痛为穴，是根据患者的自身感觉，找到疾病在人体体表的反应点、痛点或压痛点，在这部位选取 1 个或多个甚或是 1 组穴位作为治疗用穴，符合用以治疗疾病的取穴原则和方法。

五、以灶为穴

以灶为穴，即在病灶的部位选取 1 个或多个甚至 1 组穴位作为施治穴位的原则和方法。

人体的气血与天、地、人三气同步运行息息相关，气血失衡，龙路不畅，则人体"三道两路"不通，三气不能同步，三气运行受阻，滞而为瘀，淤积为灶，灶即为肿或胀或痛。

以灶为穴的取穴原则，是在病灶的部位依照病灶局部肿块或皮损的形状和大小，在病灶中点取 1 穴并沿其周边选取 4~5 穴位，呈梅花形分布，故称梅花穴，简称为"局梅"（图 2-3）；如果病灶比较大，则可依据病灶的大小，选取莲花穴或葵花穴：在病灶中点取 1 个穴位，并沿其周边选取

6~8 个穴位，呈莲花形分布，称为莲花穴（图 2-4）；在病灶内中点取 1 穴、沿其周边选取 8~12 个穴位并在中点与周边两者之间再选取 4~6 个穴位，呈葵花形分布，故称葵花穴（图 2-5）。

以灶为穴是壮医针灸治疗一切肿块性疾病、皮损性疾病、各种皮肤疾病的取穴原则和方法。

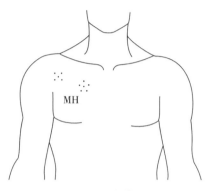

图 2-3 梅花穴

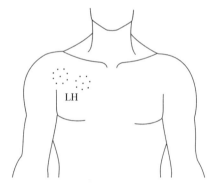

图 2-4 莲花穴

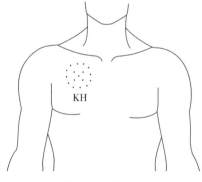

图 2-5 葵花穴

六、以边为穴

以边为穴，是指以人体的肌肉边、肌腱边、骨边缘为标志点，通过摸、捏或按、压的方法，选取 1 个或多个甚或是 1 组穴位作为治疗用穴的取穴原则和方法。这种取穴方法，不仅简单易取，易于掌握，而且定位准确，不易出错。

七、以间为穴

以间为穴，即以间隙为穴，是指在人体的肌肉之间、肌腱之间、两骨之间的间隙、凹陷处进行取穴的方法。这种取穴方法，主要通过目测，并结合摸或按实施的，不仅简单易取，而且定位准确。

八、以验为穴

以验为穴，是壮医在长期临床实践的经验积累总结所流传下来的、固定的、特定的穴位或穴位组，壮医称其为经验穴。这些经验穴有些功效专一，有些功效广泛，不仅能防病，而且有良好的治疗效果。

本书收录的临床常用的经验穴有 18 个，其中天部经验穴 11 个，人部经验穴 3 个，地部经验穴 4 个。当然，这还不是壮医经验穴的全部，有一些穴位因为资料不全没有收录进来，还有待进一步的挖掘整理。

第三章　天部穴位

根据壮医理论并结合壮医临床应用、民间针刺传承的经验，人体的上部，包括头部、面部、上肢、颈肩部的穴位，都属于天部穴位。天部穴位有环穴、络央穴和经验穴 3 种（图 3-1）。

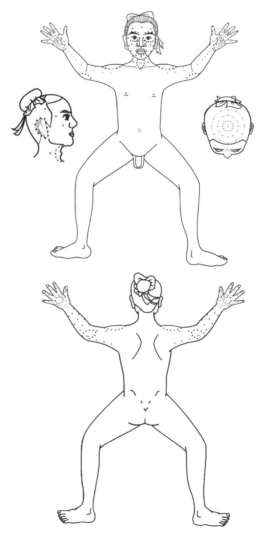

图 3-1　天部穴位图

天部的环穴有天环穴、耳环穴、面环穴、眼环穴、鼻环穴、口环穴、喉环穴、肩环穴、鹰嘴环穴、手心环穴、手背环穴共 11 个环穴组。在这些环穴组中，还有环中环，如位于头顶部的天环穴有 3 个环穴，由内到外分别称为天一环穴、天二环穴和天三环穴；手背环穴和手心环穴也各有 3 个环（左右相同），由内到外分别称为手背一环、手背二环、手背三环穴和手心一环、手心二环、手心三环穴。故天部有 17 个环穴组，每个环穴组均有 12 个穴位，共 204 个环穴穴位。

天部络央穴有络央肩穴、络央腕穴、腕内三穴、手背中穴等 35 个穴位。

天部经验穴包括头部、面部、颈部和手部经验穴，其中头部有 6 个，面部有 3 个，颈部有 1 个，手部有 1 个，计有 11 个穴位。

第一节　头部穴位

头部穴位包括头部环穴和头部经验穴。

一、头部环穴

（一）天环穴（TTh）

天环穴是指在头顶部的环穴，共有 3 个环穴组。

【穴位位置】在头顶部。

【取穴方法】正坐位，以头顶中心点为中心，以头部外侧缘为边，前、后、左、右连线取点：以头顶后侧缘为 12 时刻，鼻准上方头顶部前侧缘为 6 时刻，左、右两耳上方头外侧缘分别为 3 时刻、9 时刻，分别与头顶中心点进行连线，在 4 条连线的中点各取 1 个穴位，即 12 穴、6 穴、3 穴、9 穴，以这 4 个穴位作环，在环上按时钟的 1~12 时刻各取 1 个穴位，共 12 个穴位，为天二环穴，记为 TTh2。以头顶中心点分别与天二环穴的 12 个穴位进行连线并取中点为穴位点，按时钟的 1~12 时刻各取 1 个穴位，共 12 个穴位，为天一环穴，记为 TTh1。以头顶后侧缘为 12 时刻，鼻准上方头顶部前侧缘为 6 时刻，左、右两耳上方头外侧缘分别为 3 时刻、9

时刻，分别与天二环 12 穴、天二环 6 穴、天二环 3 穴、天二环 9 穴连线，在 4 条连线的中点各取 1 个穴位，即 12 穴、6 穴、3 穴、9 穴，以这 4 个穴位作环，在环上按时钟的 1~12 时刻各取 1 个穴位，共 12 个穴位，为天三环穴，记为 TTh3。天环穴有 3 个环，共计 36 穴，记为 TTh（图 3-2）。

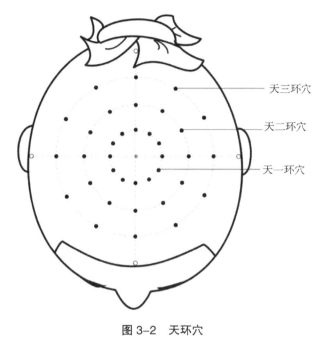

图 3-2　天环穴

1.　天二环穴（TTh2）

【穴位位置】在头顶部。

【取穴方法】正坐位，以头顶中心点为中心，以头部外侧缘为边，前、后、左、右连线取点：以头顶后侧缘为 12 时刻，鼻准上方头顶部前侧缘为 6 时刻，左、右两耳上方头外侧缘分别为 3 时刻、9 时刻，分别与头顶中心点进行连线，在 4 条连线的中点各取 1 个穴位，即 12 穴、6 穴、3 穴、9 穴，以这 4 个穴位作环，在环上按时钟的 1~12 时刻各取 1 个穴位，共 12 个穴位，为天二环穴，记为 TTh2。1 时刻为天二环 1 穴，记为 TTh2-1；2 时刻为天二环 2 穴，记为 TTh2-2；3 时刻为天二环 3 穴，记为 TTh2-3……12 时刻为天二环 12 穴，记为 TTh2-12（图 3-3）。

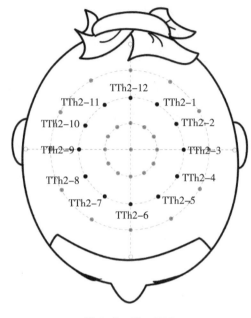

图 3-3　天二环穴

【主治病证】该组穴位位居天宫之上，善通传"巧坞"之令，具有开窍调神的功效，善通达龙路、火路。临床多用于治疗头痛、失眠、健忘、眩晕、五官疾病、神经衰弱等。

TTh2-1、TTh2-11：头痛、头晕、目眩、目赤肿痛、视物不明、小便不利、遗精。

TTh2-2、TTh2-10：头痛、头晕、目眩、鼻塞、流涕、鼻渊、鼻出血、肩臂疼痛、半身不遂。

TTh2-3、TTh2-9：头痛、头晕、目眩、癫狂、痫病、大脑发育不全。

TTh2-4、TTh2-8：头痛、头晕、耳鸣、鼻塞、下肢疼痛或麻木。

TTh2-5、TTh2-7：头痛、头晕、小便不利、遗精、阳痿。

TTh2-6：头痛、头晕、目眩、大脑发育不全、腰骶部疼痛。

TTh2-12：头痛、头晕、目眩、鼻塞、流涕、鼻渊、失眠、狂躁。

【针刺手法】直刺或斜刺，直刺入 0.1~0.3 寸，也可根据疾病的情况往不同方向斜刺入 0.8~1 寸。

2. 天一环穴（TTh1）

【穴位位置】在头顶部。

【取穴方法】正坐位，以头顶中心点分别与天二环穴的 12 个穴位进行连线并取中点为穴位点，在环上按时钟的 1~12 时刻取穴，共 12 个穴位，为天一环穴，记为 TTh1。1 时刻为天一环 1 穴，记为 TTh1-1；2 时刻为天一环 2 穴，记为 TTh1-2；3 时刻为天一环 3 穴，记为 TTh1-3……12 时刻为天一环 12 穴，记为 TTh1-12（图 3-4）。

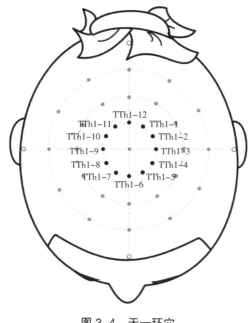

图 3-4　天一环穴

【主治病证】该组穴位位居天宫之上，善通传"巧坞"之令，具有开窍醒神的功效，善通达龙路、火路。临床多用于治疗头痛、失眠、眩晕、中风、神经衰弱、痫病、更年期综合征及其他躯干、四肢疾病等。

TTh1-1、TTh1-11：头痛、失眠、眩晕、痴呆、神经衰弱、半身不遂。

TTh1-2、TTh1-10：头痛、失眠、眩晕、痴呆、神经衰弱、半身不遂、小便不利、遗精、阳痿。

TTh1-3、TTh1-9：头痛、失眠、眩晕、痴呆、健忘、神经衰弱、更年期综合征、癫狂、痫病、半身不遂、大脑发育不全、小便不利、遗精、阳痿。

TTh1-4、TTh1-8：头痛、失眠、眩晕、痴呆、健忘、神经衰弱、偏瘫、小便不利、遗精、阳痿。

TTh1-5、TTh1-7：头痛、失眠、眩晕、痴呆、健忘、神经衰弱。

TTh1-6：头痛、失眠、眩晕、痴呆、健忘、癫狂、痫病、半身不遂、大脑发育不全、小儿惊风、下胸椎及腰椎疼痛。

TTh1-12：头痛、失眠、眩晕、痴呆、健忘、癫狂、痫病、偏瘫、大脑发育不全、小儿惊风、上胸椎及颈椎疼痛。

【针刺手法】直刺或斜刺，直刺入 0.1~0.3 寸，也可根据疾病的情况往不同方向斜刺入 0.8~1 寸。

3. 天三环穴（TTh3）

【穴位位置】在头顶部。

【取穴方法】正坐位，以头顶后侧缘为 12 时刻，鼻准上方头顶部前侧缘为 6 时刻，左、右两耳上方头外侧缘分别为 3 时刻、9 时刻，分别与天二环 12 穴、天二环 6 穴、天二环 3 穴、天二环 9 穴连线，在 4 条连线的中点各取 1 个穴位，即 12 穴、6 穴、3 穴、9 穴，以这 4 个穴位作环，在环上按时钟的 1~12 时刻各取 1 个穴位，共 12 个穴位，为天三环穴，记为 TTh3。1 时刻为天三环 1 穴，记为 TTh3-1；2 时刻为天三环 2 穴，记为 TTh3-2；3 时刻为天三环 3 穴，记为 TTh3-3……12 时刻为天三环 12 穴，记为 TTh3-12（图 3-5）。

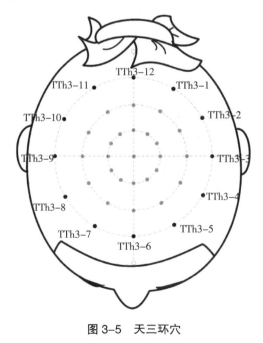

图 3-5　天三环穴

【主治病证】该组穴位居于天宫之上，善通传"巧坞"之令，具有开窍宁神的功效，善通达龙路、火路。临床多用于治疗头痛、失眠、健忘、眩晕、头面五官疾病、神经衰弱、更年期综合征、四肢病证、颈椎病、颈肩综合征、腰腿痛等。

TTh3-1、TTh3-11：头痛、眩晕、痴呆、大脑发育不全、心悸、半身不遂。

TTh3-2、TTh3-10：头痛、眩晕、目赤肿痛、耳鸣、耳聋、上肢活动不利。

TTh3-3、TTh3-9：头痛、眩晕、耳鸣、耳聋、言语不利、呕吐、小儿惊风、疰腮。

TTh3-4、TTh3-8：头痛、眩晕、耳鸣、耳聋、言语不利。

TTh3-5、TTh3-7：头痛、眩晕、颈项强痛、视物不明。

TTh3-6：头痛、眩晕、颈项强痛、尾椎疼痛、视物不明、大脑发育不全、痴呆。

TTh3-12：头痛、头晕、目眩、失眠、狂躁、目赤肿痛、鼻塞、流涕、鼻渊、鼻出血、膀胱疾病、脊柱及相关疾病、生殖器官疾病（针尖往后，刺入 0.6~0.8 寸）。

【针刺手法】直刺或斜刺，直刺入 0.1~0.3 寸，也可根据疾病的情况往不同方向斜刺入 0.8~1 寸。

（二）耳环穴（TEh）

耳环穴有 1 个环穴组。

【穴位位置】在头部两侧。

【取穴方法】正坐位或仰卧位，在头部两侧。以左耳为例，外耳郭分别向前和向后紧贴头皮形成投影，以投影为环，最高点即耳尖处为 12 时刻，最低处即耳垂下缘为 6 时刻，在环上按时钟 1~12 时刻各取 1 个穴位，共 12 个穴位。1 时刻为耳环 1 穴，记为 TEh-1；2 时刻为耳环 2 穴，记为 TEh-2；3 时刻为耳环 3 穴，记为 TEh-3……12 时刻为耳环 12 穴，记为 TEh-12。右耳参照左耳记位取穴，与左耳穴位成镜像（图 3-6）。

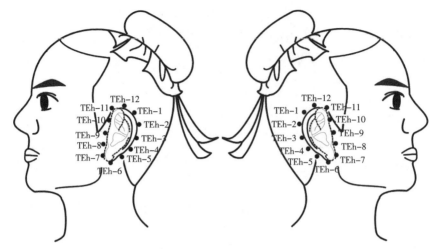

图 3-6 耳环穴

【主治病证】该组穴位位于天宫之旁，环绕耳窍，具有聪耳通窍、疏肝利胆、消肿止痛的功效，能健运谷道，通达龙路、火路，临床上多用于治疗头痛、耳鸣、耳聋、痄腮、失眠、面瘫、三叉神经痛等。

TEh-1：头痛、偏头痛、耳鸣、耳聋、耳痛、面肿、痄腮、目翳。

TEh-2：头痛、偏头痛、耳鸣、耳聋、耳痛、小儿惊风。

TEh-3：头痛、偏头痛、耳鸣、耳聋、小儿惊风、呕吐、泄泻。

TEh-4：头痛、偏头痛、耳鸣、耳聋、小儿惊风、呕吐、泄泻。

TEh-5：耳鸣、耳聋、面瘫、齿痛、颊肿、痄腮、口眼歪斜、牙关紧闭、颈项强痛、瘰疬。

TEh-6：耳鸣、耳聋、面瘫、颈项强痛、痄腮、瘰疬。

TEh-7：耳鸣、耳聋、面瘫、痄腮、面痛、齿痛。

TEh-8：耳鸣、耳聋、聤耳、耳部流脓、三叉神经痛、齿痛、颞下颌关节痛、面瘫。

TEh-9：耳鸣、耳聋、聤耳、耳部流脓、三叉神经痛、齿痛、颞下颌关节痛、失音、痫病。

TEh-10：耳鸣、耳聋、面痛、面瘫、痄腮、头痛、偏头痛、头晕。

TEh-11：头痛、偏头痛、耳鸣、耳聋、齿痛、目赤肿痛、小儿惊风、呕吐、泄泻。

TEh-12：头痛、偏头痛、齿痛、目赤肿痛、目翳、小儿惊风、呕吐、泄泻。

【针刺手法】直刺或斜刺，直刺入 0.1~0.3 寸，也可根据疾病的情况往不同方向斜刺入 0.8~1 寸。

二、头部经验穴

（一）天宫穴（TTg）

【穴位位置】在头顶部。

【取穴方法】正坐位，在头顶部最高点处（或中心点）取穴，记为 TTg（图 3-7）。

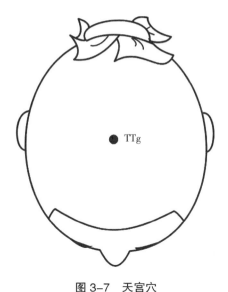

图 3-7 天宫穴

【主治病证】头痛、心悸、失眠、健忘、眩晕、高血压、低血压、中风及中风后遗症、神经衰弱、更年期综合征、宿醉、痔疮等。

【针刺手法】直刺或斜刺，直刺入 0.2~0.3 寸，也可根据疾病的情况往不同方向斜刺 0.8~1 寸（往后刺可以治疗实证腰骶痛），也可用一次性针头或三棱针点刺出血。

（二）山前门穴（TSqm）

【穴位位置】在头部前额两侧。

【取穴方法】正坐位或仰卧位，在头部额角前发际处取穴，记为TSqm，左、右各1个穴位（图3-8）。

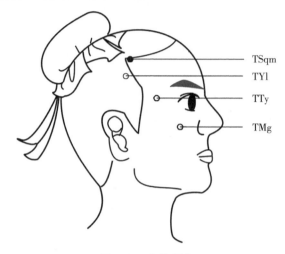

图 3-8　山前门穴

【主治病证】感冒、头痛、见风流泪、视物不明、面部疾病（如面部痉挛、面部疼痛、面瘫）等。

【针刺手法】平刺或斜刺，平刺入 0.5 寸，也可根据疾病的情况往不同方向斜刺入 0.5~1 寸。

（三）太阳穴（TTy）

【穴位位置】在头部前额两侧。

【取穴方法】正坐位或仰卧位，在前额两侧，眉梢到耳朵之间，用手触摸最凹陷处取穴，记为 TTy，左、右两侧各1个穴位（图3-9）。

【主治病证】感冒、头痛、

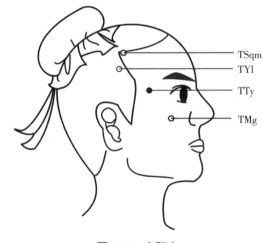

图 3-9　太阳穴

偏头痛、眩晕、失眠、目赤肿痛、视物不明、口眼歪斜、牙痛、眼睛疲劳等。

【针刺手法】直刺或斜刺，直刺入 0.3~0.5 寸，也可根据疾病的情况往不同方向斜刺入 0.8~1 寸，或用一次性针头或三棱针点刺出血。

（四）月亮穴（TYl）

【穴位位置】在头部两颞侧。

【取穴方法】正坐位或仰卧位，在头部、两颞部，咬牙颞肌隆起最高处取穴，记为 TYl，左、右各 1 个穴位（图 3-10）。

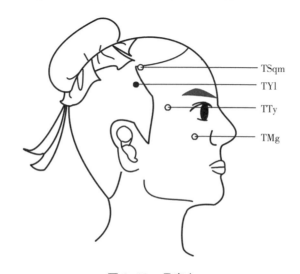

图 3-10　月亮穴

【主治病证】感冒、头痛、偏头痛、眩晕、失眠。

【针刺手法】平刺或斜刺，平刺入 0.5 寸，也可根据疾病的情况往不同方向斜刺入 0.5~1 寸。

（五）山脚穴（TSj）

【穴位位置】在头后部。

【取穴方法】正坐位或俯卧位，在头后部，颈项上发际处、两乳突后方凹陷处取穴，记为 TSj，左、右各 1 个穴位（图 3-11）。

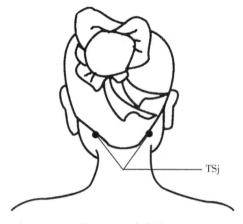

图 3-11　山脚穴

【主治病证】感冒、头痛、眩晕、目赤肿痛、中风、口眼歪斜、瘿气、颈项强痛、落枕等。

【针刺手法】直刺或斜刺入 0.3~0.5 寸，或用三棱针点刺出血。

（六）耳峰穴（TEf）

【穴位位置】在头部，两耳耳郭的上方。

【取穴方法】正坐位或仰卧位，在耳郭上方最高处取穴，记为 TEf，左右耳各 1 个穴位（图 3-12）。

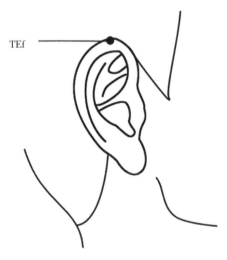

图 3-12　耳峰穴

【主治病证】头痛、偏头痛、高血压、目赤肿痛、急性结膜炎、角膜炎等。

【针刺手法】用三棱针点刺出血。

第二节 面部穴位

面部穴位有面部环穴和面部经验穴。面部环穴包括面环穴、眼环穴、鼻环穴和口环穴 4 个环穴。

一、面部环穴

（一）面环穴（TMh）

面环穴是脸面部的环穴，有 1 个环。

【穴位位置】在面部。

【取穴方法】正坐位或仰卧位，以眉心中点与前额发际连线中点为 12 时刻，取下唇下缘与下颌连线中点为 6 时刻、左右各取鼻翼与耳屏连线中点分别为 3 时刻、9 时刻，依据面部轮廓时钟走向作环，在环上分别将 12~3 时刻、3~6 时刻、6~9 时刻、9~12 时刻之间分成 3 等份，每个等分点对应时钟的时刻即为 1 个穴位，共 12 个穴位，为面环穴，记为 TMh。1 时刻为面环 1 穴，记为 TMh-1；2 时刻为面环 2 穴，记为 TMh-2；3 时刻为面环 3 穴，记为

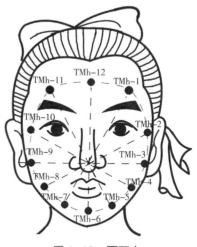

图 3-13 面环穴

TMh-3……12 时刻为面环 12 穴，记为 TMh-12（图 3-13）。

【主治病证】该组穴位环绕颜面，具有舒筋散结、通窍宁神、通达"三道两路"的功效。临床上多用于治疗谷道、龙路、火路的病证。

TMh-1、TMh-11：前头痛、眩晕、失眠、焦虑、目痛、眼睑瞤动、视

物不明、迎风流泪。

TMh-2、TMh-10：偏头痛、眩晕、失眠、目赤肿痛、眼睑眴动、视物不明。

TMh-3、TMh-9：耳鸣、耳聋、颞下颌关节痛、面瘫、肝虚、胆结石、胆囊炎等。

TMh-4、TMh-8：面瘫、疟腮、齿痛、三叉神经痛、颞下颌关节痛、颈项强痛。

TMh-5、TMh-7：牙关紧闭、面瘫、疟腮、齿痛。

TMh-6：面瘫、齿痛、口舌生疮、口角流涎、痫病、月经后期。

TMh-12：头痛、头晕、失眠、焦虑、高血压、鼻炎、目赤肿痛、小儿惊风、面瘫、颈腰疼痛。

【针刺手法】直刺或斜刺，直刺入 0.2~0.5 寸，也可根据疾病的情况往不同方向斜刺入 0.8~1 寸。

（二）眼环穴（TYh）

眼环穴有 2 个环，左、右眼各 1 个环穴。

【穴位位置】在面部。

【取穴方法】正坐位或仰卧位，左、右眼各有 1 个环。在眼睛上方沿眉毛上缘，下方沿眼眶下缘，外侧沿目外眦后方凹陷处，内侧沿目内眦内缘作环。在左眼按时钟的 1~12 时刻分为 12 等份，每个时刻取 1 个穴位，共 12 个穴位，为眼环穴，记为 TYh。1 时刻为眼环 1 穴，记为 TYh-1；2 时刻为眼环 2 穴，记为 TYh-2；3 时刻为眼环 3 穴，记为 TYh-3……12 时刻为眼环 12 穴，记为 TYh-12。右眼参照左眼记位取穴，与左眼穴位成镜像。双眼共 24 穴。左眼、右眼环穴 TYh-3 分别与面环穴 TMh-2、TMh-10 相重叠，左眼、右眼环穴 TYh-9 分别与鼻环穴 TBh-1、TBh-11 相重叠（图 3-14）。

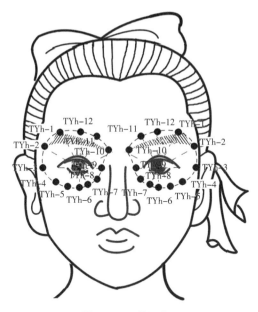

图 3-14　眼环穴

【主治病证】该组穴位环眼而设，具有明目退翳、通路消肿散结的功效，临床上多用于治疗头痛、眼病等。

TYh-1：头痛、目眩、目赤肿痛、眼睑眴动、视物不明。

TYh-2：头痛、目眩、目赤肿痛、眼睑眴动、视物不明、痫病。

TYh-3：偏头痛、目赤肿痛、视物不明、怕光羞明、眼睑眴动、眩晕、失眠。

TYh-4：目赤肿痛、视物不明、眼睑眴动、口眼㖞斜。

TYh-5：目赤肿痛、视物不明、眼睑眴动、口眼㖞斜。

TYh-6：目赤肿痛、目翳、目痒、视物不明、眼睑眴动、口眼歪斜、头痛、眩晕等。

TYh-7：目赤肿痛、视物不明、眼睑眴动、口眼歪斜。

TYh-8：目赤肿痛、视物不明、眼睑眴动、口眼歪斜、迎风流泪、鼻塞流涕。

TYh-9：目赤肿痛、迎风流泪、目眩、近视等目疾

TYh-10：目赤肿痛、视物不明、眼睑眴动、面瘫、眉棱骨痛、头痛、眩晕、失眠、焦虑、呃逆等。

TYh-11：目赤肿痛、视物不明、眼睑瞤动、眉棱骨痛、面瘫。

TYh-12：目赤肿痛、视物不明、眼睑瞤动、眼睑下垂、眉棱骨痛、面瘫。

【针刺手法】直刺或斜刺，直刺入 0.2~0.3 寸，也可根据疾病的情况往不同方向斜刺入 0.5~1 寸。

（三）鼻环穴（TBh）

鼻环穴有 1 个环。

【穴位位置】在面部。

【取穴方法】正坐位或仰卧位，以鼻子为中心，上至鼻梁根部，下至鼻唇沟 1/2 处，左右以鼻翼两侧为界，沿鼻环一周取穴，按时钟的 1~12 时刻分为 12 等份，每个时刻取 1 个穴位，共 12 个穴位，为鼻环穴，记为 TBh。1 时刻为鼻环 1 穴，记为 TBh-1；2 时刻为鼻环 2 穴，记为 TBh-2；3 时刻为鼻环 3 穴，记为 TBh-3……12 时刻为鼻环 12 穴，记为 TBh-12（图 3-15）。

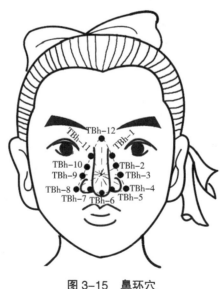

图 3-15　鼻环穴

【主治病证】该组穴位环绕鼻周，具有通利鼻窍，通气道、火路，解疲劳的功效，临床上多用于治疗肺部疾病、鼻病、疲劳等。

TBh-1、TBh-11：头痛、眼睛疲劳、犯困、鼻炎、鼻塞、流涕、鼻渊。

TBh-2、TBh-10：疲劳、困倦、鼻炎、鼻塞、流涕、鼻渊。

TBh-3、TBh-9：鼻炎、鼻塞不通、流涕、鼻渊、疲劳、困倦。

TBh-4、TBh-8：鼻炎、鼻窦炎、鼻塞、流涕、不闻香臭、鼻出血、鼻渊、感冒、牙痛、面瘫、面痛、痤疮、舌麻痹等。

TBh-5、TBh-7：鼻炎、鼻塞流涕、不闻香臭、鼻出血、面瘫、面痛、牙关紧闭、疲劳、困倦。

TBh-6：昏迷、晕厥、癫狂、痫病、鼻塞流涕、鼻出血、惊风、牙关紧闭、闪挫腰痛、醉酒、闭窍。

TBh-12：鼻炎、鼻塞、流涕、鼻出血、感冒、前头痛、头晕、失眠、三叉神经痛、高血压、鼻炎、眼部疾病、眼睛疲劳、困倦等。

【针刺手法】直刺入 0.1~0.3 寸。

（四）口环穴（TKh）

口环穴有 1 个环。

【穴位位置】在面部。

【取穴方法】正坐位或仰卧位，以上下嘴唇为中心，鼻唇沟中点为 12 时刻，颏唇沟正中凹陷处为 6 时刻，左、右两边嘴角半指处分别为 3 时刻、9 时刻，沿口唇外延环绕一周作环，在环上按时钟的 1 ～ 12 时刻各取 1 个穴位，共 12 个穴位，为口环穴，记为 TKh。1 时刻为口环 1 穴，记为 TKh-1；2 时刻为口环 2 穴，记为 TKh-2；3 时刻为口环 3 穴，记为 TKh-3……12 时刻为口环 12 穴，记为 TKh-12（图 3-16）。

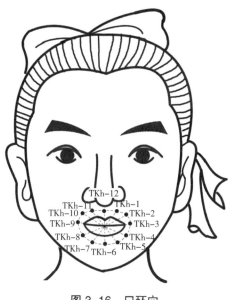

图 3-16　口环穴

【主治病证】该组穴位环绕口周，具有通利口窍、舒筋散结的功效，临床上多用于治疗晕厥、牙关紧闭、面瘫、言语不利等。

TKh-1、TKh-11：面瘫、口角歪斜、流涎、鼻炎、鼻塞、流涕、面痛、牙关紧闭。

TKh-2、TKh-10：面瘫、口角歪斜、流涎、鼻炎、鼻塞、流涕、面痛、牙关紧闭。

TKh-3、TKh-9：面瘫、口角歪斜、流涎、齿痛颊肿、面痛、言语不利。

TKh-4、TKh-8：肾亏、腰痛、阳痿、遗精、早泄、闪腰、头晕、面瘫、口角歪斜、流涎、虚劳、咳嗽、气喘。

TKh-5、TKh-7：头晕、疲乏、肾亏、腰痛、面瘫、口角歪斜、流涎、呃逆、咳嗽、气喘。

TKh-6：面瘫、齿痛、齿出血、流涎、口舌生疮。

TKh-12：昏迷、晕厥、癫狂、痫病、中暑、鼻塞、流涕、鼻出血、牙痛、谵语、急慢惊风、高热不退、牙关紧闭、消渴病、水肿、闪挫腰痛等。

【针刺手法】直刺或斜刺，直刺入 0.2~0.3 寸，也可根据疾病的情况往不同方向斜刺入 0.5~1 寸。

二、面部经验穴

（一）安眠三穴（TAms）

【穴位位置】在面部眉毛内侧端。

【取穴方法】正坐位或仰卧位，在前额部，沿眉毛内侧端边缘上、中、下各取 1 个穴位，共 3 个穴位，为安眠三穴，记为 TAms（图 3-17）。

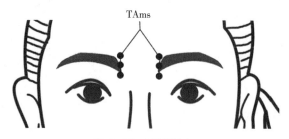

图 3-17 安眠三穴

【主治病证】失眠、心悸、焦虑、脾气急躁等。

【针刺手法】直刺入 0.2~0.3 寸。

（二）眉心穴（TMx）

【穴位位置】在面部眉毛内侧端。

【取穴方法】正坐位或仰卧位，在前额部，两眉头连线中点取 1 个穴位，为眉心穴，记为 TMx（图 3–18）。

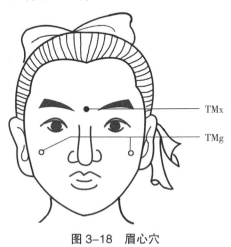

图 3–18　眉心穴

【主治病证】感冒、头痛、前头痛、头晕、失眠、三叉神经痛、高血压、鼻炎、眼部疾病等。

【针刺手法】平刺入 0.3~0.5 寸，或用三棱针点刺出血。

（三）面骨穴（TMg）

【穴位位置】在面部两颧骨部。

【取穴方法】正坐位或仰卧位，在面部，在颧骨最高点正下方，压之有胀痛感部位取穴，左、右各 1 个穴位，为面骨穴，记为 TMg（图 3–19）。

【主治病证】面神经麻痹、齿痛、鼻炎、腰痛、肾炎、肾结石等。

【针刺手法】直刺入 0.2~0.3 寸。

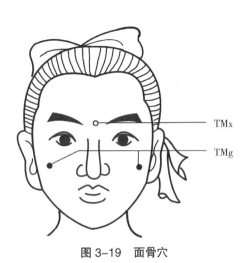

图 3–19　面骨穴

第三节 颈项部穴位

一、颈项部环穴

颈项部环穴只有 1 个环穴，即喉环穴。

【穴位位置】在颈前部。

【取穴方法】正坐位或仰卧位，在颈前部，上以甲状软骨正上方为 12 时刻，下以左右胸锁乳突肌连接点为 6 时刻，左、右分别以胸锁乳突肌、胸骨舌骨肌与颈阔肌交叉点处为 3 时刻和 9 时刻，以这 4 个时刻点作环，在环上分别将 12~3 时刻、3~6 时刻、6~9 时刻、9~12 时刻分成 3 等份，每个等分点对应时钟的时刻即为 1 个穴位，共 12 个穴位，为喉环穴，记为 THh。1 时刻为喉环 1 穴，记为 THh-1；2 时刻为喉环 2 穴，记为 THh-2；3 时刻为喉环 3 穴，记为 THh-3……12 时刻为喉环 12 穴，记为 THh-12（图 3-20）。

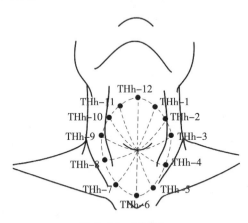

图 3-20 喉环穴

【主治病证】该组穴位位于天部，为气道通顺之要塞，具有通利气道、消肿散结、止痛的功效，临床上多用于治疗咳嗽、气喘、咽喉肿痛、瘿气等。

THh-1、THh-11：咳嗽、气喘、咽喉肿痛、瘿气、瘰疬、失音。

THh-2、THh-10：咳嗽、气喘、咽喉肿痛、瘿气、瘰疬、失音。

THh-3、THh-9：咽喉肿痛、瘿气、瘰疬、失音、梅核气。

THh-4、THh-8：咳逆上气、呃逆、咽喉肿痛、瘿气、瘰疬、失音。

THh-5、THh-7：咳逆上气、喘息、呃逆、咽喉肿痛、瘿气、瘰疬、失音、颈项强痛。

THh-6：咳嗽、哮喘、咽喉肿痛、失音、瘿气、梅核气。

THh-12：舌根挛急、舌强不语、口舌生疮、流涎、喉痹、咳嗽、哮喘。

【针刺手法】直刺或斜刺，直刺入 0.5 寸，也可根据疾病的情况往不同方向斜刺入 0.8~1 寸。

二、颈项部经验穴

颈项部经验穴只有 1 个。

【穴位位置】在颈外侧部。

【取穴方法】正坐位，头微仰，在颈外侧部，胸锁乳突肌与颈阔肌重合中点处取穴，左、右两侧各 1 个穴位，共 2 个穴位，记为 TJq（图 3-21）。

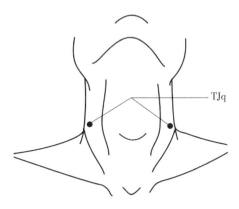

图 3-21 颈泉穴

【主治病证】咽喉肿痛、瘰疬、梅核气。

【针刺手法】往下斜刺入 0.5~0.8 寸，避开颈动脉。

第四节 手部穴位

手部穴位包括肩部、上臂、前臂、手部和指部的穴位，主要由手部环穴、手部络央穴和手部经验穴组成。环穴分别为肩环穴、鹰嘴环穴、手背环穴和手心环穴；络央穴包括络央腕穴和络央肩穴等；经验穴包括猫爪尖等。

一、手部环穴

（一）肩环穴（TJh）

肩环穴有1个环，左、右肩各有1个环穴。

【取穴方法】正坐位，以左肩为例，上为肩峰前下方凹陷处，下为三角肌止点处，前为腋前纹头，后为腋后纹头作环，在环上按时钟的时刻分成12个等份，每个等分点对应时钟的时刻即为1个穴位，共12个穴位，为肩环穴，记为TJh。1时刻为肩环1穴，记为TJh-1；2时刻为肩环2穴，记为TJh-2；3时刻为肩环3穴，记为TJh-3……12时刻为肩环12穴，记为TJh-12。右肩参照左肩记位取穴，与左肩穴位成镜像（图3-22）。

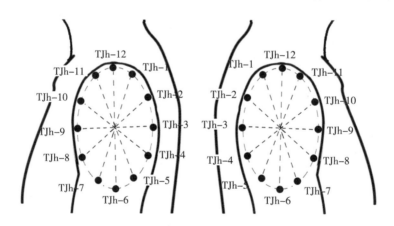

图3-22　肩环穴

【主治病证】该组穴位位于肩臂上，具有通路止痛、解诸毒、祛风止痒、消肿散结的功效，临床上多用于治疗颈项肩臂疼痛无力、蜂螫虫咬、皮肤过敏、食物或药物中毒、淋病、阴痒、眼病、耳病等。

TJh-1：肩臂疼痛、肩臂酸胀无力、半身不遂。

TJh-2：肩臂疼痛、肩臂酸胀无力、半身不遂、腰痛、肾结石、蜂螯虫咬、皮肤过敏、食物或药物中毒、淋病、阴痒等，常与 TJh-3 同时使用。

TJh-3：肩臂疼痛、半身不遂、耳聋、耳鸣、腋下体臭、蜂螯虫咬、皮肤过敏、食物或药物中毒、淋病、阴痒等，常与 TJh-2 同时使用。

TJh-4：肩臂疼痛、半身不遂、瘰疬、目赤肿痛、视物不明、腋下体臭。

TJh-5：肩臂疼痛、半身不遂、颈项拘急。

TJh-6：肩臂疼痛、半身不遂、颈项拘急、瘰疬、目赤肿痛、视物不明。

TJh-7：肩臂疼痛、半身不遂、颈项拘急。

TJh-8：肩臂疼痛、半身不遂、颈项拘急。

TJh-9：肩臂疼痛、肩臂酸胀无力、半身不遂、颈项拘急。

TJh-10：肩臂疼痛、半身不遂、肩臂酸胀、下肢痿痹。

TJh-11：肩臂疼痛、半身不遂、肩臂酸胀无力、赤白带下、小腹疼痛。

TJh-12：肩臂疼痛、半身不遂、颈项拘急、瘰疬、瘿气、风疹、瘙痒。

【针刺手法】直刺或斜刺，直刺入 0.5 寸，也可根据疾病的情况往不同方向斜刺入 0.8~1 寸。

（二）鹰嘴环穴（TYZh）

鹰嘴环穴有 1 个环，这个环是四维的，左、右肘各有 1 个环穴。

【穴位位置】在臂部。

【取穴方法】正坐位或仰卧位，以左肘为例，屈肘，以鹰嘴（肘尖）为中心，上以肘横纹外侧端与肱骨外上髁连线中点为 12 时刻，下以肘横纹内侧端与肱骨内上髁连线的中点为 6 时刻，绕鹰嘴 4 个侧面（四维面）一圈作环，在环上按时钟的时刻分成 12 个等份，每个等分点对应时钟的时刻即为 1 个穴位，共 12 个穴位，为鹰嘴环穴，记为 TYZh。1 时刻为鹰嘴环 1 穴，记为 TYZh-1；2 时刻为鹰嘴环 2 穴，记为 TYZh-2；3 时刻为鹰嘴环 3 穴，记为 TYZh-3……12 时刻为鹰嘴环 12 穴，记为 TYZh-12。

右肘鹰嘴参照左侧记位取穴，与左肘鹰嘴环穴成镜像（图 3-23）。

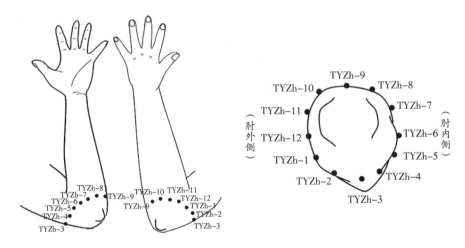

图 3-23 鹰嘴环穴

【主治病证】该组穴位具有祛风除湿、解毒散热、化瘀散结、通路止痛的功效，能解脾土之热，清大肠经湿热，以供天部阳热之气，多用于治疗肘臂疼痛、高血压、咽喉肿痛、耳病等肺、脾、胃等脏腑的病证。

TYZh-1：肘臂疼痛、酸胀无力、麻木。

TYZh-2：肘臂疼痛、酸胀无力。

TYZh-3：肘臂疼痛、肘臂酸胀无力、偏头痛、胁肋疼痛、耳鸣、耳聋、牙痛。

TYZh-4：肘臂疼痛、酸胀无力、麻木。

TYZh-5：肘臂疼痛、酸胀无力、麻木，小指、无名指麻胀。

TYZh-6：肘臂疼痛、颈项酸胀疼痛、肩臂疼痛麻木、瘰疬、耳鸣、耳聋、癔病、精神分裂症、尺神经麻痹、肋间神经痛等。

TYZh-7：肘臂疼痛、酸胀无力、麻木及腰腿痛、腰椎间盘突出症。

TYZh-8：肘臂疼痛、酸胀无力、手臂麻木、腰腿痛、腰椎间盘突出症。

TYZh-9：肘臂疼痛、肘臂酸胀无力、偏头痛、胁肋疼痛、腰腿痛、腰椎间盘突出症、膝关节疼痛。

TYZh-10：肘臂疼痛、酸胀无力及手臂麻木、腰腿痛、腰椎间盘突出症。

TYZh-11：肘臂疼痛、酸胀无力及感冒、咳嗽、胸胁胀痛、胸痛。

TYZh-12：肘臂疼痛、酸胀无力及麻木、肩颈疼痛、高血压病、眩晕、感冒、痧病、咽喉肿痛、牙痛、目赤肿痛、瘰疬、腹痛泄泻、老人斑、皮肤粗糙、瘾疹、荨麻疹、瘙痒等。

【针刺手法】直刺或斜刺，直刺入 0.5~1.5 寸，斜刺入 1~2 寸。

配穴经验：鹰嘴环 12 穴（TYZh-12）配合膝二环 11 穴（DXh2-11），治疗瘙痒、瘾疹等皮肤疾病，疗效较好。

（三）手背环穴

手背环穴在手的背面，有 3 个环，共有 36 个穴位（图 3-24）。

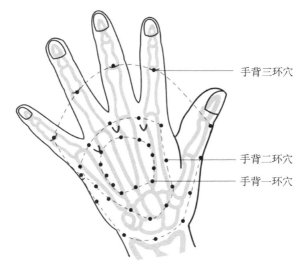

手背三环穴

手背二环穴

手背一环穴

图 3-24　手背环穴

1. 手背一环穴（TSBh1）

【穴位位置】在手部。

【取穴方法】正坐位或仰卧位，在手背侧。以左手为例，手背一环穴在腕背横纹至掌指关节之间，以第三、第四掌骨小头之间为上边，以第三、第四掌骨底之间为下边，以第五指掌骨桡侧为左边，以第二指掌骨尺侧为右边，沿掌形作环，在环上按时钟的 1~12 时刻取穴，其中第三、第四掌骨小头之间为 12 时刻（靠第三掌骨尺侧小头），第三掌骨尺侧小头下缘为 1 时刻，顺时针依次在第二掌骨尺侧的环上取 4 个时刻，分别为 2 时刻、3 时刻、4 时刻、5 时刻，第三、第四掌骨底之间为 6 时刻，第四、第五掌骨底之间为7时刻，第五掌骨桡侧取3个时刻，分别为8时刻、9时刻、10时刻，第四掌骨小头尺侧下缘为11时刻，每个时刻为1个穴位，共12个穴位，为手背一环穴，记为TSBh1。1时刻为手背一环1穴，记为TSBh1-1；2时刻为手背一环2穴，记为TSBh1-2；3时刻为手背一环3穴，记为TSBh1-3……12时刻为手背一环12穴，记为TSBh1-12。右手参照左手记位取穴，与左手穴位成镜像（图3-25）。

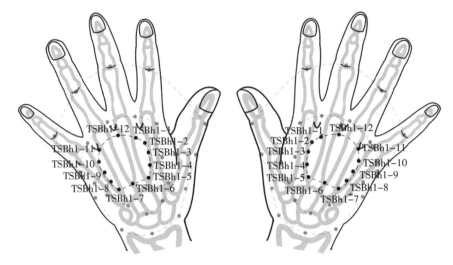

图3-25 手背一环穴

【主治病证】壮医认为，手为人体使用最频繁的器官，与"巧坞"紧密相通，且手对刺激的感知极为敏锐。刺激手部，能通达"巧坞"，调节全身，因此手上的穴位繁多。该组穴位位于手背，具有调畅天、人、地三部之气，通利龙路、火路，解毒，开窍，止痛的功效，尤善于通路止痛，临床上多用于治疗局部麻木疼痛、颈肩综合征、腰腿痛等疾病。

TSBh1-1：手背红肿疼痛、手指拘挛、手指麻木、颈项强痛、落枕。

TSBh1-2：手背疼痛、手指麻木、咳嗽、气喘、头痛、颈项疼痛、坐骨神经痛。

TSBh1-3：手指拘挛、手指麻木、头痛、偏头痛、面痛、颈肩疼痛、腰痛、坐骨神经痛、鼻炎、齿痛、胃痛。

TSBh1-4：手背肿痛、手指拘挛、头痛、感冒、咳嗽、面痛、面瘫、目赤肿痛、鼻炎、齿痛、胃痛。

TSBh1-5：手背肿痛、手指拘挛、头痛、面痛、面瘫、腰腿痛、坐骨神经痛、月经不调。

TSBh1-6：手背肿痛、手指拘挛、腰腿痛、急性腰扭伤、坐骨神经痛。

TSBh1-7：手背肿痛、手指拘挛、腰腿痛、坐骨神经痛。

TSBh1-8：手背肿痛、手指拘挛、腰腿痛、坐骨神经痛、足跟痛、齿痛。

TSBh1-9：手背肿痛、手指拘挛、牙齿酸痛、肾虚腰痛、腰酸背痛、头晕、耳鸣、耳聋、虚劳、腰腿痛、四肢浮肿等。

TSBh1-10：手背肿痛、手指拘挛、肾虚腰痛、腰酸背痛、头晕、耳鸣、耳聋、虚劳、坐骨神经痛、四肢浮肿等。

TSBh1-11：手背肿痛、手指拘挛、肾虚腰痛、腰酸背痛、头晕、虚劳、耳鸣、耳聋、坐骨神经痛、四肢浮肿等。

TSBh1-12：手背肿痛、手指拘挛、颈肩胀痛、麻木。

【针刺手法】直刺或斜刺，直刺入 0.3~0.5 寸，也可根据疾病的情况往不同方向斜刺入 0.8~1 寸。

2. 手背二环穴（TSBh2）

【穴位位置】在手部。

【取穴方法】正坐位或仰卧位，在手背侧。以左手为例，微握拳，以食指至小指间、指蹼缘后方赤白肉际处为上边，以头状骨、手舟骨和小多角骨之间的空隙处为下边，以第五掌骨尺侧为左边，以第二掌骨桡侧为右边，沿掌形作一环，分别在环上按时钟的 1~12 时刻取穴。其中，无名指和中指间指蹼缘后方赤白肉际处为 12 时刻，中指和食指间指蹼缘后方赤白肉际处为 1 时刻，小指和无名指间指蹼缘后方赤白肉际处为 11 时刻，第二掌骨桡侧分别为 2 时刻、3 时刻、4 时刻、5 时刻，头状骨、手舟骨和小多角骨之间的空隙处为 6 时刻，三角骨和钩骨之间的缝隙处为 7 时刻，第五掌骨尺侧分别为 8 时刻、9 时刻、10 时刻，在每个时刻取 1 个穴位，共 12 个穴位，为手背二环穴，记为 TSBh2。1 时刻为手背二环 1 穴，记为 TSBh2-1；2 时刻为手背二环 2 穴，记为 TSBh2-2；3 时刻为手背二环 3 穴，记为 TSBh2-3……12 时刻为手背二环 12 穴，记为 TSBh2-12。右手参照左手记位取穴，与左手穴位成镜像（图 3-26）。

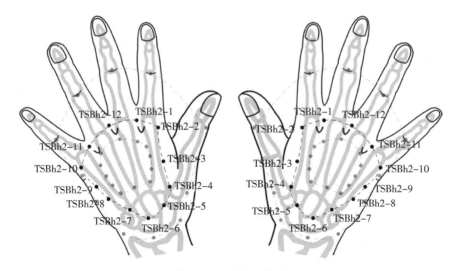

图 3-26　手背二环穴

【主治病证】该组穴位位于手背，有调畅天、人、地三部之气，通利龙路、火路，清热解毒，补虚，开窍，止痛的功效，尤善于补虚、开窍，临床上多用于治疗局部麻木疼痛、颈肩腰腿痛、感冒、咳嗽、咽喉肿痛、头面五官疾病等。

TSBh2-1：手背肿痛、手指拘挛、手指麻木、头项强痛、肩颈疼痛、胸背痛、胁肋痛、胃脘痛、腰痛、烦热、月经不调、崩漏等。

TSBh2-2：感冒、发热、目痛、咽喉疼痛、头项强痛、手背肿痛、手指拘挛、手指麻木。

TSBh2-3：感冒、咳嗽、咽喉疼痛、扁桃腺炎、牙痛、痤疮、目赤肿痛、头项强痛、偏头痛、面瘫、口眼歪斜、胃痛、手指拘挛、手指麻木、手腕及臂部疼痛、肩周炎。

TSBh2-4：头痛、偏头痛、颈项痛、面瘫、口眼歪斜、半身不遂、冠心病、心悸、胸痹、胃痛、肺炎、肺气肿、肺癌、耳鸣、耳聋、月经不调、痛经、难产、手指拘挛、手指麻木、腰腿痛、坐骨神经痛。

TSBh2-5：手背肿痛、手指拘挛、头痛、偏头痛、面瘫、半身不遂、腰腿痛、坐骨神经痛、月经不调、痛经。

TSBh2-6：手背肿痛、手指拘挛、腰腿痛、坐骨神经痛。

TSBh2-7：手背肿痛、手指拘挛、腰腿痛、坐骨神经痛。

TSBh2-8：手背肿痛、手指拘挛、坐骨神经痛、头痛、头晕、耳鸣、耳聋、肾虚腰痛。

TSBh2-9：手背肿痛、手指拘挛、肾虚腰痛、坐骨神经痛、头痛、头晕、耳鸣、耳聋。

TSBh2-10：手背肿痛、手指拘挛、坐骨神经痛、头痛、头晕、肾虚腰痛、耳鸣、耳聋。

TSBh2-11：咽喉疼痛、感冒、鼻塞、流涕、头晕、头痛、胃脘痛、耳鸣、心悸、颈肩背痛、胁肋痛、腰腿痛、虚劳、重症肌无力、瘾疹、湿疮等。

TSBh2-12：咽喉疼痛、目赤肿痛、鼻塞、流涕、耳鸣、心悸、胸痹、头项强痛、肩颈背疼痛、胁肋痛、胃脘痛、腰痛、腰扭伤、膝关节疼痛、虚劳、阳痿、遗精、月经不调、崩漏等。

【针刺手法】直刺或斜刺，直刺入 0.3~0.5 寸，也可根据疾病的情况往不同方向斜刺入 0.8~1 寸；针灸 TSBh2-1、TSBh2-11、TSBh2-12 时，可以半握拳取穴，平刺入 1~1.5 寸。

3. 手背三环穴（TSBh3）

【穴位位置】在手部。

【取穴方法】正坐位或仰卧位，在手背侧。以左手为例，以第一至第五指间指关节背面的第一、第二节横纹中央点为上边，以掌骨与尺桡骨之间的空隙为下边，以第五掌骨尺侧为左边，以第一掌骨桡侧为右边，沿掌形作环，在环上按时钟的 1~12 时刻取穴。其中，中指指间指关节背面的第一、第二节横纹中央点为 12 时刻，食指指间指关节背面的第一、第二节横纹中央点为 1 时刻，拇指指关节背面的第一、第二节横纹中央点为 2 时刻，小指和无名指指间指关节背面的第一、第二节横纹中央点分别为 10 时刻、11 时刻，第一掌骨头桡侧下缘为 3 时刻，第一掌骨头底部与大多角骨之间空隙处为 4 时刻，掌骨与尺桡骨之间的空隙分别为 5 时刻、6 时刻、7 时刻，第五掌骨尺侧中点和掌骨头分别为 8 时刻、9 时刻，每个时刻取 1 个穴位，共 12 个穴位，为手背三环穴，记为 TSBh3。1 时刻为手背三环 1 穴，记为 TSBh3-1；2 时刻为手背三环 2 穴，记为 TSBh3-2；3 时刻为手背三环 3 穴，记为 TSBh3-3……12 时刻为手背三环 12 穴，记为 TSBh3-12。右手参照左手记位取穴，与左手穴位成镜像（图 3-27）。

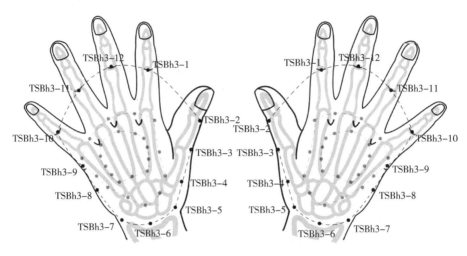

图 3-27　手背三环穴

【主治病证】该组穴位位于手背，具有调畅天、人、地三部之气，通利龙路、火路，解毒补虚，开窍，止痛的功效，尤善于解毒补虚，通路止痛，临床上多用于治疗局部麻木疼痛、颈肩腰腿痛、头痛、胃痛、腹痛、头面五官疾病等。

TSBh3-1：前额头痛、胃痛、腹痛、指关节疼痛。

TSBh3-2：视物不明、目赤肿痛、带状疱疹后遗神经痛、指关节疼痛、发热。

TSBh3-3：带状疱疹后遗神经痛、消化道溃疡、疮疡、伤口久溃不愈。

TSBh3-4：手指屈伸不利、感冒、咽喉肿痛。

TSBh3-5：手指屈伸不利、感冒头痛、咽喉肿痛、手腕痛。

TSBh3-6：手腕疼痛、手指挛紧、手掌活动不利、耳鸣、耳聋、目赤肿痛等头面五官疾病。

TSBh3-7：手腕疼痛、指挛臂痛、耳鸣、耳聋、头痛项强、胁肋疼痛。

TSBh3-8：手指拘挛、耳鸣、耳聋、目赤肿痛。

TSBh3-9：肘臂及手指挛紧、头项强痛、腰痛、头晕目眩、目赤肿痛、耳鸣、耳聋、黄疸、癫狂、痫病。

TSBh3-10：目赤肿痛、咽喉疼痛、指关节疼痛、呃逆、阴部疼痛。

TSBh3-11：后头痛、偏头痛、胁肋疼痛、指关节疼痛。

TSBh3-12：呕吐、呃逆、噎嗝、头顶痛、中风、指关节疼痛。

【针刺手法】直刺或斜刺，直刺入 0.3~0.5 寸，也可根据疾病的情况往不同方向斜刺入 0.5~0.8 寸。

（四）手心环穴

手心环穴在手的掌面，有 3 个环，共有 36 个穴位（图 3-28）。

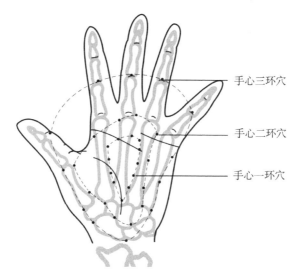

手心三环穴

手心二环穴

手心一环穴

图 3-28　手心环穴

1. 手心一环穴（TSXh1）

【穴位位置】在手部。

【取穴方法】正坐位或仰卧位，在手掌面上。以左手为例，手心一环穴在第二和第四掌骨之间，以第三掌骨关节后为上边、第三掌骨底为下边、第二掌骨尺侧为左边、第四掌骨桡侧为右边，沿指掌形作环。以第三掌骨尺侧关节后为 12 时刻，顺时针依次在第四掌骨桡侧的环上取 5 个时刻，分别为 1 时刻、2 时刻、3 时刻、4 时刻、5 时刻，第三掌骨底为 6 时刻，沿着第二掌骨尺侧的环上取 4 个时刻，分别为 7 时刻、8 时刻、9 时刻、10 时刻，第三掌骨桡侧关节后为 11 时刻，每个时刻取 1 个穴位，共 12 个穴位，为手心一环穴，记为 TSXh1。1 时刻为手心一环 1 穴，记为 TSXh1-1；2 时刻为手心一环 2 穴，记为 TSXh1-2；3 时刻为手心一环 3 穴，记为 TSXh1-3……12 时刻为手心一环 12 穴，记为 TSXh1-12。右手参照左手记位取穴，与左手穴位成镜像（图 3-29）。

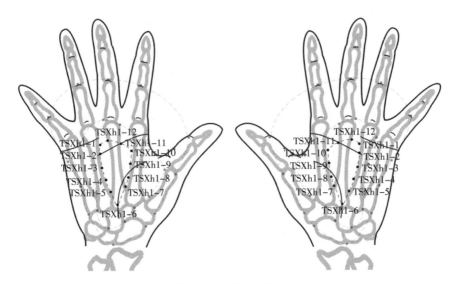

图 3-29　手心一环穴

【主治病证】该组穴位位于手心，有调畅天、人、地三部之气，通利龙路、火路，解毒补虚，开窍，止痛的功效，尤善于解毒补虚、通路止痛，临床上多用于治疗局部麻木疼痛、颈肩腰腿痛、胸痛、心悸、感冒、咳嗽、头面五官疾病等。

TSXh1-1：胃痛、腹痛、胸胁疼痛、耳鸣、手指拘挛、无名指麻木。

TSXh1-2：手指拘挛、小指疼痛麻木、颈腰疼痛、胸痛、心悸。

TSXh1-3：手指拘挛、小指疼痛麻木、颈腰疼痛、胸痛、心悸。

TSXh1-4：腹痛、胸胁疼痛、手指拘挛、小指疼痛麻木。

TSXh1-5：腹痛、胸胁疼痛、手指拘挛、小指疼痛麻木。

TSXh1-6：手指拘挛、掌中热、腰痛、胃炎、消化不良。

TSXh1-7：咳嗽、哮喘、咽喉肿痛、发热、拇指活动不利。

TSXh1-8：感冒、发热、咳嗽、哮喘、拇指活动不利。

TSXh1-9：感冒、发热、咳嗽、哮喘、拇指活动不利。

TSXh1-10：咳嗽、哮喘、食指麻木和活动不利。

TSXh1-11：咳嗽、哮喘、胸痛、咳血、胃痛、食指麻木和活动不利。

TSXh1-12：心悸、心痛、手指拘挛、中指麻木。

【针刺手法】直刺或斜刺，直刺入 0.3~0.5 寸，也可根据疾病的情况往不同方向斜刺入 0.8~1 寸。

2. 手心二环穴（TSXh2）

【穴位位置】在手部。

【取穴方法】正坐位或仰卧位，在手掌面上。以左手为例，手心二环穴在第二和第四掌骨之间，以第三指骨关节后为上边、以第三掌骨的头状骨、月骨和钩骨之间的空隙处为下边、以第二掌骨桡侧为左边、以第四掌骨尺侧为右边，沿掌骨形作环，在环上第三指骨关节后尺侧为 12 时刻，顺时针依次在第四掌骨尺侧的环上取 5 个时刻，分别为 1 时刻、2 时刻、3 时刻、4 时刻、5 时刻，第三掌骨的头状骨、月骨和钩骨之间的空隙处为 6 时刻，小多角骨、大多角骨和手舟骨之间的空隙处为 7 时刻；第一掌骨的桡侧上下两头和中点取 2 个时刻，自下而上顺时针分别为 8 时刻、9 时刻；以第一掌骨的桡侧上头为 10 时刻；第三指骨关节后桡侧为 11 时刻，每个时刻取 1 个穴位，共 12 个穴位，为手心二环穴，记为 TSXh2。1 时刻为手心二环 1 穴，记为 TSXh2-1；2 时刻为手心二环 2 穴，记为 TSXh2-2；3 时刻为手心二环 3 穴，记为 TSXh2-3……12 时刻为手心二环 12 穴，记为 TSXh2-12。右手参照左手记位取穴，与左手穴位成镜像（图 3-30）。

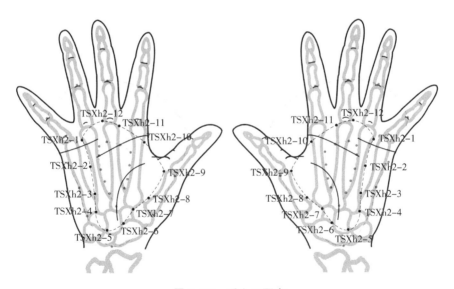

图 3-30　手心二环穴

【主治病证】该组穴位位于手心，具有调畅天、人、地三部之气，通利龙路、火路，解毒补虚，止痛的功效，尤善于解毒补虚，临床上多用于治疗局部麻木疼痛、腰腿痛、胃痛、腹痛、肾虚、小便不利、阳痿遗精等。

TSXh2-1：厌食、腹泻、胃肠胀气、消化不良、胁肋疼痛、胆囊炎。

TSXh2-2：厌食、腹泻、胃肠胀气、消化不良、阳痿、遗精、月经不调。

TSXh2-3：手指麻木、小指拘挛、阴痒、小便不利、遗尿。

TSXh2-4：肾病、小便不利、遗尿、腰痛、阳痿。

TSXh2-5：胁肋痛、腰腿痛、坐骨神经痛、足跟痛、痛风、关节疼痛、手指拘挛。

TSXh2-6：肾病、小便不利、遗尿、腰痛、阳痿、男科疾病、女科疾病、男女外生殖器疾病。

TSXh2-7：腰腿痛、坐骨神经痛、骨刺（骨质增生）、痛风、半身不遂、足跟痛、关节疼痛、掌中热、指麻、手指拘挛、下腹痛。

TSXh2-8：咳嗽、咯血、咽喉肿痛、消化不良、颈肩痛。

TSXh2-9：胃炎、咳嗽、哮喘、咽喉肿痛、颈肩痛。

TSXh2-10：消化不良、胃痛、腹痛。

TSXh2-11：厌食、腹泻、胃肠胀气、消化不良、脐周疼痛。

TSXh2-12：厌食、腹泻、胃肠胀气、消化不良、腹痛。

【针刺手法】直刺或斜刺，直刺入 0.3~0.5 寸，也可根据疾病的情况往不同方向斜刺入 0.8~1 寸。肝病、肾病、男科疾病、女科疾病、男女外生殖器疾病可同时使用 TSXh2-5、TSXh-6、TSXh-7 这 3 个穴位。

3. 手心三环穴（TSXh3）

【穴位位置】在手部。

【取穴方法】正坐位或仰卧位，在手掌面上。以左手为例，手心三环穴在手掌面和指掌面上，以指关节掌面的第一、第二节横纹中央点为上边，以掌骨的月骨和手舟骨之间的空隙处为下边，以第一掌骨桡侧为左边，以第五掌骨尺侧为右边，沿掌骨形作环，以中指指关节掌面的第一、第二节横纹中央点为 12 时刻，顺时针分别以无名指、小指关节掌面的第一、第二节横纹中央点为 1 时刻、2 时刻，大拇指关节掌面横纹中心为 10 时刻，食指关节掌面第一、第二节横纹中心为 11 时刻，在第五掌骨的尺侧上下两头和中点取 3 个时刻，分别为 3 时刻、4 时刻、5 时刻，掌骨的月骨和手舟骨之间的空隙为 6 时刻，手舟骨和大多角骨之间的空隙为 7 时刻，大多角骨和掌骨底之间的空隙为 8 时刻，大拇指指骨关节后桡侧为 9 时刻，每个时刻取 1 个穴位，共 12 个穴位，为手心三环穴，记为 TSXh3。1 时刻为手心三环 1 穴，记为 TSXh3-1；2 时刻为手心三环 2 穴，记为 TSXh3-2；3 时刻为手心三环 3 穴，记为 TSXh3-3……12 时刻为手心三环 12 穴，记为 TSXh3-12，共 12 个穴位。右手参照左手记位取穴，与左手穴位成镜像（图 3-31）。

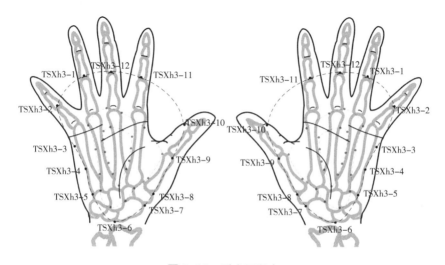

图 3-31 手心三环穴

【主治病证】该组穴位位于手心，有调畅天、人、地三部之气，具有通利谷道、龙路、火路，清热解毒，开窍的功效，尤善于清心火、开窍，临床上多用于治疗局部麻木、疼痛、晕厥、昏迷、高热、头面五官疾病等。

TSXh3-1：小儿疳积、小儿惊风、百日咳、胃脘痛、消化不良、中暑、晕厥、神经衰弱、痛风、昏迷、中风、高热、手指胀麻。

TSXh3-2：小儿疳积、小儿惊风、百日咳、胃脘痛、消化不良、中暑、晕厥、昏迷、中风、高热、手指胀麻。

TSXh3-3：耳鸣、耳聋、头痛、手指拘挛、急性腰扭伤、落枕。

TSXh3-4：小指麻痛、肾虚引起的头晕眼花、腰痛。

TSXh3-5：小指麻痛、肾虚引起的头晕眼花、腰痛。

TSXh3-6：心悸、失眠、腕痛、小指麻木、骨关节疼痛、踝关节痛。

TSXh3-7：手腕疼痛、咳嗽、失眠、骨关节疼痛、踝关节痛。

TSXh3-8：咳嗽、咽喉肿痛、热病。

TSXh3-9：咳嗽、咽喉肿痛、手腕疼痛、踝关节痛、足踝扭伤。

TSXh3-10：神经衰弱、痛风、晕厥、昏迷、中风、高热、小儿惊风、手指胀麻。

TSXh3-11：小儿疳积、小儿惊风、百日咳、胃脘痛、消化不良、中暑、晕厥、神经衰弱、痛风、昏迷、中风、高热、手指胀麻。

TSXh3-12：小儿疳积、小儿惊风、百日咳、胃脘痛、消化不良、中暑、晕厥、神经衰弱、痛风、昏迷、中风、高热、手指胀麻。

【针刺手法】直刺或斜刺，直刺入 0.3~0.5 寸，也可根据疾病的情况往不同方向斜刺入 0.8~1 寸。

二、手部络央穴

（一）络央腕穴（TLYW）

1. 内三腕穴（TNSW）

在手前臂内侧，在腕横纹中点与肘横纹中点连线的中点为内中腕（TNzw）；内中腕与腕横纹中点连线的中点为内近腕（TNjw）；内中腕与肘横纹中点连线的中点为内远腕（TNyw）；合称为内三腕穴，记为 TNSW（图 3-32）。

（1）内中腕（TNzw）

【穴位位置】在手前臂内侧。

【取穴方法】在手前臂内侧，在腕横纹中点与肘横纹中点连线的中点为内中腕，记为 TNzw（图 3-33）。

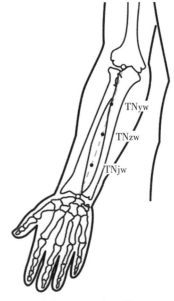

图 3-32　内三腕穴

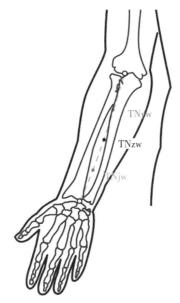

图 3-33　内中腕

【主治病证】胸痛，心悸，心烦，咳血，疔疮，手臂疼痛、麻木，手掌麻痛等。

【针刺手法】直刺入 0.5~1.2 寸。

（2）内远腕（TNyw）

【穴位位置】在手前臂内侧。

【取穴方法】在手前臂内侧，内中腕与与肘横纹中点连线的中点为内远腕，记为 TNyw（图 3-34）。

【主治病证】手臂疼痛、手臂痉挛疼痛、胃脘痛、心烦、热病等。

【针刺手法】直刺入 0.5~1.2 寸。

（3）内近腕（TNjw）

【穴位位置】在手前臂内侧。

【取穴方法】在手前臂内侧，内中腕与腕横纹中点连线的中点为内近腕，记为 TNjw（图 3-35）。

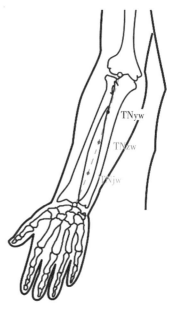

图 3-34　内远腕

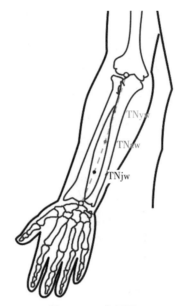

图 3-35　内近腕

【主治病证】胸痹，心悸，胸闷，癫狂，烦躁，不寐，手臂麻木、疼痛，偏瘫，胃脘痛，呕吐等。

【针刺手法】直刺入 0.5~0.8 寸。

（4）腕内三穴（TWNS）

在临床应用中，通常在内近腕的前端还可以依据络央为穴的取穴方法继续选取一组穴，方法如下。

【穴位位置】在手前臂内侧。

【取穴方法】在手前臂内侧，以内近腕（TNjw）和腕横纹中点连线的中点为腕内中，记为 TWnz（图 3-36）；腕内中（TWnz）与腕横纹中点连线的中点为腕内前，记为 TWnq（图 3-37）；腕内中（TWnz）与内中近腕连线的中点为腕内后，记为 TWnh（图 3-38）；3 穴合称为腕内三穴，记为 TWNS（图 3-39）。

【主治病证】胸痹，心痛，心悸，胸闷，癫狂，烦躁，郁证，眩晕，中风，偏瘫，不寐，手臂麻木、疼痛，胃脘痛，呕吐等。

【针刺手法】直刺入 0.5~0.8 寸，治疗心脏疾病可以往胸前方向斜刺入 1.5 寸，3 个穴位可以同时使用。

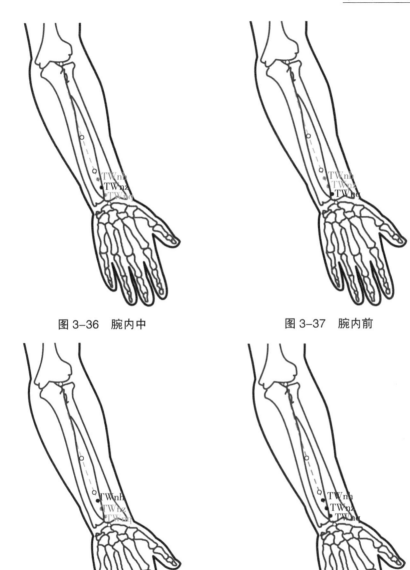

图 3-36　腕内中　　　　　　　　图 3-37　腕内前

图 3-38　腕内后　　　　　　　　图 3-39　腕内三穴

2. 外三腕穴（TWSW）

　　在手前臂外侧，在腕背横纹中点和肘横纹外侧端与肱骨外上髁连线的中点作一条连线，该线的中点为外中腕（TWzw）；外中腕与腕背横纹中点的连线的中点为外近腕（TWjw）；在外中腕和肘横纹外侧端与肱骨外上髁连线中点作一条连线，此线的中点为外远腕（TWyw）；合称为外三腕穴，记为 TWSW（图 3-40）。

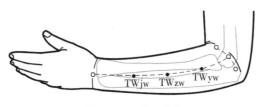

图 3-40　外三腕穴

（1）外中腕（TWzw）

【穴位位置】在手前臂外侧。

【取穴方法】在手前臂外侧，在腕背横纹中点和肘横纹外侧端与肱骨外上髁连线的中点作一条连线，此线的中点为外中腕，记为 TWzw（图 3-41）。

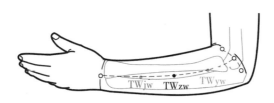

图 3-41　外中腕

【主治病证】牙痛、咽喉痛、神经衰弱、偏头痛、眩晕、耳聋、上肢麻痹瘫萎、小便不利等。

【针刺手法】直刺入 0.5~1.2 寸。

（2）外近腕（TWjw）

【穴位位置】在手前臂外侧。

【取穴方法】在手前臂外侧，外中腕与腕背横纹中点的连线的中点为外近腕，记为 TWjw（图 3-42）。

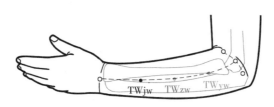

图 3-42　外近腕

【主治病证】心绞痛、心悸、胁肋痛、头痛、耳鸣、耳聋、中耳炎、目赤痛、咽喉肿痛、声音嘶哑或失音、瘰疬、热病、缠腰火丹、丹毒、便秘、呕吐、泄泻、经闭、产后血晕、乳汁不足、落枕、肩臂疼痛、腰背酸痛、腕臂无力、肘臂痛、手指震颤、急性腰扭伤、踝关节扭伤等。

【针刺手法】直刺入 0.3~0.5 寸。

（3）外远腕（TWyw）

【穴位位置】在手前臂外侧。

【取穴方法】在手前臂外侧，外中腕和肘横纹外侧端与肱骨外上髁连线中点作一条连线，此线的中点为外远腕，记为 TWyw（图 3-43）。

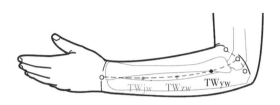

图 3-43　外远腕

【主治病证】感冒、咳嗽、气喘、鼻炎等。

【针刺手法】直刺入 1~1.5 寸。

3. 前三腕穴（TQSW）

在手前臂桡侧，在桡骨小头与肘横纹前侧端连线的中点为前中腕（TQzw），前中腕与桡骨小头连线的中点为前近腕（TQjw），前中腕与肘横纹前侧端连线的中点为前远腕（TQyw）；合称为前三腕穴，记为 TQSW（图 3-44）。

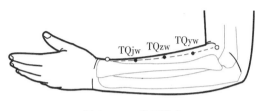

图 3-44　前三腕穴

（1）前中腕（TQzw）

【穴位位置】在手前臂桡侧。

【取穴方法】在手前臂桡侧，桡骨小头与肘横纹前侧端连线的中点为前中腕，记为 TQzw（图 3-45）。

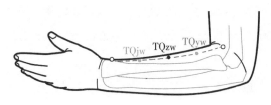

图 3-45　前中腕

【主治病证】头痛、咽喉肿痛、腰腿痛、月经不调、赤白带下、子宫肌瘤、宫颈癌、卵巢疾病、尿路感染、脱肛、便秘、下痢、痔疮、疔疮等。

【针刺手法】向手腕外斜刺入 1~1.5 寸。

（2）前近腕（TQjw）

【穴位位置】在手前臂桡侧。

【取穴方法】在手前臂桡侧，前中腕与桡骨小头连线的中点为前近腕，记为 TQjw（图 3-46）。

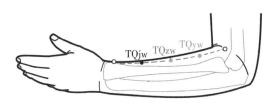

图 3-46　前近腕

【主治病证】胸痛、背痛、月经不调、赤白带下、子宫肌瘤、宫颈癌、卵巢疾病、尿道炎、膀胱炎、脱肛、便秘、痔疮等。

【针刺手法】向手腕外斜刺入 1~1.5 寸。

（3）前远腕（TQyw）

【穴位位置】在手前臂桡侧。

【取穴方法】在手前臂桡侧，前中腕与肘横纹前侧端连线的中点为前远腕，记为 TQyw（图 3-47）。

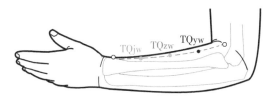

图 3-47　前远腕

【主治病证】感冒、发热、失喑、咽喉肿痛、口腔溃疡、龈肿牙痛、颊肿、目疾、瘰疬、腹痛、消化不良、肠鸣泄泻等谷道疾病、腰腿痛、胸胁胀痛、肩背或手臂酸麻疼痛、面瘫、半身不遂、乳痈（乳腺炎）等。

【针刺手法】直刺入 1~1.5 寸。

4. 后三腕穴（THSW）

在手前臂尺侧，尺骨小头最高点后下缘与鹰嘴连线的中点为后中腕（THzw）；后中腕与尺骨小头最高点连线的中点为后近腕（THjw）；后中腕与鹰嘴连线的中点为后远腕（THyw）；合称为后三腕穴，记为 THSW（图 3-48）。

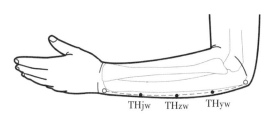

图 3-48　后三腕

（1）后中腕（THzw）

【穴位位置】在手前臂尺侧。

【取穴方法】在手前臂后侧，尺骨小头最高点后下缘与鹰嘴连线的中点为后中腕，记为 THzw（图 3-49）。

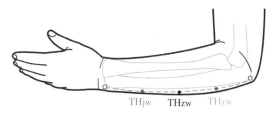

图 3-49　后中腕

【主治病证】头痛，眩晕，颈项强痛，肘臂酸痛，坐骨神经痛，手脚麻木、疼痛，胆固醇高，药物毒，食物毒，痈疮毒，癌毒等。

【针刺手法】直刺或斜刺入 0.5~0.8 寸。

（2）后近腕（THjw）

【穴位位置】在手前臂尺侧。

【取穴方法】在手前臂后侧，后中腕与尺骨小头最高点后下缘连线的中点为后近腕，记为 THjw（图 3-50）。

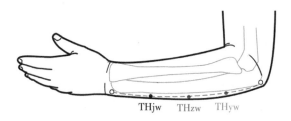

图 3-50 后近腕

【主治病证】头晕眼花、腹痛、泄泻、胆囊炎、呕吐等。

【针刺手法】直刺入 0.3~1 寸。

（3）后远腕（THyw）

【穴位位置】在手前臂尺侧。

【取穴方法】在手前臂后侧，后中腕与鹰嘴连线的中点为后远腕，记为 THyw（图 3-51）。

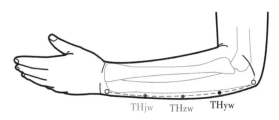

图 3-51 后远腕

【主治病证】心悸、胸闷、呕吐等。

【针刺手法】直刺入 0.5~0.8 寸。

（二）络央肩穴

1. 内三肩穴（TNSJ）

在手上臂内侧，腋前纹头与肘横纹中点连线的中点为内中肩（TNzj）；

内中肩与腋前纹头连线的中点为内近肩（TNjj）；内中肩与肘横纹中点连线的中点为内远肩（TNyj）；合称为内三肩穴，记为 TNSJ（图 3–52）。

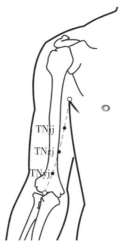

图 3–52　内三肩穴

（1）内中肩（TNzj）

【穴位位置】在手上臂内侧。

【取穴方法】在手上臂内侧，腋前纹头与肘横纹中点连线的中点为内中肩，记为 TNzj（图 3–53）。

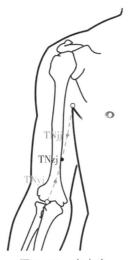

图 3–53　内中肩

【主治病证】胁痛、肋间神经痛、肩臂疼痛等。

【针刺手法】直刺入 0.8~1.2 寸。

（2）内近肩（TNjj）

【穴位位置】在手上臂内侧。

【取穴方法】在手上臂内侧，内中肩与腋前纹头连线的中点为内近肩，记为TNjj（图3-54）。

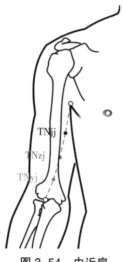

图 3-54　内近肩

【主治病证】胸闷、心悸、肋间神经痛、上臂内侧痛等。

【针刺手法】直刺入 0.5~1 寸。

（3）内远肩（TNyj）

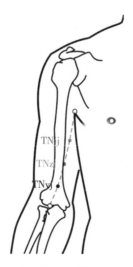

图 3-55　内远肩

【穴位位置】在手臂内侧。

【取穴方法】在手臂内侧，内中肩与肘横纹中点连线的中点为内远肩，记为 TNyj（图 3-55）。

【主治病证】感冒、手臂痛、肘肿痛、足痛等。

【针刺手法】直刺入 0.8~1 寸。

2. 外三肩穴（TWSJ）

在手上臂外侧，在肩峰后侧凹陷中点和肘横纹外侧端与肱骨外上髁连线的中点作一条连线，此线的中点为外中肩（TWzj）；外中肩与肩峰后侧凹陷中点连线的中点为外近肩（TWjj）；在外中肩和肘横纹外侧端与肱骨外上髁连线的中点作一条连线，此线的中点为外远肩（TWyj）；合称为外三肩穴，记为 TWSJ（图 3-56）。

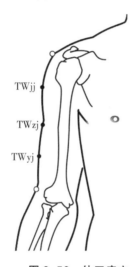

图 3-56　外三肩穴

（1）外中肩（TWzj）

【穴位位置】在手上臂外侧。

【取穴方法】在手上臂外侧，在肩峰后侧凹陷中点和肘横纹外侧端与肱骨外上髁连线的中点作一条连线，此线的中点为外中肩，记为 TWzj（图 3-57）。

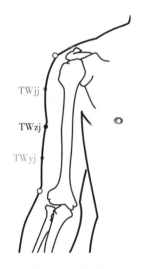

图 3-57　外中肩

【主治病证】脚痛、小腿痛、狐臭等。

【针刺手法】直刺入 0.5~0.8 寸。

（2）外近肩（TWjj）

【穴位位置】在手上臂外侧。

【取穴方法】在手上臂外侧，外中肩与肩峰后侧凹陷中点连线的中点为外近肩，记为 TWjj。

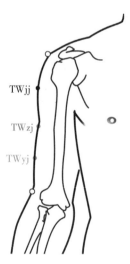

图 3-58　外近肩

【主治病证】心悸、心动过速、痛风、痹症、膝关节炎、膝扭伤、肩痛、肩周炎、鼻出血、手臂酸麻疼痛、半身不遂、颈项皮肤病及臂部皮肤病等。

【针刺手法】直刺入 0.8~1.2 寸或向上斜刺入 1.2~2 寸。

（3）外远肩（TWyj）

【穴位位置】在手上臂外侧。

【取穴方法】在手上臂外侧，在外中肩和肘横纹外侧端与肱骨外上髁连线的中点作一条连线，此线的中点为外远肩，记为 TWyj（图 3-59）。

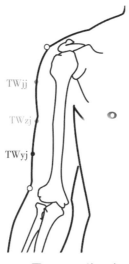

图 3-59 外远肩

【主治病证】感冒、咳嗽、肘臂疼痛、瘰疬等。

【针刺手法】直刺入 0.5~1.2 寸。

3. 前三肩穴（TQSJ）

在手上臂前侧，肩峰前侧凹陷中点与肘横纹前侧端连线的中点为前中肩（TQzj）；前中肩与肩峰前侧凹陷中点连线的中点为前近肩（TQjj）；前中肩与肘横纹前侧端连线的中点为前远肩（TQyj）；合称为前三肩穴，记为 TQSJ（图 3-60）。

（1）前中肩（TQzj）

【穴位位置】在手上臂前侧。

【取穴方法】在手上臂前侧，肩峰前侧凹陷中点与肘横纹前侧端连线的中点为前中肩，记为

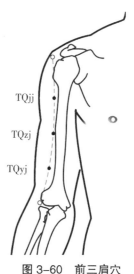

图 3-60 前三肩穴

TQzj（图 3-61）。

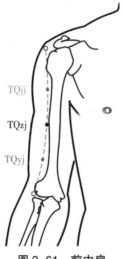

图 3-61　前中肩

【主治病证】胁痛、肋间神经痛、肩臂疼痛等。

【针刺手法】直刺入 0.8~1.2 寸。

（2）前近肩（TQjj）

【穴位位置】在手上臂前侧。

【取穴方法】在手上臂前侧，前中肩与肩峰前侧凹陷处连线的中点为前近肩，记为 TQjj（图 3-62）。

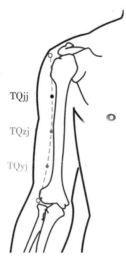

图 3-62　前近肩

【主治病证】咳嗽、哮喘、目眩、鼻出血、上臂疼痛等。

【针刺手法】直刺入 0.5~0.8 寸。

（3）前远肩（TQyj）

【穴位位置】在手上臂前侧。

【取穴方法】在手上臂前侧，前中肩与肘横纹前侧端连线的中点为前远肩，记为 TQyj（图 3-63）。

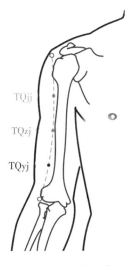

图 3-63　前远肩

【主治病证】咳嗽、咯血、胸膜炎、肋间神经痛、扁桃体炎、上肢疼痛、嗜睡等。

【针刺手法】直刺入 0.5~1 寸。

4. 后三肩穴（THSJ）

在手上臂后侧，腋后纹头与鹰嘴连线的中点为后中肩（THzj）；后中肩与腋后纹头连线的中点为后近肩（THjj）；后中肩与鹰嘴连线的中点为后远肩（THyj）；合称为后三肩穴，记为 THSJ（图 3-64）。

（1）后中肩（THzj）

【穴位位置】在手上臂后侧。

【取穴方法】在手上臂后侧，腋后纹头与鹰嘴连线的中点为后中肩，记为 THzj（图 3-65）。

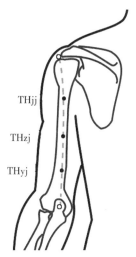

图 3-64　后三肩穴

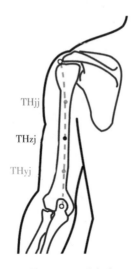

图 3-65　后中肩

【主治病证】头痛、颈项强痛、手臂疼痛、齿痛、痫病等。

【针刺手法】直刺入 0.8~1 寸。

（2）后近肩（THjj）

【穴位位置】在手上臂后侧。

【取穴方法】在手上臂后侧，后中肩与腋后纹头连线的中点为后近肩，记为 THjj（图 3-66）。

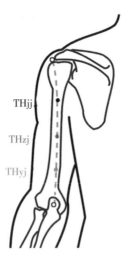

图 3-66　后近肩

【主治病证】目疾、肩臂痛、肩胛肿痛、瘿气、瘰疬等。

【针刺手法】直刺入 0.5~1 寸。

（3）后远肩（THyj）

【穴位位置】在手上臂后侧。

【取穴方法】在手上臂后侧，后中肩与与鹰嘴连线的中点为后远肩，记为 THyj（图 3-67）。

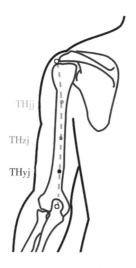

图 3-67　后远肩

【主治病证】头痛、肩颈痛、肩臂疼痛等。

【针刺手法】直刺入 0.5~1 寸。

（三）手心穴（TSx）

【穴位位置】在手掌。

【取穴方法】在手掌，手掌中心处是手心穴，记为 TSx（图 3-68）。

【主治病证】昏迷、晕厥、中暑、呕吐、心痛、癫狂、痫病、口舌生疮、口臭、鹅掌风等。

【针刺手法】直刺入 0.3~0.5 寸。针刺时较痛，年老体弱者及孕妇慎用。

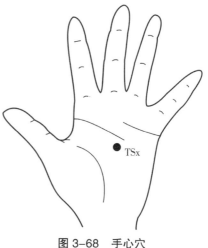

图 3-68　手心穴

（四）手背中穴（TSBz）

【穴位位置】在手背。

【取穴方法】在手背上，手背中心点，约在第二、第三掌骨之间取穴，为手背中穴，记为TSBz（图3-69）。

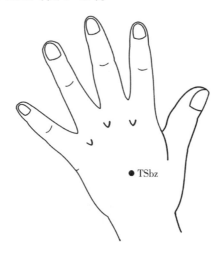

● TSbz

图3-69　手背中穴

【主治病证】落枕、颈椎病、牙痛、五谷不消、腹痛泄泻、小儿脐风、掌指麻痹、五指不能屈伸、手背红肿疼痛等。

【针刺手法】直刺入0.3~0.5寸。

（五）咪肠穴（TMc）

【穴位位置】在大拇指背部。

【取穴方法】在大拇指背部，拇指近节指骨尺侧，依据络央为穴的取穴原则，按以边为穴的方法，紧靠拇指近节指骨的中点处取1个穴位，然后以此为中点穴，沿着近节指骨边分别与前后两个关节连线的中点各取1个穴位，共3个穴位，称为咪肠穴，记为TMc（图3-70）。

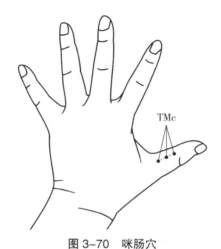

图 3-70 咪肠穴

【主治病证】妇科杂病、月经不调、痛经、不孕症等。

【针刺手法】直刺入 0.2~0.3 寸。

（六）拇子穴（TMz）

【穴位位置】在大拇指背。

【取穴方法】在大拇指背，拇指近节指骨桡侧，依据络央为穴的取穴原则，按以边为穴的方法，紧靠拇指近节指骨的中点处取 1 个穴位，然后以此为中点穴，沿着近节指骨边分别与前后两个关节连线的中点各取 1 个穴位，共 3 个穴位，称为拇子穴，记为 TMz（图 3-71）。

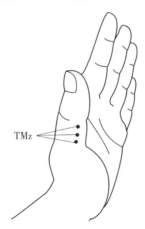

图 3-71 拇子穴

【主治病证】脾胃病、胃痛。

【针刺手法】直刺入 0.2~0.3 寸。

（七）食中穴（TSz）

【穴位位置】在食指背。

【取穴方法】在食指背，食指近节指骨尺侧，依据络央为穴的取穴原则，按以边为穴的方法，紧靠食指指背第二节尺侧的中点处取 1 个穴位，然后以此为中点穴，沿着指骨边分别与两指关节连线的中点各取 1 个穴位，共 3 个穴位，称为食中穴，记为 TSz（图 3-72）。

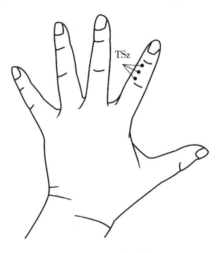

图 3-72　食中穴

【主治病证】肋间神经痛、胸膜炎、鼻炎、耳鸣、中耳炎、颜面黑斑、皮肤病等。

【针刺手法】直刺入 0.2~0.3 寸。

（八）咪叠穴（TMd）

【穴位位置】在食指指腹。

【取穴方法】在食指指腹第一节指骨尺侧，依据络央为穴的取穴原则，按以边为穴的方法，紧靠第一节指骨的中点处取 1 个穴位，然后以此为中点穴，沿着指骨边分别与两指关节连线的中点各取 1 个穴位，共 3 个穴位，称为咪叠穴，记为 TMd（图 3-73）。

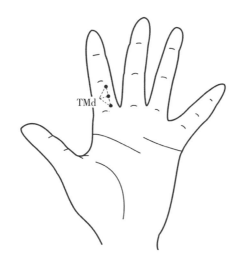

图 3-73　咪叠穴

【主治病证】肝火上亢引起的头晕、面红目赤、眼睛干涩、胁肋胀痛、烦躁易怒、口苦、口臭、失眠、月经不调、手足皮肤皲裂等。

【针刺手法】直刺入 0.2~0.3 寸。

（九）咪心头穴（TMxt）

【穴位位置】在中指指腹。

【取穴方法】在中指指腹第一节指骨尺侧，依据络央为穴的取穴原则，按以边为穴的方法，紧靠第一节指骨的中点处取 1 个穴位，然后以此为中点穴，沿着指骨边分别与两指关节连线的中点各取 1 个穴位，共 3 个穴位，称为咪心头穴，记为 TMxt（图 3-74）。

【主治病证】心悸、胸痹、心律失常、冠心病、风湿性心脏病等。

【针刺手法】直刺入 0.2~0.3 寸。

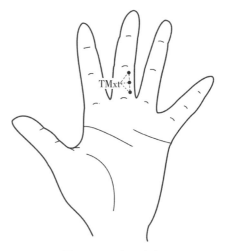

图 3-74　咪心头穴

（十）花肠穴（THc）

【穴位位置】在无名指指腹。

【取穴方法】在无名指指腹第二节指骨尺侧，依据络央为穴的取穴原则，按以边为穴的方法，紧靠第二节指骨，沿着指骨边在两指关节连线的中点处取穴，称为花肠穴，记为 THc（图 3-75）。

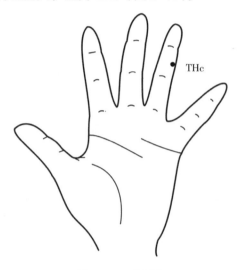

图 3-75　花肠穴

【主治病证】月经病、胞宫病痛、胎产疾病、不孕症等。

【针刺手法】平刺入 0.2~0.3 寸。

三、手部经验穴

手部经验穴只有 1 个，即猫爪尖穴（TMzj）

【穴位位置】在十指指腹。

【取穴方法】在十指的最高点，即指尖末梢取穴，称为猫爪尖穴，记为 TMzj（图 3-76）。

TMzj

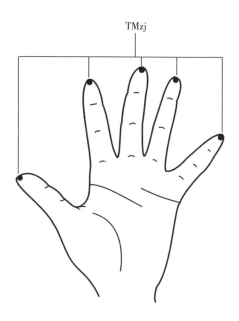

图 3-76　猫爪尖穴

【主治病证】中风、昏迷、晕厥、中暑、呕吐、心痛、癫狂、痫病、口舌生疮、口臭等。

【针刺手法】直刺入 0.3~0.5 寸，救急时可用刺血方法。针刺时较痛，年老体弱者及孕妇慎用。

第四章　人部穴位

人部穴位主要包括胸背部、腰腹部的穴位，主要有环穴和经验穴。

人部的环穴包括脐环穴、腹环穴和腰环穴3个环穴组。而这些环穴中，腹环穴和腰环穴有环中环，其中腹环穴有3个环，由内到外分别称为腹一环穴、腹二环穴、腹三环穴；腰环穴有3个环，由内到外分别称为腰一环穴、腰二环穴、腰三环穴。因此，人部虽然只有3个环穴组，但实际有7个环穴组，每个环穴组均有12个穴位，共有84个穴位（图4-1）。

人部经验穴为胸十四穴。

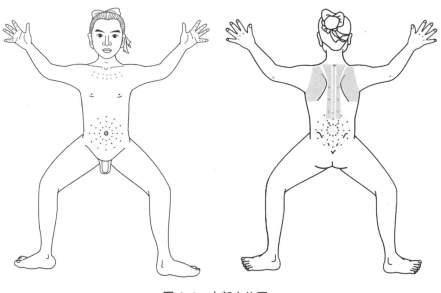

图4-1　人部穴位图

第一节　胸部穴位

胸部穴位原有乳环穴和胸十四穴经验穴，但在实际使用过程中，乳环穴并不常用而慢慢被遗弃。所以，本书只介绍胸部经验穴。胸部经验穴为胸十四穴。

【穴位位置】在胸部。

【取穴方法】正坐位或仰卧位，在胸部，沿第二肋上、下缘凹陷处的内侧、中点、外侧各取 1 个穴位，胸骨上平胸骨角上、下缘中点处各取 1 个穴位，共 14 个穴位，合称胸十四穴，记为 RXss（图 4-2）。

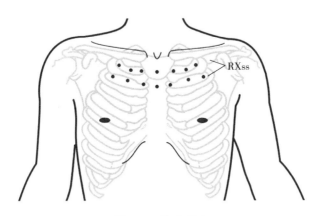

图 4-2　胸十四穴

【主治病证】痧病、感冒、外感重症等。

【针刺手法】平刺入 0.3~0.5 寸；多用于针挑、刺血。

第二节　腹部穴位

腹部穴位只有环穴，即脐环穴和腹环穴。

（一）脐环穴（RQh）

【穴位位置】在腹部。

【取穴方法】以肚脐（命蒂）为中心，在脐边缘作圆环，在圆环上按时钟的 1~12 时刻分成 12 等份，每个时刻取 1 个穴位，共 12 个穴位。1 时刻为脐环 1 穴，记为 RQh-1；2 时刻为脐环 2 穴，记为 RQh-2；3 时刻为脐环 3 穴，记为 RQh-3……12 时刻为脐环 12 穴，记为 RQh-12（图 4-3）。

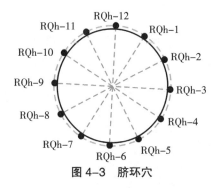

图4-3 脐环穴

【主治病证】该组穴位位于人部，又是人体的中央，具有通谷道、补诸虚、通畅三部之气的功效。多用于治疗谷道疾病及各种虚证，如胃痛、消化不良、腹胀、腹泻、便秘、诸虚劳损等。

RQh-1：心慌、失眠、腹胀、纳呆、消化不良、腹泻、面色苍白、月经过多、子宫脱垂、左肩疼痛。

RQh-2：腹胀、纳呆、咳嗽、消化不良、便秘。

RQh-3：咳嗽、气喘、水肿、气短、皮肤病、气道不畅。

RQh-4：口干、大便秘结、腹泻、肠炎、咳嗽。

RQh-5：便秘、便溏、腹泻、黏液便、腰痛、腹痛。

RQh-6：小便不利、夜尿多、腰膝酸软、经闭、不孕不育、畏寒怕冷、痔疮、子宫肌瘤、前列腺炎、腰背疾病。

RQh-7：胃痛、胃胀、子宫肌瘤、乳腺增生、肿瘤、腰痛。

RQh-8：呃逆、胃痛、反胃、关节病变、结石病症、胃脘痛。

RQh-9：肝病、筋伤、妇科疾病、胁肋疾病、足病、痛症。

RQh-10：胆囊炎、胆结石、气管炎、感冒、伤风、哮喘、左肩背痛、胸部疾病。

RQh-11：胁肋疼痛、伤风、受风、左肩背病、血管病。

RQh-12：心闷痛、眼疾、心脏疾病、血液疾病、乳房疾病。

【针刺手法】斜刺入0.2~0.8寸。

（二）腹环穴（RFh）

腹环穴主要是指在腹部的环穴，共有 3 个环穴。

【穴位位置】在腹部。

【取穴方法】正坐位或仰卧位，分别以脐周为中心进行上、下、左、右连线：以脐周上缘（脐环 12 穴）为起点，向上与剑突下连线的中点为腹二环穴 12 穴；以脐周下缘（脐环 6 穴）为起点，向下与耻骨连线的中点连线，取连线的中点为腹二环 6 穴；以脐周左、右缘（脐环 3 穴、脐环 9 穴）到腰部左、右边缘水平连线的中点分别为腹二环 3 穴、腹二环 9 穴。以这 4 个穴位按顺时针作环，在环上按时钟 1~12 时刻各取 1 个穴位，为腹二环穴。以脐环穴为起点、腹二环穴为终点进行连线，取各连线的中点为穴位点，按顺时针作环，在环上按时钟 1~12 时刻各取 1 个穴位，为腹一环穴。以腹二环 12 穴为起点，向上与剑突下连线的中点为腹三环 12 穴；以腹二环 6 穴为起点，向下与耻骨连线的中点连线，取连线的中点为腹三环 6 穴；以腹二环 3 穴、腹二环 9 穴到腰部左、右边缘水平连线的中点分别为腹三环 3 穴、腹三环 9 穴。以这 4 个穴位按顺时针作环，在环上按时钟 1~12 时刻各取 1 个穴位，共 12 个穴位，为腹三环穴。

腹环穴共有 3 个环，在每个环上按时钟的 1~12 时刻各取 1 个穴位，共计 36 个穴位，为腹环穴，记为 RFh（图 4-4）。

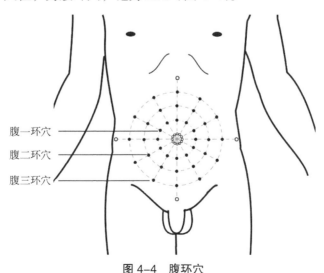

图 4-4　腹环穴

1. 腹二环穴（RFh2）

【穴位位置】在腹部。

【取穴方法】正坐位或仰卧位，分别以脐周为中心进行上、下、左、右连线：以脐周上缘（脐环12穴）为起点，向上与剑突下连线的中点为腹二环12穴；以脐周下缘（脐环6穴）为起点，向下与耻骨连线的中点连线，取连线的中点为腹二环6穴；以脐周左、右缘（脐环3穴、脐环9穴）到腰部左、右边缘水平连线的中点分别为腹二环3穴、腹二环9穴。以这4个穴位点按顺时针作环，在环上按时钟1~12时刻各取1个穴位，共12个穴位，为腹二环穴，记为RFh2。1时刻为腹二环1穴，记为RFh2-1；2时刻为腹二环2穴，记为RFh2-2；3时刻为腹二环3穴，记为RFh2-3……12时刻为腹二环12穴，记为RFh2-12（图4-5）。

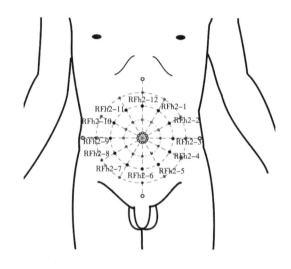

图4-5　腹二环穴

【主治病证】该组穴位有调气、补虚的功效，多用于调畅人部中下部之气，具有通调谷道的功效，多用于治疗胃痛、腹痛、腹泻、便秘等。

RFh2-1、RFh2-11：胸胁胀气、积气腹胀、肠鸣疼痛、纳呆、泄利不止、消化不良、胃脘痛、疝气痛、脱肛、水肿、遗尿。

RFh2-2、RFh2-10：腹部冷痛、消化不良、泄泻、便秘、中焦虚寒、黄疸、肝炎、肝气郁结。

RFh2-3、RFh2-9：呕吐、泄泻、便秘、消化不良、纳呆、肥胖、腹胀肠鸣、腹部冷痛、善恐、身体困重。

　　RFh2-4、RFh2-8：少腹冷痛、咳逆、心痛、疝痛、下痢、腹痛、泄泻、便秘。

　　RFh2-5、RFh2-7：月经不调、经闭、带下、癥瘕、不孕、产后恶露不尽、少腹冷痛、阳痿、遗精、疝气、便秘。

　　RFh2-6：少腹疼痛、腰脊疼痛、小便不利、遗尿、阳痿、遗精、滑精、月经不调、痛经、经闭、崩漏、带下、产后恶露不下、子宫脱垂、疝气、气虚、气喘、身体羸弱、失眠、神经衰弱。

　　RFh2-12：胃痛、纳呆、消化不良、肠鸣泄泻、胃下垂、腹痛、呕逆、心烦、失眠、多梦、牙痛、颈项疼痛。

　　【针刺手法】直刺或斜刺，直刺入 0.5~1.2 寸，也可根据疾病的情况往不同方向斜刺入 0.8~1.5 寸。

　　2. 腹一环穴（RFh1）

　　【穴位位置】在腹部。

　　【取穴方法】正坐位或仰卧位，以脐环穴为起点、腹二环穴为终点进行连线，取各连线的中点为穴位点，按顺时针作环，在环上按时钟 1~12 时刻各取 1 个穴位，共 12 个穴位，为腹一环穴，记为 RFh1。1 时刻为腹一环 1 穴，记为 RFh1-1；2 时刻为腹一环 2 穴，记为 RFh1-2；3 时刻为腹一环 3 穴，记为 RFh1-3……12 时刻为腹一环 12 穴，记为 RFh1-12（图 4-6）。

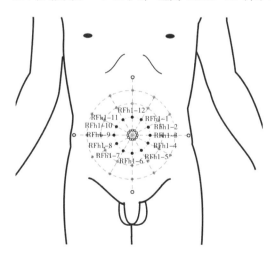

图 4-6　腹一环穴

【主治病证】该组穴位位于人部，靠近脐环穴，具有通谷道的功效，能调畅三部气机不畅而引起的疾病，多用于治疗腹痛、腹泻、便秘、月经病、水肿等。

RFh1-1、RFh1-11：胃痛、胃胀、腹胀痛、消化不良、泄泻、痢疾、小便不利、气逆上冲、月经不调。

RFh1-2、RFh1-10：胃冷不适、消化不良、腹胀痛、泄泻、大便干结、黄疸、肝炎、肝气郁结、月经不调。

RFh1-3、RFh1-9：腹痛、腹胀、大便硬燥、呕吐、泄泻、呕逆、痢疾、月经不调、腰脊痛、肠炎、胃炎、膀胱炎、肠麻痹。

RFh1-4、RFh1-8：腰腹冷痛、月经不调、大便秘结、泄泻、痢疾。

RFh1-5、RFh1-7：腹痛、泄泻、痢疾、大便秘结、肠鸣疼痛、月经不调、带下、不孕、产后恶露不尽、癥瘕、遗精、疝气。

RFh1-6：下腹疼痛、腰脊疼痛、遗尿、阳痿、遗精、滑精、经闭、崩漏、带下、子宫脱垂、气虚、气喘、身体羸弱、失眠、神经衰弱。

RFh1-12：消化不良、胃痛、胃下垂、腹痛、腹胀、呕吐、肠鸣泻痢、腹水、水肿、小便不利、肾炎。

【针刺手法】直刺或斜刺，直刺入 0.5~1.2 寸，也可根据疾病的情况往不同方向斜刺入 0.8~1.5 寸。

3. 腹三环穴（RFh3）

【穴位位置】在腹部。

【取穴方法】正坐位或仰卧位，以腹二环 12 穴为起点，向上与剑突下连线的中点为腹三环 12 穴；以腹二环 6 穴为起点，向下与耻骨连线的中点连线，取连线的中点为腹三环 6 穴；以腹二环 3 穴、腹二环 9 穴到腰部左、右边缘水平连线的中点分别为腹三环 3 穴、腹三环 9 穴，以这 4 个穴位点按顺时针作环，在环上按时钟 1~12 时刻各取 1 个穴位，共 12 个穴位，为腹三环穴，记为 RFh3。1 时刻为腹三环 1 穴，记为 RFh3-1；2 时刻为腹三环 2 穴，记为 RFh3-2；3 时刻为腹三环 3 穴，记为 RFh3-3……12 时刻为腹三环 12 穴，记为 RFh3-12（图 4-7）。

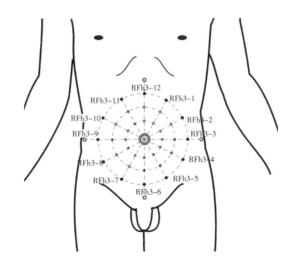

图 4-7　腹三环穴

【主治病证】该组穴位具有调气、补虚的功效，尤善调补谷道、水道之虚，临床上多用于治疗胃脘不适、消化不良、便秘、小便不利、阳痿早泄、月经不调、带下等。

RFh3-1、RFh3-11：腹胀、腹鸣、肝区疼痛、呕逆、喘息、善太息、纳呆、脊强、腹痛、大便燥结、小便不利、疝痛、不孕。

RFh3-2、RFh3-10：胁肋疼痛、心中烦闷、善太息、胃脘痛、消化不良、胆囊炎、溃疡病、脚气、肠疝、遗尿、癫狂。

RFh3-3、RFh3-9：胸胁胀痛、身体困重、肥胖、呕吐、肠鸣腹胀、大便溏烂、泄泻、便秘、小腹寒痛、中焦虚寒、四肢不举、肝炎、肝脾肿大、肝区疼痛、善太息、腰脊冷痛、各种积聚痞块。

RFh3-4、RFh3-8：少腹胀痛、疝痛、痔疮、小便不利、遗精、早泄、月经不调、阴挺、子宫内膜炎、癥瘕、卵巢疾病、髋关节疼痛。

RFh3-5、RFh3-7：腰脊痛、腹痛、睾丸痛、阴茎痛、疝痛、小便不利、月经不调、带下、胎衣不下、不孕不育、诸虚劳损。

RFh3-6：少腹疼痛、腹泻、月经不调、痛经、子宫脱垂、盆腔炎、带下、阴痒、遗精、不孕不育、遗尿、阳痿早泄、疝气、小便不利、诸虚劳损。

RFh3-12：心中烦热、胃痛、腹痛、腹胀、消化不良、反胃呕吐、肠鸣泄泻、失眠、多梦、牙痛、黄疸、积聚。

【针刺手法】直刺或斜刺，直刺入 0.5~1.2 寸，也可根据疾病的情况往不同方向斜刺入 0.8~1.5 寸。

第三节　背部穴位

壮医针灸在背部没有环穴，只有用于浅刺、挑刺或拔罐的区域和经验穴。

一、背三区

在背部，壮医针灸有三大功能区域，简称背三区，分别称为解毒区、减压区和通阳区，没有具体穴位，是临床可灵活应用于浅刺、挑刺、拔罐、手法或敷疗的区域（图 4-8）。

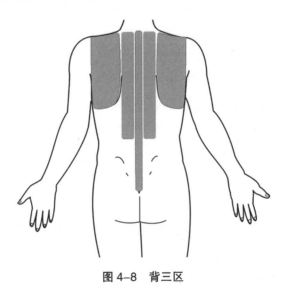

图 4-8　背三区

1. 解毒区（JDq）

【穴位位置】在背部。

【取穴方法】正坐位或俯卧位，在背部，两边肩胛区及肩胛区外侧部分，称为解毒区，记为 JDq（图 4-9）。

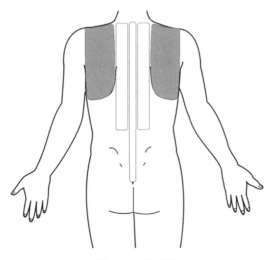

图 4-9 解毒区

【主治病证】该区域具有解毒、通调气道、通路止痛的功效。用于治疗感冒及各种原因引起的发热。

【用法】拔罐、浅刺或针挑、刺血；可灸。

2.减压区（JYq）

【穴位位置】在背部。

【取穴方法】正坐位或俯卧位，在背部，两边肩胛区内侧至脊柱部分（平胸椎部分），即背脊肌部分，称为减压区，记为JYq（图4-10）。

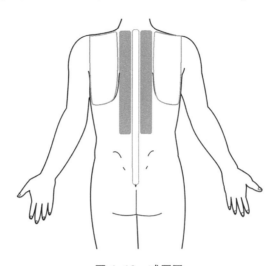

图 4-10 减压区

【主治病证】该区域具有疏肝气、解郁结、通调气道、谷道、通路止痛的功效。用于治疗情绪紧张、焦虑不安、胸闷善太息、胁肋胀痛、入睡困难、多梦易醒、急躁易怒、疲倦乏力等。

【用法】拔罐；手法；浅刺或针挑、刺血；可灸。

3. 通阳区（TYq）

【穴位位置】在背部。

【取穴方法】正坐位或俯卧位，在背部，胸椎和腰脊柱部分（大椎至马尾），称为通阳区，记为TYq（图4-11）。

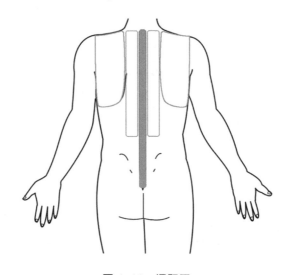

图 4-11　通阳区

【主治病证】该区域有通阳气、调气道、通路止痛的功效。用于治疗阳气受阻的各种病证。

【用法】拔罐；手法；浅刺或针挑、刺血；可灸。

二、背部经验穴

1. 背八穴（RBb）

【穴位位置】在背部。

【取穴方法】正坐位，取双侧肩胛骨内上角与胸椎连线中点分别定为左、右上点，再取双侧髂后上棘与腰骶椎连线中点分别定为左、右下点，左上点与左下点、右上点与右下点分别连线，将连线平均分为 5 等份，在中间 4 个等分点取穴，每边连线有 4 个穴位，共 8 个穴位，称为背八穴，记为 RBb（图 4-12）。

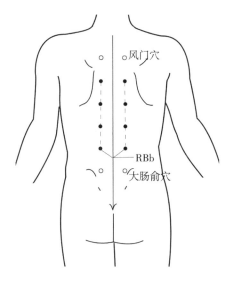

图 4-12　背八穴

【主治病证】该组穴位具有通调气道、通路散结、止痛的功效，用于治疗感冒及各种原因引起的发热。

【针刺手法】直刺入或向脊柱方向斜刺入 0.5~0.8 寸；或针挑、刺血。

2. 背顶穴（RBd）

【穴位位置】在颈背部。

【取穴方法】正坐位，低头，在颈部下端，第七颈椎棘突部最高点为穴，称为背顶穴，记为 RBd（图 4-13）。

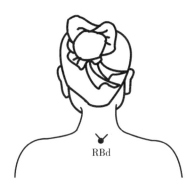

图 4-13　背顶穴

【主治病证】该穴具有升发阳气、补虚扶弱、通调龙路火路、解热止痛的功效。古壮医多用于治疗痧病、瘴病，是壮医治疗痧病和瘴病的经验名穴。现在临床常用于治疗感冒及各种原因引起的发热、呕吐、鼻出血等。

【针刺手法】斜刺入 0.5~0.8 寸；或针挑、刺血。

第四节　腰部穴位

腰环穴有 3 个环。在腰部，以肚脐在后腰脊柱上的对应点为中心点，分别向上、下、左、右连线取点：向上与两肩胛骨下缘连线的中点连线，取连线的中点为腰二环 12 穴；向下与尾骨连线，取连线的中点为腰二环穴 6 穴；与腰部左、右侧边缘连线，取连线的中点分别为腰二环 3 穴、腰二环 9 穴。以这 4 个穴位按顺时针走向作环，在环上按时钟 1~12 时刻各取 1 个穴位，为腰二环穴。然后以轴心点为起点与腰二环穴的 12 个穴位点进行连线，在连线中点各取 1 个穴位，共 12 个穴位，为腰一环穴。以腰二环 12 穴为起点，向上与两肩胛骨下缘连线的中点进行连线，取连线的中点为腰三环 12 穴；以腰二环 6 穴为起点，向下与尾骨连线的中点为腰三环 6 穴；腰二环 3 穴、腰二环 9 穴与左、右侧边缘连线的中点分别为腰三环 3 穴、腰三环 9 穴。以这 4 个穴位点按顺时针作环，在环上按时钟 1~12 时刻各取 1 个穴位，共 12 个穴位，为腰三环穴（图 5-14）。

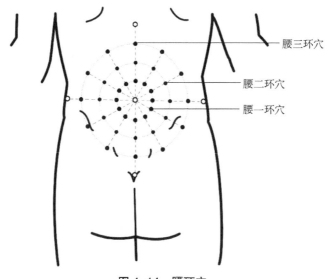

腰三环穴

腰二环穴

腰一环穴

图 4-14　腰环穴

1. 腰二环穴（RYh2）

【穴位位置】在腰部。

【取穴方法】俯卧位，以肚脐在后腰脊柱上的对应点为中心点，以此中心点为轴心，分别向上、下、左、右连线取点：向上与两肩胛骨下缘连线的中点连线，取连线的中点为腰二环12穴；向下与尾骨连线，取连线的中点为腰二环穴6穴；与腰部左、右侧边缘连线，取连线的中点分别为腰二环3穴、腰二环9穴。以这4个穴位按顺时针走向作环，在环上按时钟1~12时刻各取1个穴位，共12个穴位，为腰二环穴。1时刻为腰二环1穴，记为RYh2-1；2时刻为腰二环2穴，记为RYh2-2；3时刻为腰二环3穴，记为RYh2-3······12时刻为腰二环12穴，记为RYh2-12（图4-15）。

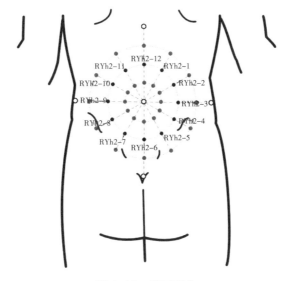

图4-15 腰二环穴

【主治病证】该组穴位位于人部，具有通谷道、水道、火路，散结止痛的功效，多用于治疗腹痛腹泻、便秘、阳痿遗精、小便不利、腰腿疼痛等。

RYh2-1、RYh2-11：腰背痛、胸胁痛、反胃、呕吐、胃脘痛、消化不良、泄泻、黄疸、小便不利、水肿。

RYh2-2、RYh2-10：腰脊疼痛、腹胀、肠鸣腹泻、消化不良、阳痿、遗精、水肿、小便不尽。

RYh2-3、RYh2-9：腰脊疼痛、肠鸣、泄泻、久泻、月经不调、遗精、阳痿、早泄。

RYh2-4、RYh2-8：痛引腰腿、腰痛、痛经、月经不调、崩漏。

RYh2-5、RYh2-7：腰痛、月经不调、痔疮、痔疮疼痛。

RYh2-6：腰骶疼痛、冷痛、下肢痿痹、小腹疼痛、月经不调、赤白带下、遗精、阳痿。

RYh2-12：腰脊疼痛、腹胀满、纳呆、小儿疳积。

【针刺手法】斜刺入 0.5~0.8 寸。

2. 腰一环穴（RYh1）

【穴位位置】在腰部。

【取穴方法】俯卧位，以肚脐在后腰脊柱上的对应点为轴心点，以该轴心为起点与腰二环穴的 12 个穴位点进行连线，在连线中点各取 1 个穴位，共 12 个穴位，为腰一环穴。1 时刻为腰一环穴 1 穴，记为 RYh1-1；2 时刻为腰一环穴 2 穴，记为 RYh1-2；3 时刻为腰一环穴 3 穴，记为 RYh1-3……12 时刻为腰一环 12 穴，记为 RYh1-12（图 4-16）。

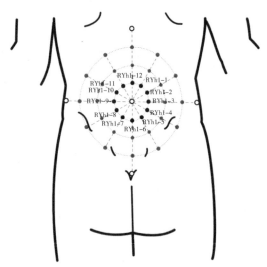

图 4-16　腰一环穴

【主治病证】该组穴位位于人部，具有通路、散结、止痛、补虚的功效，多用于治疗谷道、水道疾病，腰部疼痛，肾虚等。

RYh1-1、RYh1-11：腰部疼痛、转侧不利、小便不利、尿频、头晕、月经不调。

RYh1-2、RYh1-10：腰部疼痛、痛引腿部、小便频数、赤白带下、畏寒怕冷、遗精、阳痿、耳鸣、耳聋、月经不调、痛经。

RYh1-3、RYh1-9：腰膝酸软、腰痛、遗精、阳痿、早泄、不孕不育、月经不调、消化不良、泄泻。

RYh1-4、RYh1-8：腰痛、腰部冷痛、消化不良、泄泻、小便不利。

RYh1-5、RYh1-7：腰痛、腰部冷痛、遗精、遗尿、便秘。

RYh1-6：虚劳、腰痛、遗精、阳痿、早泄、尿不尽、带下、月经不调、不孕不育、泄泻。

RYh1-12：腰脊疼痛、消化不良、泄泻、肠鸣腹痛。

【针刺手法】斜刺入 0.5~0.8 寸。

3. 腰三环穴（RYh3）

【穴位位置】在腰部。

【取穴方法】俯卧位，以腰二环 12 穴为起点，向上与两肩胛骨下缘连线的中点进行连线，取连线的中点为腰三环 12 穴；以腰二环 6 穴为起点，向下与尾骨连线的中点为腰三环 6 穴；腰二环 3 穴、腰二环 9 穴与左、右侧边缘连线的中点分别为腰三环 3 穴、腰三环 9 穴。以这 4 个穴位按顺时针作环，在环上按时钟 1~12 时刻各取 1 个穴位，为腰三环穴。1 时刻为腰三环 1 穴，记为 RYh3-1；2 时刻为腰三环 2 穴，记为 RYh3-2；3 时刻为腰三环 3 穴，记为 RYh3-3……12 时刻为腰三环 12 穴，记为 RYh3-12（图 4-17）。

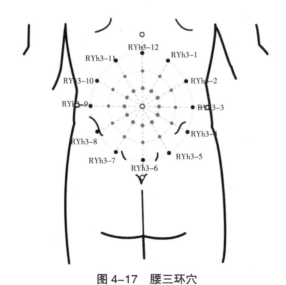

图 4-17　腰三环穴

【主治病证】该组穴位于人部，具有通谷道、水道，通火路、疏筋理气、散结止痛的功效，多用于治疗胸胃不适、胁肋疼痛、月经不调、腰背疼痛、腰骶疼痛等。

RYh3-1、RYh3-11：胁痛、上腹胀痛、肠鸣、便秘、腰痛。

RYh3-2、RYh3-10：胸胁疼痛、背痛、饮食不下、肠鸣腹泻、呕吐。

RYh3-3、RYh3-9：腰肌疼痛、腰肌劳损、肠鸣腹痛。

RYh3-4、RYh3-8：腰痛、腹胀、泄泻。

RYh3-5、RYh3-7：腹胀、肠鸣、大小便不利、腰骶疼痛。

RYh3-6：腰骶疼痛、月经不调、头痛、神经衰弱、便秘。

RYh3-12：脊背疼痛、胃痛、腹痛、痫病、抽筋、疝气。

【针刺手法】斜刺入 0.5~0.8 寸。

第五章 地部穴位

根据壮医理论并结合壮医临床应用及民间针刺传承的经验，人体的下部穴位包括腿部和足部的穴位，都属于地部穴位。地部穴位包括环穴、络央穴和经验穴3种（图5-1）。

地部的环穴有膝环穴和足背环穴2个环穴组。膝环穴、足背环穴各有2个环，因此，地部环穴共有4个环，每个环穴组均有12个穴位，地部共有48个环穴位。

地部络央穴包括大腿、小腿和足部的络央穴。大腿部的穴位称为络央"杆"穴，包括内三杆、外三杆、前三杆和后三杆，每杆又分为上、中、下三杆，共12个穴位；小腿的穴位称为络央"桩"穴，包括内三桩、外三桩、前三桩和后三桩及斜三桩，每桩又分为上、中、下三桩，共15个穴位；大、小腿连接中点腘窝处为络央"腿弯"穴，两踝后连线中点为络央"地桩"穴，此外还有足背中穴、足心穴，地部共有络央穴31个。

地部经验穴主要是足部经验穴，分别是踝后穴、土坡穴、地井穴和里内庭穴，共4个穴位。

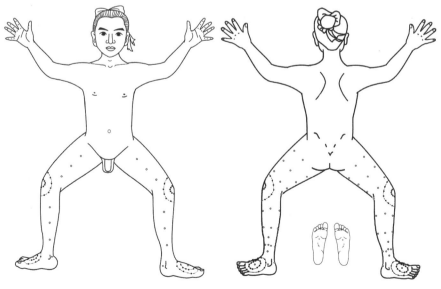

图 5-1 地部穴位图

第一节 腿部穴位

腿部穴位包括腿部环穴、腿部络央穴和腿部经验穴。

一、腿部环穴

膝环穴有 2 个环，均为四维穴。由内往外，第一个环上的穴位称为膝一环穴，第二个环上的穴位称为膝二环穴。沿着髌骨边缘的凹陷处作环，即为膝一环。上边以股直肌和四头肌腱连接点为 12 时刻，下取胫骨外侧髁点为 6 时刻，外侧韧带中点为 3 时刻，内侧韧带中点为 9 时刻，以此 4 点依据膝关节四维轮廓作环，即为膝二环。每个环上有 12 个穴位，2 个环共有 24 个穴位（图 6-2）。

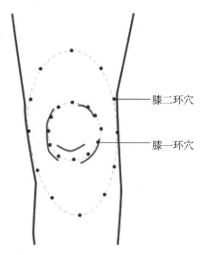

膝二环穴

膝一环穴

图 5-2 膝环穴

1. 膝一环穴（DXh1）

【穴位位置】在膝关节部。

【取穴方法】正坐位或仰卧位，以左膝为例：以髌骨为中心，沿着髌骨边缘的凹陷处作环，在环上按时钟的 1~12 时刻各取 1 个穴位，共 12 个穴位，为膝一环穴。1 时刻为膝一环 1 穴，记为 DXh1-1；2 时刻为膝一环 2 穴，记为 DXh1-2；3 时刻为膝一环 3 穴，记为 DXh1-3……12 时刻为膝一环 12 穴，记为 DXh1-12（图 5-3）。右膝参照左膝记位取穴，与左膝穴位成镜像。

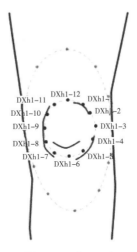

图 5-3　膝一环穴

【主治病证】该组穴位环绕膝髌，具有消肿散结、通路止痛的功效，临床上主要用于治疗膝关节炎、膝关节酸胀肿痛、下肢麻木无力等。

DXh1-1：膝关节酸胀肿痛、鹤膝风、下肢无力、乳痈。

DXh1-2：膝关节酸胀肿痛、鹤膝风、下肢麻木无力。

DXh1-3：膝关节酸胀肿痛、鹤膝风、下肢麻木无力。

DXh1-4：膝关节酸胀肿痛、鹤膝风、下肢麻木无力。

DXh1-5：膝关节酸胀肿痛、鹤膝风、下肢麻木无力。

DXh1-6：膝关节酸胀肿痛、鹤膝风、下肢麻木无力、口舌生疮。

DXh1-7：膝关节酸胀肿痛、鹤膝风、下肢麻木无力。

DXh1-8：膝关节酸胀肿痛、鹤膝风、下肢麻木无力。

DXh1-9：膝关节酸胀肿痛、下肢麻木无力。

DXh1-10：膝关节酸胀肿痛、下肢麻木无力。

DXh1-11：膝关节酸胀肿痛、下肢麻木无力。

DXh1-12：膝关节酸胀肿痛、下肢麻木无力。

【针刺手法】直刺或斜刺入 0.3~0.8 寸。

2. 膝二环穴（DXh2）

【穴位位置】在膝关节部。

【取穴方法】正坐位或仰卧位，以左膝为例，上边以股直肌和四头肌腱连接点为12时刻，下取胫骨外侧髁点为6时刻，外侧韧带中点为3时刻，内侧韧带中点为9时刻，以此4点依据膝关节四维轮廓作环，在环上分别将12~3时刻、3~6时刻、6~9时刻、9~12时刻之间分成3等份，每个等分点对应时钟的时刻即为1个穴位，为膝二环穴，记为DXh2。1时刻为膝二环1穴，记为DXh2-1；2时刻为膝二环2穴，记为DXh2-2；3时刻为膝二环3穴，记为DXh2-3……12时刻为膝二环12穴，记为DXh2-12（图5-4）。右膝参照左膝记位取穴，与左膝穴位成镜像。

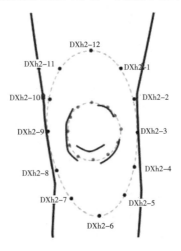

图5-4　膝二环穴

【主治病证】该组穴位环绕膝部，具有消肿散结、通路止痛的功效，且能补虚解毒，临床上主要用于治疗膝关节炎、下肢痿痹、胃痛、腹胀、腹痛、月经不调等。

DXh2-1：膝关节肿痛、下肢无力、胃胀、胃痛。

DXh2-2：膝关节肿痛、下肢麻木无力。

DXh2-3：膝关节肿痛、下肢麻木无力。

DXh2-4：膝关节肿痛、下肢麻木无力、足内翻。

DXh2-5：膝关节肿痛、下肢麻木无力、乳疾、黄疸、小儿惊风。

DXh2-6：膝关节肿痛、下肢痿痹、头晕、心悸气短、失眠、癫狂、乳痈、胃痛、呃逆、呕吐、消化不良、腹胀、腹痛、泄泻、便秘。

DXh2-7：膝痛、阴部痛、痛经、水肿、腹胀、泄泻、遗精、遗尿、尿路感染、阴道炎、妇科疾病等。

DXh2-8：膝肿痛、下肢痿痹、痛风、痹症、咽喉肿痛。

DXh2-9：膝肿痛、下肢痿痹、痛经、月经不调、赤白带下、阴痒、遗精、阳痿、疝气。

DXh2-10：膝关节肿痛、月经不调、湿疮、下肢麻木无力。

DXh2-11：膝肿痛、遗精、阳痿、月经不调、经期提前或延后、月经有血块、经血淋沥不断、血崩、闭经、痛经、瘾疹、湿疮、风疹、瘙痒等。

DXh2-12：膝关节肿痛、下肢痿痹、麻木、瘫痪。

【针刺手法】直刺或斜刺，直刺入 0.8~2 寸，也可根据疾病的情况往不同方向斜刺入 1.5~2.5 寸。

二、腿部络央穴

腿部络央穴包括大腿和小腿及大腿髋关节至膝关节之间为络央"杆"穴，膝关节至踝关节之间连线中点取穴为络央"桩"穴。即大腿部的络央穴称为"杆"，小腿部的络央穴称为"桩"，分别有内三杆、外三杆和前三桩、后三桩；杆和桩又分别有上杆、中杆、下杆和上桩、中桩、下桩，如内三杆包括内上杆、内中杆、内下杆；外三杆包括外上杆、外中杆、外下杆等；前三桩又分为前上桩、前中桩和前下桩，依此类推。

（一）络央杆穴

1. 内三杆（DNSg）

在大腿内侧，腹股沟中点沿着大腿内侧中线至膝关节上缘内侧中点连线的中点为内中杆（DNzg），腹股沟中点沿着大腿内侧中线至内中杆连线的中点为内上杆（DNsg），内中杆至膝关节上缘内侧连线的中点为内下杆（DNxg），合称内三杆，记为 DNSg。内三杆主要用于治疗阴部疾病和肝胆、脾胃疾病，一般 3 个穴位同时使用，右侧常用于治疗肝胆疾病，左侧多用于治疗脾胃疾病（图 5-5）。

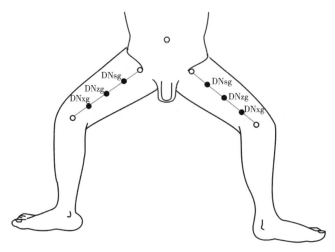

图 5-5　内三杆

（1）内中杆（DNzg）

【穴位位置】在大腿内侧。

【取穴方法】在大腿内侧，腹股沟中点与膝关节上缘内侧中点连线，取连线中点为内中杆，记为 DNzg（图 5-6）。

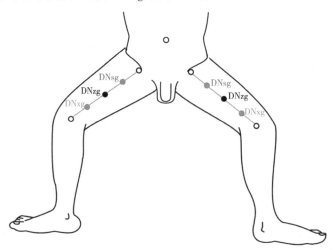

图 5-6　内中杆

【主治病证】阴部疾病、内侧大腿肌肉抽痛、胁肋痛、月经不调等。

【针刺手法】直刺入 1~2 寸。

（2）内上杆（DNsg）

【穴位位置】在大腿内侧。

【取穴方法】在大腿内侧，腹股沟中点与内中杆连线的中点为内上杆，记为 DNsg（图 5-7）。

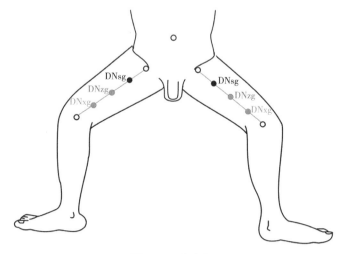

图 5-7　内上杆

【主治病证】阴部疾病、内侧大腿肌肉抽痛、月经病。

【针刺手法】直刺入 1~2 寸。

（3）内下杆（DNxg）

【穴位位置】在大腿内侧。

【取穴方法】在大腿内侧，内中杆与膝关节上缘内侧中点连线，取连线中点为内下杆，记为 DNxg（图 5-8）。

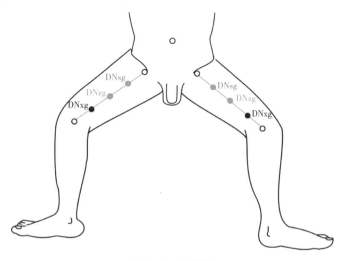

图 5-8　内下杆

【主治病证】肝郁胁痛、阴部疾病、内侧大腿肌肉抽痛等。

【针刺手法】直刺入1~2寸。

2. 外三杆（DWSg）

在大腿外侧，股骨大转子沿大腿外侧与膝关节上缘外侧连线的中点即为外中杆（DWzg），股骨大转子沿着大腿外侧与外中杆连线的中点即为外上杆（DWsg），外中杆至膝关节上缘外侧连线的中点即为外下杆（DWxg），合称外三杆，记为DWSg（图5-9）。主要用于治疗腰腿痛、胸背痛、面神经麻痹、中风后遗症、半身不遂、下肢乏力等。

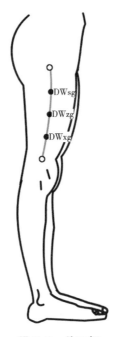

图5-9　外三杆

（1）外上杆（DWsg）

【穴位位置】在大腿外侧。

【取穴方法】在大腿外侧，股骨大转子沿着大腿外侧与外中杆连线的中点即为外上杆，记为DWsg（图5-10）。

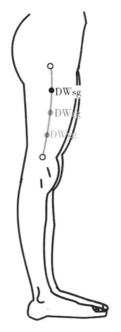

图 5-10 外上杆

【主治病证】胸胁痛、腰背痛、面神经麻痹、痤疮、鼻炎、甲状腺肿大、中风后遗症、半身不遂、下肢乏力等。

【针刺手法】直刺入 1.5~3 寸。

（2）外中杆（DWzg）

【穴位位置】在大腿外侧。

【取穴方法】在大腿外侧，自股骨大转子沿着大腿外侧至膝关节上缘外侧连线的中点即为外中杆，记为 DWzg（图 5-11）。

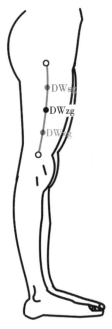

图 5-11　外中杆

【主治病证】颈肩痛、腰背痛、面神经麻痹、中风后遗症、半身不遂、下肢乏力等。

【针刺手法】直刺入 1.5~3 寸。

（3）外下杆（DWxg）

【穴位位置】在大腿外侧。

【取穴方法】在大腿外侧，外中杆至膝关节上缘外侧连线的中点即为外下杆，记为 DWxg（图 5-12）。

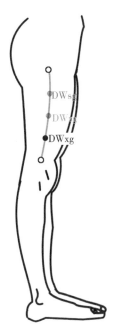

图 5-12　外下杆

【主治病证】面部麻痹、面肌痉挛、口眼歪斜等。

【针刺手法】直刺入 1~2 寸。

3. 前三杆（DQSg）

在大腿前侧，腹股沟外侧缘与髌骨最高点连线的中点为前中杆（DQzg），腹股沟外侧缘与前中杆连线的中点为前上杆（DQsg），前中杆与髌骨最高点连线的中点为前下杆（DQxg），合称为前三杆，记为 DQSg（图5-13）。主要用于治疗胸部、龙路的病证，对心脑疾病、胸痛、胁肋痛、背痛、乳房痛、鼻炎、眼疾、甲状腺肿大、痤疮等的治疗有良效；前三杆同时使用，可以治疗下肢扭伤等。一般只用一侧即可。

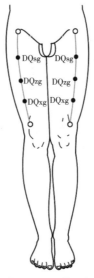

图 5-13 前三杆

（1）前上杆（DQsg）

【穴位位置】在大腿前侧。

【取穴方法】在大腿前侧，腹股沟外侧缘与前中杆连线的中点为前上杆，记为 DQsg（图 5-14）。

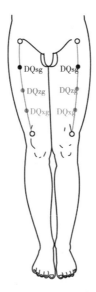

图 5-14 前上杆

【主治病证】胸痛、心悸、胸痹、心脏疾病、胁肋痛、胃脘痛、面神经麻痹、头晕、眼花、中风不语、半身不遂、四肢关节痛等。

【针刺手法】直刺入 0.5~2 寸。

（2）前中杆（DQzg）

【穴位位置】在大腿前侧。

【取穴方法】在大腿前侧，腹股沟外侧缘与髌骨最高点连线的中点为前中杆，记为 DQzg（图 5-15）。

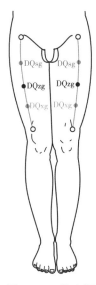

图 5-15　前中杆

【主治病证】头晕、眼花、胸痛、心悸、胸痹、心脏疾病、胁肋痛、胃脘痛、腰背痛、面神经麻痹、中风不语、半身不遂、四肢关节痛等。

【针刺手法】直刺入 0.5~1.8 寸。

（3）前下杆（DQxg）

【穴位位置】在大腿前侧。

【取穴方法】在大腿前侧，前中杆与髌骨最高点连线的中点为前下杆，记为 DQxg（图 5-16）。

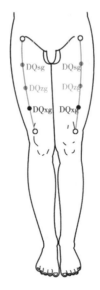

图 5-16　前下杆

【主治病证】头晕、眼花、胸痛、心悸、胸痹、心脏疾病、胁肋痛、胃脘痛、腰背痛、面神经麻痹、中风不语、半身不遂等。

【针刺手法】直刺入 0.5~1.5 寸。

4. 后三杆（DHSg）

在大腿后侧，臀横纹中点沿大腿后侧中线与腘横纹中点连线的中点为后中杆（DHzg），臀横纹中点沿大腿后侧与后中杆连线的中点为后上杆（DHsg），后中杆沿着大腿后侧中线与腘横纹中点连线的中点为后下杆（DHxg），合称为后三杆，记为 DHSg（图 5-17）。后三杆主要用于治疗腰骶臀股部疼痛及下肢疾病等。

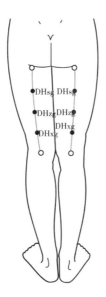

图 5-17 后三杆

（1）后上杆（DHsg）

【穴位位置】在大腿侧。

【取穴方法】在大腿后侧，臀横纹中点沿大腿后侧与后中杆连线的中点即为后上杆，记为 DHsg（图 5-18）。

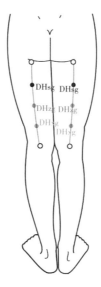

图 5-18 后上杆

【主治病证】腰骶臀股部疼痛、痔疮等。

【针刺手法】直刺入 1.5~2.5 寸。

（2）后中杆（DHzg）

【穴位位置】在大腿后侧。

【取穴方法】在大腿后侧，臀横纹中点沿大腿后侧中线与腘横纹中点连线的中点即为后中杆，记为 DHzg（图 5-19）。

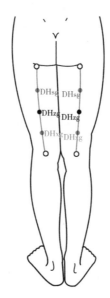

图 5-19　后中杆

【主治病证】腰骶臀股部疼痛、小便不利。

【针刺手法】直刺入 1.5~2.5 寸。

（3）后下杆（DHxg）

【穴位位置】在大腿后侧。

【取穴方法】在大腿后侧，后中杆沿着大腿后侧中线与腘横纹中点连线的中点即为后下杆，记为 DHxg（图 5-20）。

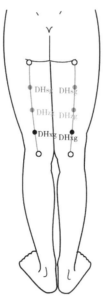

图 5-20　后下杆

【主治病证】腰背痛、腹痛、痛经、痔疮、小便不利、下肢疾病等。

【针刺手法】直刺入 1~2 寸，也可根据疾病的情况进行针挑、刺血。

（二）络央桩穴

1. 内三桩（DNSz）

在小腿内侧，膝关节内侧下缘沿小腿内侧中线与内踝最高处连线的中点为内中桩（DNzz），膝关节内侧下缘沿小腿内侧中线与内中桩连线的中点为内上桩（DNsz），内中桩沿着小腿内侧与内踝最高处连线的中点为内下桩（DNxz），合称内三桩，记为 DNSz（图 5-21）。内三桩主要用于治疗肾病、生殖系统疾病、脾胃疾病等。

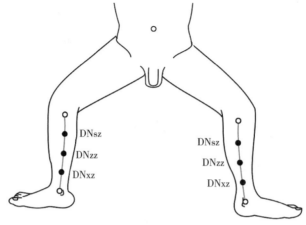

图 5-21　内三桩

（1）内上桩（DNsz）

【穴位位置】在小腿内侧。

【取穴方法】在小腿内侧，膝关节内侧下缘沿小腿内侧中线与内中桩连线的中点即为内上桩，记为 DNsz（图 5-22）。

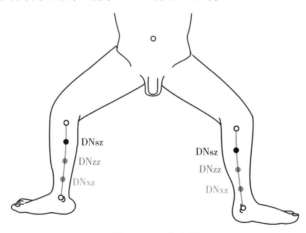

图 5-22　内上桩

【主治病证】痧病、头晕、心悸、哮喘、胃逆呕吐、胃脘痛、牙痛、半身不遂、手指麻木疼痛、肾虚引起的腰痛、阳痿、早泄、尿频、夜尿、月经不调、生殖系统疾病等。

【针刺手法】直刺入 1~2 寸。

（2）内中桩（DNzz）

【穴位位置】在小腿内侧。

【取穴方法】在小腿内侧，膝关节内侧下缘沿小腿内侧中线与内踝最高处连线的中点即为内中桩，记为 DNzz（图 5-23）。

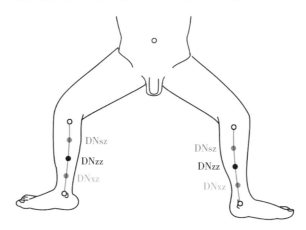

图 5-23　内中桩

【主治病证】头晕、心悸、胸闷、咳嗽、哮喘、白内障、胃逆呕吐、胃脘痛、消渴病、腰痛、阳痿、早泄、遗精、尿频、夜尿、月经不调、生殖系统疾病等。

【针刺手法】直刺入 1.2~2 寸。

（3）内下桩（DNxz）

【穴位位置】在小腿内侧。

【取穴方法】在小腿内侧，内中桩沿着小腿内侧与内踝最高处连线的中点即为内下桩，记为 DNxz（图 5-24）。

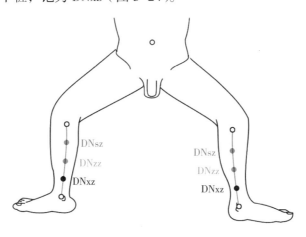

图 5-24　内下桩

【主治病证】胃脘痛、腹胀、磨牙、消渴病、腰痛、阳痿、早泄、遗精、不孕不育、精少、夜尿、月经不调、生殖疾病等。

【针刺手法】直刺入 1~1.2 寸。

配穴经验：治疗月经不调诸症使用本穴配合膝二环 11 穴（DXh2-11）疗效更好。

2. 外三桩（DWSz）

在小腿外侧部，腓骨小头最高点沿着小腿外侧与外踝最高点连线的中点为外中桩（DWzz），腓骨小头最高点沿着小腿外侧与外中桩连线的中点为外上桩（DWsz），外中桩与外踝最高点连线的中点为外下桩（DWxz），合称外三桩，记为 DWSz（图 5-25）。

外三桩主要用于治疗肝胆郁热所致的病证，如中风、耳鸣、耳聋、目赤、头痛、偏头痛、牙痛、胁肋疼痛、口眼歪斜、口腔溃疡、咽喉炎、扁桃体发炎等；此外，外三桩还可以治疗梅核气、肿瘤等。

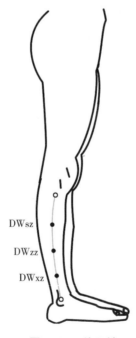

DWsz
DWzz
DWxz

图 5-25　外三桩

（1）外中桩（DWzz）

【穴位位置】在小腿外侧部。

【取穴方法】在小腿外侧，腓骨小头最高点沿着小腿外侧与外踝最高点连线的中点即为外中桩，记为 DWzz（图 5-26）。

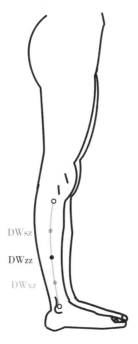

图 5-26 外中桩

【主治病证】咽喉肿痛、腹痛腹泻、中风后遗症、肩背痛、胁肋疼痛、瘰疬、肿瘤等。

【针刺手法】直刺入 1~1.5 寸。

（2）外上桩（DWsz）

【穴位位置】在小腿外侧。

【取穴方法】在小腿外侧，腓骨小头最高点沿着小腿外侧与外中桩连线的中点即为外上桩，记为 DWsz（图 5-27）。

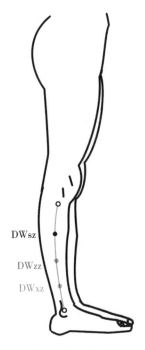

图 5-27　外上桩

【主治病证】咽喉肿痛、牙痛、口腔溃疡、面肌麻痹、痉挛、偏头痛、头痛、痤疮、手腕扭伤、耳鸣、耳聋、胁肋疼痛、瘰疬、肩臂痛、肿瘤等。

【针刺手法】直刺入 1~1.5 寸。

（3）外下桩（DWxz）

【穴位位置】在小腿外侧。

【取穴方法】在小腿外侧，外中桩与外踝最高点连线的中点即为外下桩，记为 DWxz（图 5-28）。

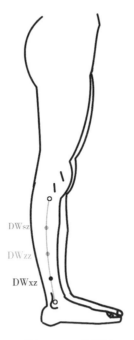

图 5-28　外下桩

【主治病证】咽喉肿痛、牙痛、偏头痛、头痛、目赤肿痛、痤疮、胸胁疼痛、中风、耳鸣、耳聋、胁肋疼痛、瘰疬、肩臂痛、肿瘤等。

【针刺手法】直刺入 0.8~1.2 寸。

3. 前三桩（DQSz）

在小腿前侧，犊鼻沿胫骨外侧缘与足背踝关节横纹中点连线的中点为前中桩（DQzz），犊鼻沿胫骨外侧缘与前中桩连线的中点为前上桩（DQsz），前中桩沿着胫骨外侧缘与足背踝关节横纹中点连线的中点为前下桩（DQxz），合称前三桩，记为 DQSz（图 5-29）。

前三桩主要用于治疗谷道肠胃病证等及颈部、咽喉、口、牙、鼻等的病证。

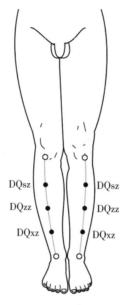

图 5-29　前三桩

（1）前中桩（DQzz）

【穴位位置】在小腿前侧。

【取穴方法】在小腿前侧，犊鼻沿胫骨外侧缘与足背踝关节横纹中点连线，连线中点即为前中桩，记为 DQzz（图 5-30）。

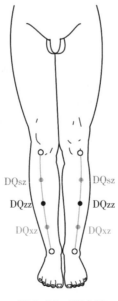

图 5-30　前中桩

【主治病证】头晕、心悸、心肌梗塞、胸闷、咳嗽、哮喘、甲状腺肿大、白内障、眼角膜炎、眼结膜炎、眼睛胀痛、胃脘痛等。

【针刺手法】直刺入 1~2.5 寸。

（2）前上桩（DQsz）

【穴位位置】在小腿前侧。

【取穴方法】在小腿前侧，犊鼻沿胫骨外侧缘与前中桩连线的中点即为前上桩，记为 DQsz（图 5-31）。

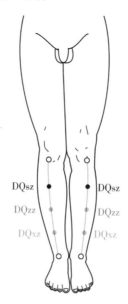

图 5-31　前上桩

【主治病证】胃脘痛、呕吐、腹胀、消化不良、泄泻、便秘、痢疾、疳积、中风、心悸、气短、癫狂、水肿、下肢痿痹、下肢不遂、虚劳、牙痛等。

【针刺手法】直刺入 1~2.5 寸。

（3）前下桩（DQxz）

【穴位位置】在小腿前侧。

【取穴方法】在小腿前侧，前中桩沿着胫骨外侧缘与足背踝关节横纹中点连线连线的中点即为前下桩，记为 DQxz（图 5-32）。

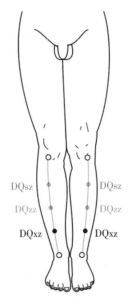

图 5-32　前下桩

【主治病证】头晕、头痛、甲状腺肿大、胃脘痛、腹胀、便秘、下肢痿痹、乳腺病等。

【针刺手法】直刺入 1~1.5 寸。

4. 后三桩（DHSz）

在小腿后侧，腘横纹中点沿小腿后侧中线与跟腱平踝骨高点连线的中点为后中桩（DHzz），腘横纹中点沿小腿后侧中线与后中桩连线的中点为后上桩（DHsz），后中桩沿小腿后侧中线与跟腱平踝骨高点连线的中点为后下桩（DHxz），合称为后三桩，记为 DHSz（图 5-33）。

后三桩主要用于治疗头痛、项强痛、腰骶疼痛、痔疮、下肢痿痹、坐骨神经痛等。

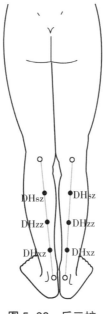

图 5-33　后三桩

（1）后中桩（DHzz）

【穴位位置】在小腿后侧。

【取穴方法】在小腿后侧，腘横纹中点沿小腿后侧中线与跟腱平踝骨高点连线的中点即为后中桩，记为 DHzz（图 5-34）。

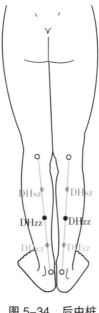

图 5-34　后中桩

【主治病证】小腿转筋、腓肠肌疼痛、痔疮、便秘。

【针刺手法】直刺入 1~2 寸。

（2）后上桩（DHsz）

【穴位位置】在小腿后侧。

【取穴方法】在小腿后侧，腘横纹中点沿小腿后侧中线与后中桩连线的中点即为后上桩，记为 DHsz（图 5-35）。

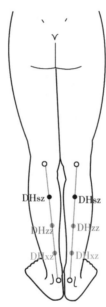

图 5-35　后上桩

【主治病证】腰扭伤、脱肛、痔疮、便秘。

【针刺手法】直刺入 1~2 寸，也可根据疾病的情况进行针挑、刺血。

（3）后下桩（DHxz）

【穴位位置】在小腿后侧。

【取穴方法】在小腿后侧，后中桩沿小腿后侧中线与跟腱平踝骨高点连线的中点即为后下桩，记为 DHxz（图 5-36）。

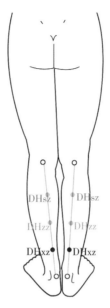

图 5-36　后下桩

【主治病证】脊柱闪挫、扭伤、落枕、小腿转筋、郁证。

【针刺手法】直刺入 1~1.5 寸。

（三）斜三桩（DXSz）

【穴位位置】在小腿外侧。

【取穴方法】在小腿外侧，胫骨外侧髁最高点与胫骨腓骨切迹连线的中点为斜三桩的上定位点，以此定位点与胫骨腓骨切迹连线的中点为斜中桩（DXzz），以此定位点与斜中桩连线的中点为斜上桩（DXsz），以斜中桩与胫骨腓骨切迹连线的中点为斜下桩（DXxz），合称为斜三桩，记为DXSz（图 5-37）。

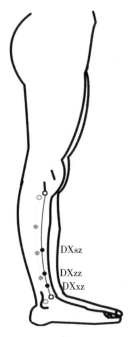

图 5-37　斜外桩

【主治病证】心律不齐（早搏）、甲状腺肿大、甲亢、扁桃体肿大、咽喉炎、口腔溃疡、痤疮、面瘫、头痛、偏头痛、耳鸣、耳聋、肝病、脑肿瘤、脾肿大，以及体内的各种肌瘤、肿瘤等。

【针刺手法】直刺入 1~2 寸。

【注意事项】

（1）斜三桩一般 3 个穴位同时使用。

（2）斜三桩需从两骨骨缝之间刺入，才能收到良好的疗效。

（3）一般使用单侧穴位即可。

（四）腿弯穴（DTw）

【穴位位置】在腘窝。

【取穴方法】腘横纹中点即为腿弯穴，记为 DTw（图 5-38）。

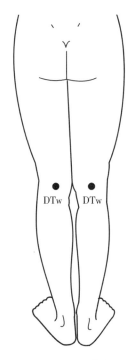

图 5-38　腘弯穴

【主治病证】腰背疼痛、下肢痿痹、小腿转筋、半身不遂、痈疮肿毒、腹痛吐泻、小便不利、痔疮。

【针刺手法】直刺入 1~2 寸，也可根据疾病的情况进行针挑、刺血。

（五）地桩穴（DDz）

【穴位位置】在小腿下部。

【取穴方法】在小腿下部足后跟上，两侧踝骨最高点往后连线中点与跟腱交叉点即为地桩穴（图 5-39）。

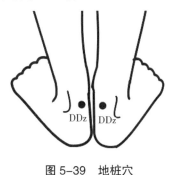

图 5-39　地桩穴

【主治病证】脊柱闪挫、急性腰扭伤、落枕、颈椎病、颈项强痛、头后侧痛、骨质增生、小腿转筋、郁证等。

【针刺手法】直刺入 0.5~0.8 寸。

第二节　足部穴位

足部穴位包括足部环穴、足部络央穴和足部经验穴。

一、足部环穴

（一）足背环穴

足背环穴在足的背面，有 2 个环，双足共有 48 个穴位（图 5-40）。主要用于治疗足背部疾病、乳房疾病、阴部疾病、谷道疾病等。

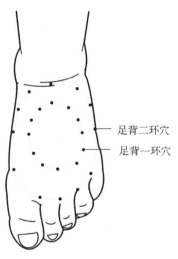

足背二环穴
足背一环穴

图 5-40　足背环穴

1. 足背一环穴（DZBh1）

【穴位位置】在足背部。

【取穴方法】正坐位或仰卧位，以左脚为例，以足背踝关节横纹中央凹陷处与足背第二、第三跖骨结合部凹陷处连线的中点为中心点，把中心点向上与足背踝关节横纹中央凹陷处的连线分成 3 等份，以上面的等分

点为 12 时刻（约舟骨前外侧缘与足外侧楔骨结合部的凹陷处）；把中心点
与足背第二、第三跖骨结合部凹陷处的连线分成 3 等份，以下面的等分点
为 6 时刻；把中心点向外与足背第五跖骨外侧缘下方赤白肉际处的连线分
成 3 等份，以最外侧的等分点为 3 时刻；把中心点向内与足内侧楔骨下方
的凹陷赤白肉际处的连线分成 3 等份，以靠足内侧楔骨侧的等分点为 9 时
刻。以这 4 个时刻点依足背形状按顺时针作环，在环上分别将 12~3 时刻、
3~6 时刻、6~9 时刻、9~12 时刻分成 3 等份，每个等分点对应时钟的时
刻即为 1 个穴位，共 12 个穴位，为足背一环穴，记为 DZBh1。1 时刻为
足背一环 1 穴，记为 DZBh1-1；2 时刻为足背一环 2 穴，记为 DZBh1-2；
3 时刻为足背一环 3 穴，记为 DZBh1-3……12 时刻为足背一环 12 穴，记
为 DZBh1-12。右足参照左足记位取穴，与左足穴位成镜像（图 5-41）。

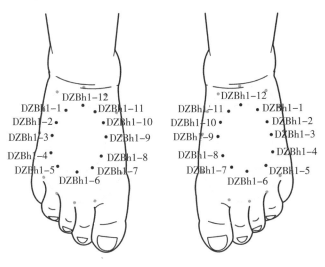

图 5-41 足背一环穴

【主治病证】壮医认为，足部穴位敏感，刺激足部穴位，能通达"巧坞"，
调节全身。该组穴位位于足背，具有调畅天、人、地三部之气，通利火路，
解毒补虚的功效，临床上多用于治疗足背肿痛麻木、腰腿疼痛、五官疾病、
谷道病、水道病等。

DZBh1-1：坐骨神经痛及足背肿痛、麻木。

DZBh1-2：坐骨神经痛及足背肿痛、麻木。

DZBh1-3：腰痛、坐骨神经痛、耳鸣、耳聋及足背肿痛、麻木。

DZBh1-4：腰痛、坐骨神经痛、乳房疾病及足背肿痛、麻木。

DZBh1-5：腰痛、偏瘫、乳房疾病、肝胆病及足背肿痛、麻木。

DZBh1-6：消化不良、腹痛腹泻、肠炎、胃炎、小腿胀痛及足背肿痛、麻木。

DZBh1-7：脑血管疾病、高血压、青光眼、面神经麻痹、癫病、头痛、眩晕、目赤肿痛、中风、口眼歪斜、小儿惊风、黄疸、胁痛、呕逆、腹胀、月经不调、痛经、经闭、带下病、遗尿、癃闭、下肢痿痹、足跗肿痛等。

DZBh1-8：头痛、眩晕、目赤肿痛、胁痛、脾气暴躁、消化不良、腹胀、小腹疼痛、乳痈（内侧部）、乳腺增生（内侧部）、月经不调、痛经、不孕、腰痛、坐骨神经痛及足背肿痛、麻木。

DZBh1-9：足背肿痛、麻木。

DZBh1-10：足背肿痛、麻木及风疹、瘙痒、湿疮。

DZBh1-11：足背肿痛、麻木。

DZBh1-12：下肢麻木无力、足背肿痛。

【针刺手法】直刺或斜刺，直刺入 0.5~0.8 寸，也可根据疾病的情况往不同方向斜刺入 1 寸。

2. 足背二环穴（DZBh2）

【穴位位置】在足背部。

【取穴方法】正坐位或仰卧位，以左脚为例，以足背踝关节横纹中央凹陷处，即拇长伸肌腱与趾长伸肌腱之间为 12 时刻，以足背第二、第三跖骨结合部前方凹陷处为 6 时刻，足背第五跖骨外侧下方赤白肉际处为 3 时刻，足内侧楔骨与第一跖骨结合部下方的凹陷赤白肉际处为 9 时刻，以此 4 点顺时针作环，足距骨与骰骨结合部凹陷处为 1 时刻，足跟骨与第五跖骨结合部凹陷处为 2 时刻，足背第四、第五跖骨结合部前方凹陷处为 4 时刻，足背第三、第四跖骨结合部前方凹陷处为 5 时刻，足背第一、第二跖骨结合部前方凹陷处为 7 时刻，足内侧第一跖骨小头后缘赤白肉际处为 8 时刻，内踝前下方足舟骨粗隆下方凹陷中为 10 时刻，内踝前下方凹陷为 11 时刻，每个时刻处各取 1 个穴位，共 12 个穴位，记为 DZBh2。1 时刻为足背二环 1 穴，记为 DZBh2-1；2 时刻为足背二环 2 穴，记为 DZBh2-2；3 时刻为足背二环 3 穴，记为 DZBh2-3……12 时刻为足背二环 12 穴，记为 DZBh2–12。右足参照左足记位取穴，与左足穴位成镜像（图 5–42）。

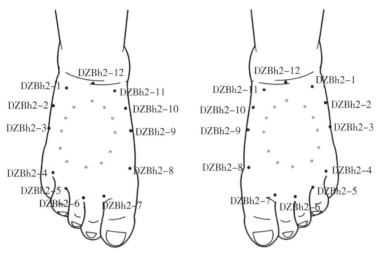

图 5–42　足背二环穴

【主治病证】该组穴位位于足背，具有调畅天、人、地三部之气，通龙路火路，利谷道水道，解毒补虚，开窍宁神的功效，临床上多用于治疗男女科疾病、腰腿疼痛、头面五官疾病、谷道病、水道病、龙路病、火路病等。

DZBh2–1：颈项痛、下肢痿痹、踝部肿痛。

DZBh2–2：头痛、目痛、眩晕、颈项痛、腰腿痛。

DZBh2–3：眩晕、偏头痛、腮腺炎、颈项腰腿痛、足背肿痛、足趾肿痛。

DZBh2–4：乳房疼痛（外侧部）、乳腺增生症（外侧部）、消化不良、肝胆病、下肢痿痹、足背肿痛。

DZBh2–5：消化不良、腹胀、腹痛、胃痛、乳痈、牙痛、咽喉肿痛、口臭、便秘、足趾关节痛及足背肿痛、麻木等。

DZBh2–6：牙痛、口臭、咽喉肿痛、鼻出血、乳痈、消化不良、胃痛、腹胀、泄泻、便秘、足背麻木肿痛、足趾关节痛等。

DZBh2–7：头痛、眩晕、目赤肿痛、中风、痫病、失眠、胸胁胀痛、胃痛、遗尿、淋病、疝气、月经量多、痛经、闭经、白带异常、子宫肌瘤等妇科杂病、颈肩痛、足大趾关节疼痛、宿醉、腿抽筋等。

DZBh2–8：胃痛、腹痛、肠鸣泄泻、便秘、痔疮、足大趾关节疼痛等。

DZBh2-9：胃痛、腹痛、呕吐、泄泻、心烦、失眠、癫狂、乳房胀痛（内下侧）。

DZBh2-10：月经不调、乳房胀痛、白带异常、阴挺、子宫肌瘤、阳痿、遗精、小便不利等，以及消渴病、肿瘤、下肢痿痹、足跗痛等。

DZBh2-11：胃脘痛、消化不良、呕吐、泄泻、乳房胀痛、不孕症、足踝肿痛、小腿抽筋等。

DZBh2-12：头痛、前额痛、眩晕、目赤、口舌生疮、恶心呕吐、腹胀腹痛、便秘、下肢痿软无力、足踝关节痛等。

【针刺手法】直刺或斜刺，直刺入 0.5~0.8 寸，也可根据疾病的情况往不同方向斜刺入 0.6~1 寸。

二、足部络央穴

足部络央穴有 2 个，分别是足背中穴和足心穴。

（一）足背中穴（DZBz）

【穴位位置】在足背部。

【取穴方法】在足背侧，足背中心点，依照以间为穴的取穴方法，在第二、第三跖骨之间，连接部前方凹陷处，第二、第三跖骨间隙取足背中穴，记为 DZBz（图 5-43）。

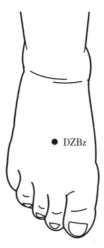

图 5-43　足背中穴

【主治病证】胃痛、腹痛、泄泻、肠炎、阑尾炎、痛经、心悸、胸闷、前额头痛、偏头痛、肾虚足痿、足跟痛、足背肿痛等。

【针刺手法】直刺或斜刺，直刺入 0.5~0.8 寸，也可根据疾病的情况往不同方向斜刺入 0.8~1.2 寸。

【注意事项】本穴位刺激量较大，故一般只针一侧即可。

（二）足心穴（DZx）

【穴位位置】在足底部。

【取穴方法】仰卧位、跷足姿势，足底部中点为足心穴，记为 DZx（图 5-44）。左、右足各 1 个穴位。

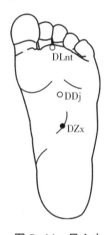

图 5-44　足心穴

【主治病证】头晕、头胀痛、手臂痛、手指乏力等。

【针刺手法】直刺或斜刺，直刺入 0.5 寸，也可根据疾病的情况往不同方向斜刺入 0.5~1 寸。

三、足部经验穴

足部经验穴有 4 个，分别是踝后穴、土坡穴、地井穴和里内庭穴。

（一）踝后穴（DHh）

【穴位位置】在内踝部。

【取穴方法】正坐位或俯卧位，依据以间为穴的取穴原则，内踝最高点往后一横指的凹陷处为踝后穴，记为 DHh（图 5-45）。左、右足各 1 个穴位。

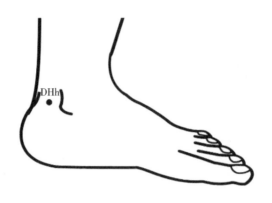

图 5-45　踝后穴

【主治病证】慢性咽喉炎、口干咽燥、肾阴虚引起的大便干结、内踝肿痛等。

【针刺手法】直刺入 0.5~0.8 寸。

（二）土坡穴（DTp）

【穴位位置】在外踝部。

【取穴方法】正坐位或俯卧位，用以间为穴的取穴方法取穴，外踝前下方凹陷处为土坡穴，记为 DTp（图 5-46）。左、右足各 1 个穴位。

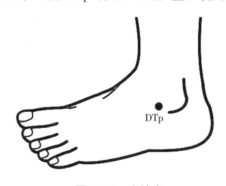

图 5-46　土坡穴

【主治病证】头晕、头痛、偏头痛、目赤肿痛、耳鸣、胸胁痛、颈肩痛、中风、偏瘫、坐骨神经痛、下肢痿痹、外踝肿痛等。

【针刺手法】直刺入 1~1.5 寸。

（三）地井穴（DDj）

【穴位位置】在足底部。

【取穴方法】仰卧位、跷足姿势，在足底前部凹陷处，第二、第三趾趾缝纹头端与足跟连线的 1/3 处取穴，即地井穴，记为 DDj（图 5-47）。左、右足各 1 个穴位。

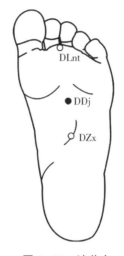

图 5-47　地井穴

【主治病证】眩晕、头痛、不寐症、多眠症、虚劳、高血压、神经衰弱、神经性头痛、三叉神经病、痫病、消渴病、过敏性鼻炎、更年期综合征、妇科疾病、各种肾虚劳损、阳痿、遗精等。

【针刺手法】直刺或斜刺，直刺入 0.5~0.8 寸。

（四）里内庭穴（DLnt）

【穴位位置】在足底部。

【取穴方法】仰卧位、跷足姿势，在第二趾与第三趾之间的趾根部，脚趾弯曲时趾尖碰到处，即第二趾趾根下约 1 cm 处取穴，为里内庭穴，记为 DLnt（图 5-48）。左、右足各 1 个穴位。

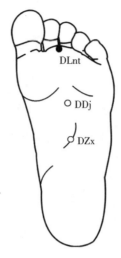

图 5-48　内庭穴

【主治病证】大便秘结、食积、产后胞衣不下、经闭、足趾麻木、痫病等。

【针刺手法】直刺或斜刺，直刺入 0.3~0.5 寸。

第六章　壮医针灸基础理论

第一节　壮医针刺基础理论

壮医针刺理论最重要的核心内涵是天、地、人三气同步理论。壮医认为，整个人体可分为上、中、下三部：上部为天，下部为地，中部为人。在生理上，天气在上，主降，其气以降为顺；地气居下，其气以升为顺；人气居中，其气主和，纳天地之气而和。人体的天、地、人三部与自然界（天、地）同步运行，制约化生，生生不息。升降适宜，中和涵养，则气血调和，阴阳平衡，脏腑自安，并能适应大自然的变化，是为人体健康的常态；反之，若天气不降，地气不升，人气不和，则气血失衡，天、地、人三气不能同步运行，则为病理状态，可致百病。人必须与天地自然的变化规律保持一致，这是天、地、人三气同步所强调的。壮医针刺所选用的环穴及其他穴位、针刺施术的手法等，均离不开天、地、人三气同步的理论指导。

一、壮医针刺的基本特点

壮医针刺具有简、便、验、绿色、安全、无毒副作用等基本特点。壮医针刺的指导理论为壮医天人自然观，即人与自然和谐统一的生命观、三气同步运行的自然观，以及"天圆地方"的取穴特点和独具特色的穴位特点、针刺手法特点。

（一）壮医针刺的生命观

壮医针刺的生命观是人与自然的和谐统一。

壮医针刺学非常重视人与自然的关系，认为人与自然是一个和谐统一的有机整体，疾病的发生和转归都随着自然的变化和时间的变化而变化。

壮医针刺学认为，人是一个有活着的生命状态的有机整体，是由脏腑、气血、骨肉和"三道两路"等组织构成的。脏腑、气血、骨肉是构成人体生命的主要物质基础，参与生命有机整体的秩序运行，同时又受到整体秩序的影响。整体与主要物质基础之间通过"三道两路"和三气同步以及气血的运行进行自我调节，从而再次形成体内新的秩序。而机体的整体秩序的调节，则依赖于人体的气血，通过"三道两路"和"三气同步"的正常运行来实现。气血不但对稳定身体的内部环境起着重要作用，而且在机体与外部交流信息的环节中也发挥着不可缺少的重要作用。

壮医认为，人作为一个有生命状态的有机整体，与自然环境之间有着千丝万缕、相互依存、相互制约、相互影响、相互作用的关系。这一关系正是构成壮医医学生命观的基本因素之一。

（二）壮医针刺的自然观

壮医针刺的自然观是天、地、人三气同步。

壮医针刺学认为，人体是一个有机整体，这个整体可分为上、中、下三部：上部为天，下部为地，中部为人；天、地、人三气是同步运行的，即地之气主升，天之气主降，人之气主和。人体的结构与功能，先天之气与后天之气，共同形成了人体的适应力、防卫力与自愈力，从而维持并达到天、地、人三气同步的健康状态。

同时，人体又是一个小天地，是一个有限的小宇宙单元。壮医认为，在人体的每一部分，都缩影着天、地、人的整体信息；身体的任何一个部分及内部各个要素之间都有其固有的运行规律；人与自然之间也是个和谐的有机整体，这一有机整体如果出现不顺和、不协调，反过来也会影响人体局部的运行状态。一方面，如果人逆悖天地自然，即天、地、人三气不能同步，会直接导致人体的脏腑、骨肉、气血及"三道两路"功能低下，从而削弱自愈系统的力量，会产生各种各样的疾病；另一方面，天地自然环境的变化也可直接或者间接影响人体脏腑、骨肉、气血及"三道两路"的功能，削弱自愈系统的力量，使天、地、人三气不能同步运行，机体相应地产生各种各样的病痛。

壮医天、地、人三气同步理论的核心，主要体现在一个"动"字，即天在动，地在动，人也在动；天、地、人都处在一个无限而有序的变化之中；故人必须处在一种恒"动"的状态中，通过"动"来适应天地的变化，即适应大自然的变化，保持人与自然相一致。通过恒"动"达到恒"衡"，以保证天、地、人三气同步，气血调和，阴阳平衡的健康常态，这个健康的生理状态是天、地、人三者协调和顺运行的结果，即三气同步；而疾病则是天、地、人三者相互不协调、不一致而导致三气不能同步运行的结果。故壮医针刺就是通过针刺人体"三道两路"广泛分布于天、地、人三部体表网络的结点、穴位点或特定部位，以调节三气同步的正常运行，激活身体的自然自愈力，来实现祛除疾病、维护健康的目的。也就是说，通过针刺"三道两路"位于体表网络的结点、穴位或反应点的刺激，调动机体内部天、地、人三部的力量。这种调动是针对疾病的状态而有目的地对机体天、地、人三部的调节机制加以援助，使机体的天、地、人三部的内在自愈系统充分地发挥作用，通过"动"来达到"衡"，从而保证天、地、人三气同步，气血调和，促使疾病转归，维护身体健康。

二、壮医针刺的特色和优势

壮医针刺疗法在数千年的发展进程中，经历壮族社会更替、生产力的发展和社会进步，经过历代壮医医家的经验积累和人文历史沉淀，形成了非常鲜明的针刺特色，优势明显。

（一）壮医针刺的特色

壮医针刺的特色，既是壮医针刺与中医针刺的区别所在，也体现了壮医针刺疗法与药物疗法的重大差异，还体现了壮医针刺与现代一些物理疗法在治疗本质上的区别。壮医针刺疗法的特色是基于壮医理论指导特色、源于临床应用的实践特色、环穴组合特色、师徒授受和父子相传的传承特色及其优势在诊疗过程中的展现，是广大壮医总结长期的实践经验和师徒授受传承创新的结果，壮医针刺的特色与针刺的疗效有着非常密切的关系。

壮医针刺的特色，具体表现主要有 5 个方面。

（1）核心理论的特色：以三气同步理论、"三道两路"学说、气血均衡理论、"天圆地方"学说和"8"环针法、"S"环针法为核心的理论特色。

（2）取穴方法独具特色：以环为穴、络央为穴、以应为穴、以痛为穴、以灶为穴、以边为穴、以间为穴和以验为穴的取穴原则和取穴方法特色明显。

（3）治病机制体现绿色特色：以体外穴位点的刺激，通过调节龙路、火路传导，以激活和增强人体的自然自愈力而达到防病治病的效应机制特色。

（4）诊断特色：以综合运用辨病为主、辨证相结合为主要内容的临床诊断特色。

（5）治疗方法特色：根据"天圆地方"的用穴规律及配穴原则，使用"8"环针法和"S"环针法，由规范的治疗工具和独特的操作手法构成的技术特色明显。

由于壮医针刺的特色非常明显，故所收到的临床疗效也非常显著。

（二）壮医针刺的优势

壮医针刺具有简单、便捷、灵活、见效快、疗效显著、价廉等特点和优势，具体表现在5个方面。

1. 选穴方法简单、便捷、灵活

壮医针刺的选穴有规律可循、简单且便易、快速而灵活。这个取穴的方法和规律即以环为穴、络央为穴、以应为穴、以痛为穴、以灶为穴、以边为穴、以间为穴和以验为穴的取穴原则和取穴方法。穴位虽然比较多，但有一定的规律可循，壮医针刺选穴注重实用性和实效性，取穴灵活、安全、方便，易于掌握。

壮医认为，人体穴位的分布，大部分都在体表标志上，故可以依据体表的一些明显标志来确定穴位，如各部的明显突起或凹陷部位、五官轮廓、发际、肚脐、关节、皮肤纹路等；也可以体表解剖标志为关键，并可结合骨度分寸进行折量，将相邻穴位进行对比和定位取穴；也可以在一些特有标志、组织或器官的部位，围绕该特有标志、组织或器官的部位环绕一周，以时钟的时刻位置为穴位点取穴；也有分别以以边为穴、以间为穴来定位取穴的，即在肌肉边、肌腱边、骨边及两肌肉之间、两肌腱之间、两骨之间取穴。这种取穴方法和取穴规律不仅简单易取，易于掌握，而且定位准确，不易出错。

壮医针刺在临床上的取穴方法非常灵活，在"天圆地方"学说指导下，常以"揣穴""摸穴"的方法取穴，基本不需要"量穴"。但取穴也并不随意，而是有一定规律可循，一般多在皮、脉、肉、筋骨的缝隙和边缘之处，或依据体表的标志来取穴，或根据以边为穴和以间为穴的原则来取穴。

2. 针刺手法简单易懂、实操性强

壮医针刺的操作手法简单、便捷，易于掌握和临床推广应用。壮医针刺的基本手法有轻手法、中手法、重手法3种。轻手法包括浅刺或挑刺手法，中手法包括直刺术，重手法包括动刺术、多针术、复针术、半刺术、刺血术。其基本特点，一般说来，就是轻病轻手法，重病重手法；病急快针，病缓留针；外感挑刺，内病针刺；瘀病叩刺，重病刺血。临床可根据病情变化，灵活运用。壮医针刺的操作方法相对中医针灸的方法简单，没有繁杂的手法限制，更容易学习、操作、掌握和推广应用。

3. 疗效显著、起效快

壮医针刺的临床疗效优势非常明显，主要包括3个方面：一是适应证范围广，起效迅速快捷；二是具有疗效显著、治愈后不反弹的优势；三是疗效互补的强强联合优势。壮医针刺不仅不影响其他疗法和药物治疗的疗效，而且还能互相渗透、相互促进，更有效地提高临床治疗效果。

4. 安全、无毒副作用

壮医针刺不仅无毒无污染，极少有不良反应，而且没有药物带来的毒副作用。壮医针刺是通过针刺作用于体表的穴位或特定部位，通过"三道两路"的传导和"巧坞"之神的应变，激活和增强机体的自然自愈力，使机体的内在自愈系统充分发挥作用，促使疾病转归，是一种绿色的自然疗法，安全可靠，优势明显。

5. 治疗成本及费用低廉

壮医针刺的经济损耗低，成本及费用相对低廉，能有效降低医疗成本，从根本上解决广大人民群众看病贵、看病难的实际问题，切实减轻人民群众就医费用的负担，符合社会大发展和大众需要。

壮医针刺的特色和优势十分明显，为广大人民群众提供了一种安全、有效、方便而又价廉的医疗卫生服务。

三、壮医针刺治疗机理

壮医针刺的治疗机理，是通过针刺作用于体表的穴位或特定部位，经"三道两路"的传导，激活身体的自愈力，调整机体气血恢复平衡，使天、地、人三气归于同步，使人体各部恢复正常的功能。也就是说，通过针刺穴位的刺激，调动机体内部的力量，这种调动是针对疾病的状态而有目的地协助机体激活自愈力，使机体的内在自愈系统充分发挥作用，协调机体恢复气血平衡状态，促使疾病转归。

壮医认为，人不得逆悖天与地，人在天地之间需与之同步运行，此即三气同步；就人体内部而言，其上、中、下三部，亦即天、人、地三部，需保持协调平衡，人体才能健康无病，亦即三气同步。人与自然和谐，人体三部和谐，人体就会健康无疾。疾病的产生，主要是由于痧、瘴、蛊、毒、风、湿侵犯人体，导致人体"三道两路"受阻，使三气不能同步而导致人体气血平衡关系失调所致，其发病的关键就是气血平衡关系遭到破坏。故壮医又有"疾患并非无中生，乃系气血不均衡"之说。脏腑气血骨肉是构成人体的主要物质基础；血是营养全身极为重要的物质，得天地之气而化生，赖天地之气以运行；气为阳，血为阴；气是动力，是功能，是人体生命活动力的表现；人体生命以气为源，以气为要，以气为用。壮医三气同步理论主要是通过人体内的谷道、水道和气道及其相关的枢纽——脏腑的制化协调作用来实现的。人体气血与脏腑有着非常密切的关系。"三道两路"是人体气血运行的通道，它们内属脏腑，外络支节，贯通上下左右，将内部的脏腑同外部的各种组织及器官，联结成为一个有机的整体，使人体各部的气血保持相对的平衡，保证身体各部的功能得以正常运行，使人体处于健康状态。但如果这种平衡关系受到破坏，就会产生各种疾病。壮医针刺之所以能够治病，就是用针刺刺激体表穴位，通过火路传导，激活人体的自愈力，调整气血，使之恢复平衡，使人体各部恢复正常的功能，三气复归同步，促使疾病转归和人体正气康复。

从生物信息学和医学信息学的研究路径来看，壮医针刺的作用机制与信息增强规律有非常密切的联系。表面上看，壮医针刺对人体的刺激量很小，输入的能量似乎也微不足道：刺激局部及产生的信息量不大，主要是提供人体组织细胞机械能部分。但实际上，针刺的穴位刺激所产生的信息度非常强，传感也非常敏捷。针刺在体表穴位上产生刺激的能量信息被机体的组织细胞吸收后，能迅速通过火路（壮医称"火路"为信息通道）传导传至"巧坞"，"巧坞"则经过快速处理后作出反应，增强信息强度，并随即将处理意见反馈给人体的天、地、人三部，三部同步而立即快速运行"三道两路"功能，使机体的气血超强运行，像计算机启用查找杀毒功能一样，显现出气血的超强功能，发出自身整体调节功能的信息，这是一种生物生命信息，含有丰富的信息内容，包括复杂的生物电、基因组学、蛋白质组学等，经过上述一系列的信息传导、处置，人体的气血运行恢复正常，三气归于同步运行，人体各方面功能回归正常，从而达到防病治病的目的。

从针刺的效应来看，健康者可以发挥自身调节功能而保持"火路"传导、三气同步的稳定状态；而患者在患有疾病的情况下，机体的自身调节功能强度降低，即"三道两路"的运行、传导功能降低，导致气血运行不畅，各种功能受阻，这时，"火路"所发挥的自身整体调节功能的信息是"潜在的"。当针刺刺激所产生的能量被吸收和处理后，传导功能的信息强度增强，通过机体局部组织所产生的酸、胀、痛、麻等感应，转化成一种现实的信息，经过壮医"火路"传导、"巧坞"处置、三气同步、"三道两路"功能的快速运行，使机体的气血得以均衡，脏腑功能得以恢复正常运行，机体的自愈力得到了激活和增强，促使病情向痊愈方向转归，从而达到治病的目的。

第二节　壮医药线灸基础理论

壮医药线灸理论的核心内涵是天、地、人三气同步理论和气血均衡学说。气血均衡学说主要是依据龙氏祖传药线灸治口诀"疾患并非无中生，乃系气血不均衡"发展而来。

一、壮医药线灸的基本特点

（一）壮医药线灸的特点

壮医药线灸具有简、便、验、绿色、安全、无毒副作用、优势病种突出、协同治疗作用等基本特点。

1. 优势病种突出

壮医药线灸对一些疾病疗效非常明显，如感冒发热、口疮、红眼病、偏头痛、痛经、消化不良、蚊叮虫咬、风瘙痒、皮肤过敏及一些奇难杂症等，用药线灸可取得较好的临床疗效。近年来，应用药线灸治疗一些复发性、难治性疾病，临床上也获得较好的疗效。

2. 使用简、便、验

在壮乡，民间医生常随身携带这种药线，即使在田间地头也可随时随地为乡民治病。不受时间、地点、场所限制，没有酒精灯可用油灯或蜡烛代替，甚至还可用打火机、火柴作为治病的辅助器械（点灸火源），非常便利。每次治疗往往只需几分钟，既省时又省力。药线灸可治疗的病种多，疗效确切。药线灸有治疗操作方便、设备简单（只需一盏灯——酒精灯或蜡烛、打火机或火柴，一根药线——药线可以随身携带）、施灸方便（不受时间、场所限制，随时随地均可以施灸治疗）、经济成本低廉、有确切的疗效等简、便、验的特点。

3. 无毒副作用

药线灸在灸治时，局部会有蚁咬样灼热感，但因进行药线灸时接触穴位或皮肤的时间非常短，故无难忍之痛苦；灸治后仅有一个非常小的反应点，当天或数天后自行消失，不会留有疤痕或其他后遗症，没有任何毒副作用，安全可靠。

4. 绿色无污染

药线点燃后无烟雾形成，药线随使用而消耗掉，无药物残渣或残留，避免环境污染。

5. 协同治疗作用

药线灸可以单独应用，也可以与其他疗法（包括内治法和外治法）或其他药物联合应用。药线灸与其他方法联合应用时，不影响其他疗法（或药物）的疗效，并且可起到疗效协同作用，可提高综合治疗的效果，尤其是壮医针刺和药线灸同时使用，可以提高临床疗效，有效缩短病程，提高患者的生活质量。

二、壮医药线灸的气血失衡论

气血失衡学说源于龙氏祖传遗训、医训。龙氏壮医药线灸对疾病病因病机的认识，有"疾患并非无中生，乃系气血不均衡"的医训传承。也就是说，医训认为，人体之所以生病，主要是由于机体内的气血失去平衡所致，人体发病与气血功能失衡密切相关。

壮医认为，人是一个有机的整体，可分为天、地、人三部，分别有天气、地气和人气。人体气血功能正常平衡，三部之气同步运行，协调统一，身体才能处于健康状态。当人体感受毒邪或体虚而致龙路受阻塞进而引起龙路不通，火路受阻滞而影响体内信息的传递，体内气血功能就会紊乱，平衡关系被破坏，天、地、人三部之气就不能同步运行，人体就会发病。当邪毒入侵人体，引起正邪相争，导致气血功能紊乱，"三道两路"（"三道"是维持人体生命活动的营养物质化生、贮藏、运行及糟粕排泄输布的通道，即谷道、气道、水道；"两路"是人体内维持人体生机和反映疾病动态的两条极为重要的内封闭通路，包括龙路和火路）受阻，复加气血运行不畅，气血平衡关系失调，天、地、人三部之气不能同步运行而发病；或由于人体正虚，脏腑、气、血、骨肉、"三道两路"等功能减退，导致水毒、痰毒、食毒及瘀毒等内生邪毒滞留体内，使"三道两路"受阻，气血运行不畅，天、地、人三气不能同步而发病。

气主要指人体之气。气既是生命活动的物质基础，又是生命的动力，是构成人体的本源，即功能活动，是人体生命活力的体现。气虽然肉眼看不见，但可以感觉得到。壮族先民从生活中直观感受到气对于人体的重要性，如活着的生物都是有气的，"有气"是一切生物有生命的体现。壮医认为气有两种：一种是有形之气，是指肉眼可以看到（比如气候寒冷时，人呼出的气雾），以及虽然肉眼看不到，但可以感觉到的大自然之气。活人有气息，一呼一吸，进出的都是气，人死了呼吸就会停止，自然不会有气进出。第二种是无形之气，这主要是指人的生命活力。如活人呼吸进出，全是气，呼吸出入正常，则生命活力旺盛；呼吸减弱，生命活力减退；呼吸停止，生命运动停止。壮医诊断一个病患是否已经死亡，主要依据三点：一是观"巧坞"是否停止一切活动，如"巧坞"停止一切活动则意味着人的死亡。二是听"咪心头"是否还在跳动，人死了"咪心头"就会停止跳动。三是观察鼻孔是否有呼吸，即有无进出气。人死了呼吸就会停止，自然不会有气进出。可见有气无气，是判断生与死的标志之一。在这个意义上，可以说人体生命以气为源，以气为要，以气为用，患了疾病则以气为治。

血，壮语称为"勒"，是循行龙路之中含有丰富营养的红色液体，是构成人体和维持人体生命活动的基本物质之一，具有营养和滋润全身的生理功能，是营养全身骨肉脏腑、四肢百骸极为重要的物质，又是神志活动的物质基础，其具有上注"巧坞"濡脑养神的作用。血由水谷精微通过"三道"即谷道、气道、水道的联合作用并由气化生而成，运行于龙路之中，外达皮毛四肢百骸官窍，内至脏腑组织，循龙路网络运行不息，对人体各部分起营养滋润作用，以维持其正常的生理活动。

气血化生于谷道、水道、气道，运行于龙路、火路，滋养着全身组织器官，最后又通过谷道、水道、气道排出人体代谢产物，化归自然界，完成气血的循环周期，如此周而复始，如环无端，使人体各脏腑组织官窍的功能得以正常发挥，从而维持人体的正常生命活动。气血同为人体的基本营养物质，通过龙路、火路的网络循环流行，上达天部、下抵地部、中行人部，布散全身，滋养机体，共同维持人体的生命活动。气血充足，人体才可得到滋养，生命活动才有了源动力。气血在滋养人体各种器官组织的同时，收集体内各种代谢产物，通过龙路、火路的输送，回传到谷道、水道、气道，再由"三道"排出体外，化生为自然界的天气、地气。因此，气血从化生、运行、输布，到滋养、排泄，历经四大过程，每一过程均须平衡调畅，方能维持人体的正常生命活动，气血平衡是人体健康的先决条件。

气和血一阳一阴，是构成人体的基本物质。人体气顺血足，气血运行通畅，则气血调和，气血保持协调平衡状态，亦即气血均衡，这时人体内部的天、地、人三部之气就能同步协调运行，并能与大自然的天气、地气保持同步运行，生化不息，从而使人体具有自然的适应力、防卫力和自愈力，并能适应外界天地之气变化，维持整个机体平衡状态和健康状态。

如果由于各种原因导致气血失衡，即气血的平衡关系失调，可致人体内部的天、地、人三部之气无法同步运行，同时与大自然的天气、地气不能同步运行，则致疾病产生。因此，在治疗上，调气调血是壮医治疗疾病的主要手段之一。

三、壮医药线灸的特色和优势

壮医药线灸是以壮医医药理论为指导，所使用的载体是经过壮药液浸泡过的植物苎麻线灸灼于体表穴位或患处，使局部产生温热或轻度灼痛的刺激，通过"两路"传导，来调节人体天、人、地三气的同步及平衡气血，从而达到防病治病目的的一类方法。其特色是使用植物药，绿色、无烟、无污染，简单、方便、有效。

壮医药线灸的特色是药物疗法和非药物疗法外治的完美结合，既是壮医灸法与其他灸法的区别所在，也体现了壮医药线灸疗法与药物疗法的重大差异，还彰显了壮医药线灸与现代一些灸疗方法在治疗上的本质区别。壮医药线灸疗法的特色是基于壮医理论指导特色，源于临床应用的实践特色、环穴组合特色、师徒授受和父子相传的传承特色及其优势在诊疗过程中的展现，是新生代壮医将龙氏祖传经验与实践经验总结并进行传承创新的结果，壮医药线灸的特色与疗效有着非常密切的关系。

四、壮医药线灸的治疗机理

龙路、火路内属脏腑，外络支节，贯通上下左右，将内部的脏腑同外部的各种组织及器官联结成一个有机的整体。龙路、火路在人体体表形成的网结（穴位）是脏腑气血骨肉的外延，是人体气血的出入之处，也是邪毒出入之处，在体表肌肤上表现出压痛、胀、麻等反应，是药线灸治的主要部位。

　　壮医药线灸通过药线灸灼在体表的一定部位、穴位或反应点，以其温热、药效及穴位刺激，通过龙路、火路传导，来激活人体的自然自愈力，鼓舞人体正气，调整气血关系达到平衡，增强人体的抗病能力，加速邪毒化解或排出体外，畅通"三道两路"，使天、地、人三部之气归于同步运行、协调化生，使人体各部功能恢复正常，从而促使疾病好转或痊愈。

第七章 壮医针灸方法

壮医针灸方法，包括各类壮医针刺方法和壮医灸法。壮医针刺方法包括毫针疗法、火针疗法、针挑疗法、陶针疗法、星状针疗法、刺血疗法等。壮医灸法又包括壮医药线灸、四方木热叩灸、壮医灯花灸、壮医竹筒灸、壮医火攻灸、壮医艾灸等方法。

我们重点讨论壮医毫针针刺方法和药线灸方法。壮医针刺的方法，即针刺的技术和方法，是在长期的实践过程中总结出来的，用相对简单的针具及针刺技巧、技术来防病治病的方法。壮医针刺方法古壮医称为针术，亦称针刺手法，是指针刺的操作手法及施术方法的全过程，包括进针前的准备、进针方法、进针后至出针的操作方法。壮医针刺手法是伴随针具的发明和针刺的产生而来的。壮医药线灸方法，即药线灸的技术和方法，是采用龙氏祖传的，用相对简单的工具及点灸手法技巧、技术来防病治病的方法。壮医药线灸的点灸手法是伴随药线灸的发明和传承而来的。

第一节 壮医针具

一、概述

针具是壮医针刺治疗的工具。在漫漫历史进程中，壮医所使用针具的材质，经历了植物刺、砭石、骨针、陶片、青铜针、金针、银针、铁针等几个阶段，直至现在的不锈钢针。从广西南宁市武鸣区马头乡出土的青铜针和贵港市罗泊湾出土的银针与现今的不锈钢针相比，无论是内在质量、外观造型还是针具性能等都有着明显的不同。随着现代针具的强度、韧度、光滑度、弹性等性能的提高，其精细程度已远非古针所能比。在形制和构造上，经历了从原始打磨，形制简单，针尖较粗大、较钝的针具到现代制作比较精细、针尖锐利、光滑、坚硬而富有韧性的针具；在用途上，针具有按摩针、浅刺针、刺血针、挑刺针之分。随着社会的进步、信息技术的发展和各民族文化交流的加强，现在壮医所使用的针具和中医针灸所使用的针具基本相同，只是在针刺手法、针刺部位和针刺的指导理论上有所区别。

二、壮医针具的演变

从古至今，纵观针具演变的历史，是一个在实践中不断改进的历史，针具的发展及演变是与科学技术的进步和发展息息相关的。《黄帝内经·素问·异法方宜论》说"南方者，天地所长养，阳之所盛处也，其地下，水土弱，雾露之所聚也。其民嗜酸而食胕，故其民皆致理而赤色，其病挛痹，其治宜微针，故九针者亦从南方来"。1985年10月，广西武鸣县马头乡元龙坡西周末年至春秋时期的墓群出土2枚精致的青铜针。从目前的考古资料和文献资料记载证实，这2枚青铜针应该是我国最早的金属针具。1976年7月，在贵港市罗泊湾一号汉墓出土了3枚银针。从外形观察，3枚银针的造型与现代针灸用针极为相似，这是迄今为止我国范围内发现的年代最早的绞索状针柄的金属制针具。以上出土的青铜针和银针，佐证了《黄帝内经》"九针者亦从南方来"的论述。壮医所使用的针具，基本是在"九针"的基础上发展而来的。

壮医针刺的施术方法与其独特的针具有着密不可分的联系。在漫漫历史进程中，壮医所使用的针具经历了植物刺、砭石、骨针、陶片、青铜针、箭猪毛、缝衣针、金针、银针、铁针。随着社会的发展、生产工具和科学技术的进步，针具样式渐趋精巧。经过长期的临床实践和社会文化的发展，那些会产生较大创伤和引起较多疼痛的针具，逐渐被患者所排斥，"九针"也逐步发生着变化，如镵针演变为皮肤针和漆针；圆针发展为圆头针；圆针和缇针改进为推针；锋针成为型号不同的三棱针；铍针和圆利针被用作割刀，亦有的制成小眉刀，专为外科所用；毫针除常用型号外，也被截短制成"皮内针"；长针演进为芒针；大针演变为火针等。

近现代以来，金属针具在材质上得到了很大的革新和发展。广西壮族地区所使用的针具材质大多为铜、铁、金、银等金属类，形状较为粗大；

虽然金、银有较为良好的柔韧性和抗氧化性，为壮医所喜爱和使用，但由于价格昂贵，只能局限在一定的范围内使用，无法进行推广使用。中华人民共和国成立后，我国开始研制和生产出大量不锈钢材质的针具。由于商家的介入，医者不再需要自己研制针具，而是由制造商将不锈钢运用到针具的生产制造中，传统的"九针"也发生了较大演变。不锈钢针具的诞生，迅速占据了整个针具市场。不锈钢针具有许多其他针具无法比拟的优点，如不锈钢针具不仅针身更细，光洁度更高，而且韧性强，不易折断，不会开叉，进针容易，疼痛感小，并且一次多针患者也能耐受，这提高了临床疗效，而且针具经过特殊方法灭菌的包装，使用方便，携带也非常方便。随着不锈钢针具的发展，现代的壮医们亦广受影响，大多使用以不锈钢为材料的针具。

三、壮医针具

随着社会发展和科技进步，壮医的针具亦逐步与现代医学接轨，正在走向无痛化、无菌化、一次性使用化。目前，壮医针刺所使用的针具有毫针、三棱针、星状针（皮肤针、梅花针）、推针、圆利针、芒针、火针、小针刀及其他金属针等。临床最常用的针具是钢制毫针，一般都使用一次性针具。毫针直径最小的为 0.16 mm，最大的为 0.45 mm，临床常使用的直径一般为 0.20~0.35 mm；长度为 0.5~3 寸，即 13~75 mm，甚至更长。毫针的使用范围和治疗范围也逐渐扩大，包括内科、外科、妇科、儿科、五官科等临床各科。

下面介绍几种常用的壮医针刺针具。

（1）毫针：针尖锋利而针身较细，由金属制作而成，通常以不锈钢为制针材料。不锈钢毫针具有较高的强度和韧性，针体挺直滑利，能耐热和防锈，不易被化学物品腐蚀，故目前在临床上广泛采用，且都使用一次性针具。也有用其他金属制作的毫针，如金针、银针，其导电、传热性能虽明显优于不锈钢毫针，但针体较粗，强度、韧性不如不锈钢针，加之价格昂贵，一般临床比较少用。

毫针的规格包括粗细和长短的规格，每种粗细的规格都可以制造不同长度的毫针。粗细（直径）规格：24 号（24#）为 0.45 mm，26 号（26#）为 0.40 mm，28 号（28#）为 0.35 mm，30 号（30#）为 0.30 mm，32 号（32#）为 0.25 mm，34 号（34#）为 0.22 mm，36 号（36#）为 0.20 mm，38 号（38#）为 0.18 mm。临床常用的一般为 26#~32#。长短规格：0.5 寸为 13 mm，1 寸为 25 mm，1.5 寸为 40 mm，2 寸为 50 mm，2.5 寸为 60 mm，3 寸为 75 mm，4 寸为 100 mm。如直径为 0.25 mm 的 1.5 寸针，规格表示方式：Φ0.25×40 mm，在针具的外包装上通常会有标记。

（2）星状针：是由多枚针集束固定而成，用以浅刺皮肤的针具。是多针浅刺的专门针具。因其刺激轻微，仅及皮肤，因此又名小儿针。现在最常用的星状针为小锤式星状针，以其装置的针数不同，分别称为梅花针（5 枚）、莲花针（6 枚）、七星针（7 枚）和星丛针（针数不限）。使用时以腕力弹叩刺激部位。治疗时，手持细柄，用针尖在一定部位的皮肤上叩打。

（3）三棱针：针身呈三棱形，尖端三面有利刃的针具。是用于点刺放血、针挑疗法的针具。

（4）火针：一般采用较粗的不锈钢针，如圆利针或 24 号 2 寸不锈钢针。也有特制的针具，如弹簧式火针、三头火针及用钨合金所制的火针等。弹簧式火针进针迅速并易于掌握针刺深度，三头火针常用于对体表痣、疣的治疗。

（5）圆利针：圆利针是一种与毫针形状相似，但直径稍粗的针。针尖又圆又尖，状如马尾，多用于痈肿、痹病和痛症的治疗。

（6）小针刀：是由不锈钢材料制成的在形状上似针又似刀的一种针具。其是在古代九针中的针、锋针等基础上，结合现代医学外科用手术刀而发展形成的，其形状和长短略有不同，一般长为 10~15 cm，直径为 0.4~1.2 mm 不等。分手持柄、针身、针刀三部分。针刀宽度一般与针体直径相等，刃口锋利。

第二节　毫针疗法

一、概述

（一）定义

毫针疗法，是以毫针为针刺工具，通过针刺人体体表的一定部位、穴位、反应点，来通调气血，畅通道路、调节脏腑功能而治疗相关疾病的一种方法。毫针疗法是壮医针刺疗法中最主要、最常用的一种疗法，是针刺疗法的主体，也是壮医针法中用途最广泛的一种方法。

（二）治疗机理

壮医毫针疗法用毫针针体在人体龙路、火路的某些体表气聚部位（即穴位）或反应点（穴位）进行刺激，通过"三道两路"的传导，激活人体的自愈力，调节人体脏腑气血，使气血关系达到平衡，增强人体的抗病能力，加速邪毒化解或排出体外，使天、地、人三部之气达到同步运行、协调化生。也就是说，通过针刺的穴位刺激，调动机体内部的力量，这种调动是针对疾病的状态而有目的地给予机体的调节机制以援助，使机体的内在自愈系统充分地发挥作用，使天、地、人三气归于同步，促使疾病转归。

（三）主要功效

壮医毫针疗法具有解毒解热、通畅"三道两路"、活血养血、调整气血均衡、减压安神、解郁止痛、散结消肿、扶正补虚、激发并增强机体的自愈力等九大主要功效。

（四）适应范围及禁忌证

1.适应范围

壮医毫针疗法的适应范围非常广泛，一切针灸疗法所能治疗的病症，均可用毫针疗法治疗。

2. 禁忌证

（1）孕妇慎用针刺。尤其是腰骶部、下腹部的穴位，以及手心、足底、足背、食指的穴位，禁止针刺。

（2）小儿囟门未合时，头顶部的穴位不宜针刺。

（3）对出血性疾病、慢性病末期、诊断不明的危笃患者慎用针刺。

（4）对胸、胁、腰、背脏腑所居之处的穴位，不宜直刺、深刺。肝脾肿大、肺气肿患者更应注意。眼睛周围、头枕部及脊椎部的穴位，也要注意掌握一定的角度，更不宜大幅度地提插、捻转和长时间留针，以免损伤重要组织器官，产生严重不良后果。

（5）对于尿潴留等患者在针刺小腹部穴位时，也应掌握适当的针刺方向、角度、深度等，以免误伤膀胱等器官而出现意外事故。

（6）皮肤感染、溃疡、瘢痕、肿瘤的部位禁针。

二、操作方法

（一）操作前准备

一次性针刺毫针、75% 乙醇或 2.5% 碘酊、消毒棉球、镊子等。

1. 毫针的选择

选择针具，应根据患者的性别、年龄、肥瘦、体质、病情、病位及所取穴位，选取长短、粗细适宜的针具。《灵枢·官针》指出："九针之宜，各有所为，长短大小，各有所施也。"如男性，体壮、形肥且病位较深者，可选取稍粗稍长的毫针，如直径 0.3 mm 以上，长度为 2~3 寸；女性，体弱、形瘦且病位较浅者，则应选用较短、较细的针具，如直径 0.2~0.25 mm，长度为 1~2 寸的针具。临床上选择针具常以将针刺入穴位应至的深度，而针身还露在皮肤上稍许为宜。

2. 体位的选择

体位的选择宜选取使患者在治疗中较为舒适而又能耐久的体位，这样既便于取穴、操作，又能适当留针，因此在针刺时必须选择好体位。有条件时应尽量取卧位，以避免发生晕针等意外事故，尤其是精神紧张或年老、体弱、病重的患者。

3. 消毒

包括针具的消毒、穴位部位的消毒和医者手指的消毒。针具可用高压蒸汽消毒。同时应注意尽可能做到 1 个穴位一针。穴位部位可用 75% 乙醇棉球擦拭消毒，或先用 2.5% 碘酊棉球擦拭后再用乙醇棉球涂擦消毒。至于医者手指，应先用肥皂水洗净，再用 75% 乙醇棉球擦拭。

（二）操作方法

按进针、留针、出针三步进行。

1. 进针

进针时，一般双手配合。右手持针，以拇指、食指两指夹持针柄，中指固定穴位处，以拇指、食指用力沿中指快速进针，注意进针时的力度和针刺角度、深度；如果是使用管针，可用左手按压针管部位，右手快速拍入针尖后快速退出针管，左手扶定针体，防止针体弯曲，然后刺入穴位，这样可避免疼痛，促使针刺感的获得。

针刺深度：具体的进针深度除根据穴位部位特点来决定之外，临床上还需灵活掌握。如形体瘦弱者宜浅刺，形体肥胖者宜深刺；年老者、体弱者、小儿宜浅刺，青壮年、体强壮者宜深刺；阳证、初病宜浅刺，阴证、久病宜深刺；头面部、胸背部及肌肉薄处宜浅刺，四肢、臀、腹及肌肉丰厚处宜深刺；手足指趾、掌跖部宜浅刺，肘臂、腿膝处宜深刺等。针刺的角度和深度有关，一般来说，深刺多用直刺，浅刺多用斜刺和横刺。对项后正中、大动脉附近、眼睛周围、胸背部的穴位，尤其要掌握斜刺深度、方向和角度，以免伤及患者。

2. 留针

按处方穴位全部完成针刺后，常将针体留置于穴位一段时间。一般情况，可以留针时间为 30 分钟，还可以依据病情需要，留针 30~50 分钟。

3. 出针

在留针时间达到一定的治疗要求时，将针体退出体外。出针时，先以左手拇指、食指用消毒干棉球按于针孔周围，右手持针作轻微捻转，并慢慢提针至皮下，最后将针完全退出体外。在出针后，应迅速用消毒干棉球揉按针孔，以防出血。出针后要核对针数，以免脱漏。并嘱患者休息片刻，注意保持局部清洁。

三、壮医针刺手法及其基本特点

（一）壮医针刺手法

壮医针刺手法，起初主要是以粗针浅刺、挑刺或刺血为主。经过了历代壮医的临床实践和经验积累，临证除以粗针浅刺或挑刺外，也有根据病情的不同采取不同的针刺方法。常用的壮医针刺手法包括浅刺、直刺、环针刺、动刺、多针刺、复针刺及半刺术等。既可以在刺入穴位数秒后即出针，也可以留针至数分钟至60分钟不等。既可以浅刺，针尖进入皮肤后即止，为天部针法；也可以针深至骨膜，为地部针法；还可以针停在皮下至骨膜之间，中病则止，为人部针法。

壮医针刺手法非常讲究押手和刺手的手法及功力，临床应用时要借助腕臂之力和拇指、食指、中指的合力并发力于指端，快速而又稳准地刺入，使针体轻巧而无痛楚地刺入穴位。因此施针时讲究聚精会神，意守丹田；在平时，需练就运气的技巧及拇指、食指、中指三指的功力，行刺时，运气于指，气注于针而行于穴，只有这样才能事半功倍。而使用这种指力和运气的技巧，必须循序渐进，随着不断的临床实践和勤奋的练习感觉逐渐增强，慢慢即可得心应手。

壮医针刺的基本手法有轻手法、中手法、重手法3种。其中轻手法包括浅刺和挑刺手法，中手法包括直刺术，即一般的针刺手法；重手法包括动刺术、多针术、复针术、半刺术、刺血术。其基本特点，一般来说，就是轻病轻手法，重病重手法；病急快针，病缓留针；外感挑刺，内病针刺；瘀病叩刺，重病刺血。临床可根据病情变化灵活运用。

壮医针刺的手法操作过程，壮医亦称针术，是指将针刺入穴位或病灶点的方法，是使用不同的进针操作方法的过程，主要起到针刺及其不同手法刺激所产生的特有作用和功效。常用的壮医针刺手法有6种。

1. 直刺术

直接将针刺入穴位或病灶点，在刺入过程和进针后直至将针拔出均不使用任何手法的一种方法，称之为直刺术，也叫直刺法。这是壮医针刺最常用的针刺手法之一，可用于一般疾病的治疗。

2. 环针术

先在环穴的某 1 个穴位位点上进针，用直刺术刺入一定的深度后留置，然后依据顺时针方向循环取穴，分别在相距不同的时间间隔，再针 2~3 针，构成环针术。环针法较之散列的多针法，有较好的疗效。这也是壮医针刺常用的针刺术之一，壮医大部分疾病均可使用环针术治疗。

3. 动刺术

将针刺入穴位或病灶点后，以反复进针、退针的方法使针上下频频活动，使针像啄木鸟啄木食虫的动作那样运针，故壮族民间也称为啄木刺术，壮医叫动刺术，也叫动刺法。壮医动刺术临床主要用于各种原因引起的发热、肿胀、疼痛性疾病的治疗。

4. 多针术

将数支针刺入穴位或病灶点，可以同时刺入也可以依次刺入，刺入后留置 15 分钟或至数十分钟的方法称为多针术。壮医多针术临床主要用于各种原因引起的疼痛性疾病。

5. 复针术

将针刺入一定深度后迅速拔出，然后又重新刺入，再迅速拔出，依此方法反复多次刺入、拔出的针刺方法。壮医复针术临床主要用于外伤引起的局部肿胀或一些有皮肤结节、硬块的疾病，多以局部部位为治疗点施针。

6. 半刺术

将针刺入地部的适宜深度后，稍放置一定时间（可 15 分钟不等，依据病情需要），然后将针提出一半（达到人部）后，再放置 15 分钟左右；或先针入人部一定时间之后（可 15 分钟不等，依据病情需要），再行刺入至地部的深度，再放置 15 分钟左右，这种针刺方法称为半刺术。壮医半刺术临床主要用于毒虚夹杂疾病。

（二）壮医针刺手法的基本特点

壮医针刺手法的基本特点是针刺的深浅程度以天、地、人三部为法则，针法有轻手法、中手法、重手法3种基本手法。

壮医不仅在整体上注重天、地、人三气同步，而且在针刺手法上也非常强调天、地、人三部针法，而这个三部针法则是以针入穴位的深浅来确定的。针入皮肤后即停留在浅层的为天部，多为急病、轻病或亚健康时使用；当针深入至骨部或骨膜部位时再稍往外提出即停留的为地部，主治危重病、久病等；而人部，则介于天部和地部之间，针刺可进出的跨度比较大，灵活多变，主治病症也比较丰富，是临床常用的针刺手法之一。

壮医针刺的轻、中、重手法，其中轻手法包括浅刺、叩刺或挑刺手法；中手法包括直刺术，这是临床最常用的一种针刺手法；重手法包括动刺术、多针术、复针术、半刺术、刺血术。其基本特点是轻病用轻手法，重病施以重手法；病急投快针，病缓留针；外感挑刺，内病针刺；瘀病叩刺，重病刺血。

四、注意事项

壮医针刺是一种安全、有效的治疗方法，但由于各种原因或个体差异，有时也可能会偶然出现一些异常情况，因此在临床使用壮医毫针疗法时，必须注意以下事项。

（1）针刺时医者必须专心致志，审慎从事，随时观察患者表情及反应，询问患者感觉。

（2）如果患者处于饥饿、疲劳状态或精神过度紧张时，不宜立即进行针刺，应补充能量或稍事休息、缓解情绪后再行针刺；对身体瘦弱、气虚血亏的患者，进行针刺时手法不宜使用重手法。

（3）针刺时患者应尽量选用仰卧位，使体位舒适，预防晕针发生。

（4）一般针刺后1个小时患者方可洗手，3个小时后方可洗澡。

（5）针刺后患者不可以喝低于人体温度的水和饮料，不宜风吹或淋雨，注意保暖。

五、应急处理

毫针疗法中可能会出现晕针、滞针、弯针等现象，必须立即进行有效处理。

1. 晕针

（1）症状：轻度晕针，表现为精神疲倦，头晕目眩，恶心欲吐；重度晕针，表现为心慌气短，面色苍白，出冷汗，脉象细弱，甚则神志昏迷，唇甲青紫，血压下降，二便失禁，脉微欲绝。

（2）原因：多见于初次接受针刺治疗的患者，其他可因精神紧张、体质虚弱、劳累过度、饥饿空腹、大汗后、大泻后、大出血后等。也有因患者体位不当，施术者手法过重以及治疗室内空气闷热或寒冷等造成晕针。

（3）处理：立即停止针刺，取出所有留置针，扶持患者平卧，头部放低，松解衣带，注意保暖。轻者静卧片刻，给饮温茶，即可恢复。如未能缓解者，可针刺口环 12 穴（TKh-12）、手心穴（TSx，双侧）、手背二环 3 穴（TSBh2-3，双侧）、足背一环 7 穴（DZBh1-7，双侧）、地井穴（DDj，双侧）等穴位；必要时可配合使用现代急救措施。晕针缓解后，仍需适当休息。

（4）预防：对晕针要重视预防，如初次接受针治者，要做好解释工作，消除其恐惧心理。正确选取舒适持久的体位，尽量采用卧位。选穴宜少，手法要轻。对患者劳累、饥饿、大渴时，应嘱其休息、进食、饮水后，再予针刺治疗。针刺过程中，应注意随时观察患者的神态，询问针后情况，一旦患者出现不适等晕针先兆，及早采取处理措施。此外，注意室内空气流通，消除过热过冷因素。

2. 滞针

（1）症状：针在穴位内，运针时捻转不动，提插、出针均感困难。若勉强捻转、提插，则患者会感到疼痛。

（2）原因：患者精神紧张，针刺入后局部肌肉强烈挛缩，或因行针时捻转角度过大过快和持续单向捻转等，而致肌纤维缠绕针身所致。

（3）处理：嘱患者消除紧张，使局部肌肉放松，或延长留针时间，采用循、捏、按、弹等手法，或在滞针处附近加刺一针，以缓解局部肌肉紧张。如因单向捻针而致滞针者，需反向将针捻回。

（4）预防：对精神紧张者，应先作好解释，使其消除顾虑。并注意行针手法，避免连续单向捻针。

3. 弯针

（1）症状：针柄改变了进针时刺入的方向和角度，使提插、捻转和出针均感困难，患者感到针处疼痛。

（2）原因：施术者进针手法不熟练，用力过猛，以致针尖碰到坚硬组织；或因患者在针刺过程中变动了体位，或针柄受到某种外力碰压等所致。

（3）处理：出现弯针后不能再行手法。如针身轻度弯曲，可慢慢将针退出；若弯曲角度过大，应顺着弯曲方向将针退出。因患者体位改变所致者，应嘱患者慢慢恢复原来体位，使局部肌肉放松后，再慢慢退针。遇有弯针现象时，切忌强拔针、猛退针。

（4）预防：施术者进针手法要熟练，指力要轻巧。患者的体位要选择恰当，并嘱其不要随意变动。注意针刺部位和针柄不能受外力碰压。

4. 断针

（1）症状：针身折断，残端留滞于患者穴位内。

（2）原因：针具质量欠佳，针身或针根有剥蚀损伤；针刺时针身全部刺入穴位内，行针时强力提插、捻转，使局部肌肉猛烈挛缩；患者体位改变，或弯针、滞针时未及时正确处理等所致。

（3）处理：嘱患者不要紧张、乱动，以防断针陷入深层。如残端显露，可用手指或镊子取出。若断端与皮肤相平；可用手指挤压针孔两旁，使断针暴露体外，用镊子取出。如断针完全没入皮内、肌肉内，应在 X 线下定位，手术取出。

（4）预防：应仔细检查针具的质量，不合要求者应剔除不用。进针、行针时，动作宜轻巧，不可强力猛刺。针刺入穴位后，嘱患者不要随意变动体位。针刺时针身不宜全部刺入。遇有滞针、弯针现象时，应及时正确处理。

5. 针刺引起创伤性气胸

（1）症状：患者突感胸闷、胸痛、气短、心悸，严重者呼吸困难、紫绀，冷汗、烦躁、恐惧，甚则血压下降，出现休克等危急现象。检查时，肋间隙变宽、外胀，叩诊呈鼓音，听诊肺呼吸音减弱或消失，气管可向健侧移位。X线胸透可见肺组织有被压缩的征象。有的针刺所致创伤性轻度气胸者，起针后并不出现症状，而是过了一定时间才慢慢出现胸闷、胸痛、呼吸困难等症状。

（2）原因：针刺胸部、背部和锁骨附近的穴位过深，刺穿了胸腔和肺组织，气体积聚于胸腔而导致气胸。

（3）处理：一旦发生气胸，应立即起针，并让患者采取半卧位休息，要求患者心情平静，切勿恐惧而翻转体位。一般漏气量少者，可自然吸收。医者要密切观察，随时对症处理，如给予镇咳、消炎类药物，以防止肺组织因咳嗽扩大创口，加重漏气和感染。对严重病例需及时组织抢救，如采取胸腔排气、少量慢速输氧等。

（4）预防：医者针刺时要集中注意力，为患者选好适当体位，根据患者体形胖瘦，掌握进针深度，施行提插手法的幅度不宜过大。胸背部穴位应斜刺、横刺，且不宜长时间留针。

第三节　其他针疗法

壮医针疗法种类繁多，多达10多种，并广泛运用于临床各科。本书主要介绍毫针疗法，并选择壮医民间常用的壮医针挑疗法、陶针疗法、星状针（皮肤针）疗法、刺血疗法进行简要介绍。

一、壮医针挑疗法

壮医针挑疗法是壮族民间常用的医疗技法之一，施治方便，疗效确切。它不但可以单独进行治疗，而且可以配合药物或拔罐、针刺等进行治疗。

（一）概述

1. 定义

壮医针挑疗法，又称挑治疗法，古代壮医亦称挑草子、挑痧毒、挑斑麻救法。壮医针挑疗法是根据患者不同病症选择体表有关部位或经验穴位，运用各种手法，用三棱针（古时用植物硬刺、骨刺、青铜针、银针等）或大号缝衣针等作为针具，挑断皮下纤维组织或挑刺挤压出血，以达到治疗疾病的一种方法。古代壮医则用植物硬刺、骨刺、青铜针、银针进行针挑治疗，现在的壮医针挑治疗则多采用三棱针、一次性注射针头或大号缝衣针。

2. 治疗机理

通"三道"、调"两路"是壮医针挑的治疗机理，就是通过针挑人体的龙路、火路在体表网结及筋结，疏通"三道两路"之滞，鼓舞正气，逐毒外出，调整气血归于平衡，使人体天、地、人三部恢复正常的功能，使三气复归同步，使疾病转归和人体正气康复。

3. 主要功效

（1）针刺效应：针挑疗法，亦是一种穴位刺激疗法，针挑过程中，可产生酸麻胀重的感觉，且其强度明显高于一般的针刺。通过火路的传递，使"巧坞"迅速做出反应，促进"三道两路"畅通，使人体天、地、人三部恢复正常的功能，使三气复归同步。这种针刺效应在治疗中起到重要的作用。

（2）刺血效应：在针挑过程中，会刺破穴位周围的毛细血管、触及皮下脉络丛而引起穴位处少量出血，这就产生了刺血效应。现代医学研究表明，刺血能缓解血管痉挛，改善微循环和局部组织缺氧状态，促进机体组织正常生理功能的恢复，并能调动和激发人体的免疫功能。

（3）按摩效应：针挑过程中，通过挑提、牵拉、摇摆等刺激方式，实际上对机体特定部位进行了机械性按摩刺激。现代医学认为，当针挑进行挑提、牵拉、摇摆等刺激时，其良性刺激信息会通过粗纤维传入脊髓，直接兴奋胶质神经元和间接刺激脊髓上控系统，抑制伤害性冲动传入，从而达到镇痛作用。另外，针挑的挑提、牵拉、摇摆等刺激，可使局部组织微循环得以改善，有利于炎症的吸收，改善细胞供氧和物质代谢，减少有害废物产生，达到消炎作用。

（4）肌肉剥离松解术效应：针挑过程中，可挑出一些皮内纤维，即把痉挛紧张的纤维挑断，使处于紧张状态的韧带、肌肉得以松解。

（5）机体组织损伤后作用效应：针挑结束后，穴位局部会留下一个小小的创口，其局部组织细胞释放出某些化学因子可造成无菌性炎症反应，从而发生一系列的生理变化，如血管扩张、代谢增强等，为损伤的修复创造有利条件。

4.适应范围及禁忌证

（1）适应范围。

壮医针挑疗法的适用范围较广，在临床中，几乎内科、外科、妇科、儿科、五官科等各科的病症，均可用壮医针挑进行治疗，对痧症尤有良效，如羊毛痧、七星痧、五梅痧等，对痹证（如风湿性关节炎等）、四肢关节疼痛或僵直、颈肩腰腿疼痛、跌打损伤瘀痛、肌肤麻木不仁等，疗效较为显著。它不仅对功能性疾病有效，而且对某些细菌性炎症和实质性肿块也有一定的消炎散结作用。

（2）禁忌证。

①有出血倾向疾病、严重器质性病变，如糖尿病、心脏病、肝硬化腹水、血液病等的患者忌用壮医针挑。

②传染性皮肤病、皮肤过敏或溃疡破损处，不宜在患部使用壮医针挑。

③对于肿瘤及不明原因包块，不宜在病灶部位进行挑治。

④体质过于虚弱、恶病质或极消瘦的患者禁用壮医针挑。

⑤空腹时或饱餐后，过度劳累、过度紧张时禁止使用壮医针挑。

⑥孕妇禁用壮医针挑，经期妇女在治疗腰骶部及腹部疾患时均需慎用该法。

（二）壮医针挑的操作方法

1.器具准备

（1）三棱针或大号缝衣针1枚。

（2）2.5%碘酊、75%乙醇、0.5%~2%普鲁卡因适量。

（3）小刀、剪刀各1把，用于配合割治疗法时割断皮下纤维。

（4）2~5 mL注射器1支，用于局麻时注射普鲁卡因。

（5）毫针1~5枚，用于配合针刺疗法。

（6）火罐（瓷火罐或玻璃火罐、竹筒火罐）1个，用于配合拔罐疗法。

（7）艾绒适量、酒精灯1盏、火柴1盒（或打火机），用于配合灸治疗法。

2.体位选择

根据病情和所选定的穴位或挑点选择所需要的体位，一般可取卧位或坐位。

3.消毒

操作前应进行严格消毒。施术前施术者的手指（指甲长的应先行剪去）先用乙醇（或碘酊）棉球涂擦消毒，并用小毛刷蘸药皂洗干净。然后用乙醇（或碘酊）棉球夹住针体擦拭数次；最后用乙醇（或碘酊）棉球涂擦消毒准备针挑的部位（穴位），以防止感染。

4.操作方法

（1）持针：持针的手指，不能拿在针体的过前或过后部位，以免污染针尖或下针时用力不均匀而影响疗效。一般用右手拇指、食指、中指三指头捏住距针尖上面3~4 cm处，无名指在针尾上部支持和调节运针。

（2）施针：施针时，持针要稳定，用力要均匀，不可用力太猛。针体应按不同的针挑手法，以15°~35°的角度下针为适宜。

5.壮医针挑的针法分类

壮医针挑的针法，在临床的具体运用中，又可分为以下11种。

（1）挑出皮下纤维法：针尖挑着皮下纤维后，可适当地用沉劲以无名指压低针尾上部，提高针尖向上挑起，然后慢慢摇摆针体，将皮下纤维挑出；挑完第一挑点，再挑第二挑点，直至挑完纤维为止。针挑过程要尽量保持针体与皮肤表面形成的角度较小。针挑时如遇到出血，可用干棉球或棉签把血抹净，再继续进行针挑。如挑出的纤维较多且不易挑断时，可用小刀割断，随挑随割。挑至没有纤维、有血流出为止。

（2）破口法：一般运用跃挑、疾挑、浅挑、轻挑等手法。施术者必须精神集中，眼明手快，用力均匀，且按照针挑部位的具体情况有条理地进行，无须挑出纤维，只挑破皮肤或微挑出血即可。此法操作比较简便，但必须技术熟练。

（3）挑络放血法：此法所挑的部位是体表的动脉、静脉和毛细血管。以"挑"为主，以"摇"为辅。即开始第一针穿皮要稍深一些，摇摆1分钟左右，用力把皮肤挑断；再边挑边向四周拨动，拨到一定深度让血液流出或渗出一些。也有不用摇摆的，如挑耳背脉络，只用点挑的方法在耳背脉络处挑治放血。在挑络过程中，定点一般选在血管分叉的地方，点间距离约一横指。脉络明显充血或搏动者，应从远端挑到近端。如果脉络不显露，按摩拍打后，仍难以确定血管的位置时，则应从近端挑向远端，这样血管会随着挑摇的刺激逐渐显露出来。若是挑"蛇气"（指在体表上出现一条红线，向上延伸，发展迅猛，局部多有红肿压痛，起点多在原发性感染病灶处，临床所见与西医的继发性淋巴管炎相似），应先挑"蛇头"（即其发展的前端），以挫其势。

（4）挑羊毛疗法：对羊毛疗局部消毒后，将针尖轻轻横斜插入挑点的毛囊根部，注意不要过浅或过深，最好刚刚刺中毛囊，用柔力挑起毛根，这时毛根随针而起，毛囊便会伴有一条带有黏性的线状物随之而出，这条线状物就是俗称的"羊毛"了。如果一次未成功，可以如法再施治。如果挑不出毛丝样物，也不要强求，只要在毛根处多挑几下，做破坏性的挑刺，挤出脓血，即可。如果有多粒羊毛疗，应尽量顺序挑完，如果一次未能挑完，可分次进行。

（5）挑脂（湿）法：挑点（如手心三环1穴、手心三环2穴、手心三环11穴、手心三环12穴）常规消毒，左手拇指经过挑点滑压几次，拇指、食指再固定在挑点旁用力按压不动，排除局部血液并使挑点处皮肤张露。右手持针对准挑点中心，用点挑法迅速挑开皮层，进入皮下。这时皮下的脂肪小体由于受到2个指头在旁边施加的压力，很快会从针口露出，然后用针尖边挑边刮，把分布在脂肪小体上的稀疏纤维挑断，尽量挤出脂肪小体，最后用针体把针口残留的脂肪刮干净。

（6）挑提法：挑点常规消毒，采用慢进针法进针，穿过一些皮肤，刺入皮下，以便提挑，用力时皮层不易被拉断撕裂。穿皮后即可进行挑提，一提一放，从低到高，逐步加重力量，每点提3~20分钟，不用挑断皮，挑毕出针。

（7）挑拉法：挑拉法与挑提法相似，挑提是垂直用力向上提，挑拉是斜着用力向一侧拉，牵拉的方向与病位相反。

（8）挑罐法：视病情需要先行某一种挑法，挑后以针口为中心，加拔一个火罐（火罐的大小、吸拔时间长短视病情和吸拔部位而定）。启罐后，把血迹抹净，常规消毒皮肤和针口。

（9）挑药法：视病情需要先行某一种挑法，挑毕，视病情取一些药物敷贴在针口上，以加强其作用。放药后用胶布固定，保护好伤口，防止感染。

（10）挑灸法：视病情需要先行某一种挑法，挑毕，视病情在针口上放一壮绿豆大小艾柱，点燃作灸。灸至痛甚时，即可压灭其火，不必烧尽艾柱，所灸壮数视病情而定。灸后不必擦药，包扎好针口即可。

（11）机挑法：用针挑机代替人工操作的一种挑治法。

（三）注意事项

1.针挑前注意事项

（1）有壮医针挑禁忌证的患者，严格执行操作规范。对于有出血倾向的疾病、严重器质性病变，如糖尿病、心脏病、肝硬化腹水、血液病等的患者忌用针挑疗法；对于传染性皮肤病、皮肤过敏或溃疡病患者，不宜在患部进行挑治；对于肿瘤及不明原因的包块，不宜在病灶部位进行挑治；对于体质过于虚弱、恶病质或极消瘦的患者禁用针挑疗法；孕妇禁用针挑疗法；对于经期妇女在治疗腰骶部及腹部时均需慎用针挑疗法；对于空腹或饱餐后及过度劳累、过度紧张的患者也不宜使用针挑疗法。

（2）壮医针挑法治疗室应宽敞明亮，室温适宜，空气流通，患者要注意保暖，尽量少暴露身体。

（3）嘱患者选择舒适并利于操作的体位，最好取卧式或坐式体位。

（4）挑治工具、施术者双手、挑治点严格消毒，防止交叉感染。

（5）操作前应仔细检查挑治工具。

（6）挑治前应向患者解释挑治的目的、注意事项、操作过程，以缓解患者的紧张情绪，取得患者配合，防止晕针。

2.针挑过程中注意事项

（1）挑治过程中，尽量避免让患者看到施术情况，以免其产生恐惧心理。

（2）挑治接近动脉大血管的部位时，施术者应先用左手将皮肤捏起，然后用右手进行针挑，动作轻柔，注意解剖部位，防止挑破大血管而发生医疗事故。

（3）必须注意患者的感觉反应，不时询问患者有无头晕、胸闷、心悸、恶心等不适，密切观察患者情况。若发现患者出现精神疲倦、头晕目眩、恶心欲吐，重者心慌气短、面色苍白、四肢厥冷，甚至神志昏迷、卒然仆倒、唇甲青紫、冷汗淋漓、二便失禁、脉微欲绝的情况时，应立即停止挑治，扶患者平卧，头部放低，松解衣带，注意保暖。轻者静卧片刻，给饮温开水或糖水，即可恢复。晕针较重不能缓解者，可针刺口环 12 穴（TKh-12）、手心穴（TSx）、手背二环 3 穴（TSBh2-3）、足背一环 7 穴（DZBh1-7）、地井穴（DDj）等穴位。若仍人事不省，呼吸细微，脉细弱者，应采用现代急救措施。

3. 针挑后注意事项

对于使用壮医针挑术后的伤口，要注意消毒，并嘱患者切记伤口勿碰水，以防止感染。

二、壮医陶针疗法

（一）概述

1. 定义

壮医陶针疗法是用陶瓷片或磨制成针状的陶瓷片作为医疗工具，然后在患者体表的相应穴位进行按压，或刺割至皮下出血来达到治病目的的治疗方法。陶针疗法是古代壮医传统的医疗技术之一，具有十分悠久的历史，至今仍在壮族地区流传不衰。

2. 治疗机理

壮医陶针疗法通过陶片刺激"三道两路"在体表的网结（穴位），通过经络的传导，疏畅"三道两路"，调整气血平衡，使天、地、人三气复归同步而达到治疗目的。

3. 主要功效

壮医陶针疗法具有止痛、止痉、镇静、消炎、通"三道两路"的功效。

4. 适应范围及禁忌证

（1）适应范围：壮医陶针疗法临床常用于治疗小儿夜啼、中风、中暑、小儿急慢惊风等。

（2）禁忌证。

①有出血性疾病或有出血倾向者慎用。

②局部有疮疖、局部皮肤溃疡者少用或禁用。

③局部有烂疮、过敏和皮肤病者，不宜使用陶针疗法。

（二）操作方法

1. 操作前准备

陶针、2.5% 碘酊或 75% 乙醇、生姜汁、棉签、棉球。

2. 操作方法

陶针疗法的操作方法较多，按刺激方式分，有点刺、排刺、行刺、环刺、丛刺、散刺、集中刺及扩散刺等；按刺激的强弱分，有重刺、轻刺、中刺、放血刺、挑疳刺等类别。凡天部疾病、热证、表证、阳证，用虚补实泻、重天（上）轻地（下）的手法；对地部疾病、寒症、里症、阴证，用泻实补虚、重地轻天的手法；对人部疾病及寒热交错、虚实相兼的病症，则用人部（中部）平刺、两胁轻刺的手法。刺后用 2.5% 碘酊或 75% 乙醇、生姜汁消毒即可。

（三）注意事项

（1）操作时应将陶针清洗干净，并进行消毒，局部皮肤亦应消毒，以防感染。

（2）注意掌握刺激手法和刺激强度，以患者能忍耐为度。

三、壮医星状针疗法

（一）概述

1. 定义

壮医星状针疗法，是用一组星状排列组合的针在皮肤上叩刺，刺激肌肤浅表上的龙路、火路反应点，来治疗疾病的一种简便疗法。壮医星状针，也叫皮肤针、五星针、七星针或星丛针（针数不限），与中医的梅花针类似，故现代多以梅花针代替壮医的星状针。壮医星状针可以自制：自制者用5~8枚不锈钢针集成一束，固定于一个圆形木桩上，露出针尖，用一个针柄进行固定连接，针柄可用竹片、木片或有柔性的树枝制成；梅花针则可以直接购买。壮医星状针的使用历史悠久，早在《灵枢经》里就有"毛刺""扬刺"的描述，跟壮医星状针的治疗有许多相似之处。壮医星状针的式样有多种，根据针数多少的不同，名称也各异。古壮医把5根针捆成一束，称五星针，又因为其针排列成圆形，中有一针，很像梅花的样子，故又称梅花针；而将7根针捆成一束的叫七星针；也有不按规律排列组合的，乍看像星星一样，因此又称星状针。此外，由于使用时刺得浅，所谓"刺皮不伤肉"，因此又称皮肤针。

壮医星状针疗法具有操作简单、安全有效、适应范围广等优点，至今仍广泛流传于壮族地区，深受广大患者的欢迎。

2. 治疗机理

壮医星状针疗法通过针具叩刺"三道两路"在体表的网结（穴位），排出局部瘀血，以疏畅龙路、火路，调整气血平衡，使天、地、人三气复归同步而达到治疗疾病的目的。

3. 主要功效

壮医星状针疗法具有止痛、活血逐瘀、排毒、泄热、通龙路和火路的功效。

4. 适应范围及禁忌证

（1）适应范围。壮医星状针疗法临床应用很广，多用于治疗头痛、胁痛、脊背痛、腰痛、高血压、失眠、谷道疾病、消化不良、皮肤麻木、缠腰火丹、风瘾疹、顽癣、斑秃、近视眼、无乳等。

（2）禁忌证。局部皮肤有创伤、瘢痕、溃烂者不宜叩刺；孕妇慎用叩刺；有出血性疾病或有出血倾向者不宜叩刺。

（二）操作方法

1. 操作前准备

梅花针、2.5%碘酊或75%乙醇、棉签、镊子、火罐（瓷火罐、玻璃火罐或竹筒火罐）数个。

2. 操作方法

将针具及叩刺部位的皮肤消毒后，右手握针柄后部，食指压在针柄上，针尖对准叩刺部位，用腕力将针尖垂直叩刺入皮肤，立即提起，反复进行。叩刺后，可在叩刺部位进行拔罐，吸瘀排毒，以增强活血逐瘀之效。叩刺后或出罐后，用乙醇棉球消毒叩刺部位即可。

（三）注意事项

（1）星状针针尖应平齐、无钩、无锈蚀和缺损。

（2）叩刺时针尖应垂直而下，避免勾挑。

（3）循路叩刺者，每隔1 cm左右叩刺一下，一般可循路叩刺10~15次。

（4）若叩刺出血，应注意清洁消毒，防止感染。

（5）预防晕针。晕针多是由于患者初诊，害怕扎针，精神紧张，或治疗部位较广，刺激强度过大，或由于患者过度疲劳或饥饿引起。晕针发生时，患者感到头晕、眼花、恶心，严重时脸色苍白、脉搏细微、手脚发凉、血压下降，甚至失去知觉。若患者出现晕针，应立即停止针刺，轻者卧床休息片刻，喝些温开水或糖水即可恢复；重者可用毫针刺口环12穴（TKh-12）、手心穴（TSx）、手背二环3穴（TSBh2-3）、足背一环7穴（DZBh1-7）、地井穴（DDj）等穴位，促其苏醒；若仍昏迷不醒，则采取急救措施。

四、壮医刺血疗法

（一）概述

1. 定义

壮医刺血疗法，是在壮医理论指导下，用针刺人体的一定穴位或部位，使该穴位或部位出血；或再运用挤压、拔罐等方法放血，来祛除毒邪而畅通"三道两路"、调整气血归于平衡，使天、地、人三气归于同步，从而达到治病目的的一种外治法，又称为放血疗法。常用的刺血工具有三棱针、缝衣针、陶瓷针等，现多用三棱针。

2. 治疗机理

壮医刺血疗法通过挑刺放血排出体内瘀血，疏畅"三道两路"，调匀气血、平衡阴阳和恢复正气，使天、地、人三气复归同步平衡。《灵枢·九针十二原则》说"宛陈则除之"，就是说要通过刺络放血的方法疏通经络中壅滞的气血，协调虚实，调整紊乱的脏腑功能，从而促进疾病痊愈或好转。

3. 主要功效

壮医刺血疗法具有活血祛瘀、解毒排毒、通络止痛、调和气血的功效。

4. 适应范围及禁忌证

（1）适应范围：壮医刺血疗法临床主要用于火毒、热毒炽盛之阳证、热证，如各种痧病、外感发热、跌打损伤瘀积、昏厥、丹毒、红丝疔、中暑、疳积、急性咽炎、目赤肿痛、腰腿痛、头痛、麦粒肿、红眼病、心脏病、高血压、顽癣等。

（2）禁忌证：有自发性出血或损伤后不易止血者及糖尿病患者，慎用或不用该法；孕妇及有习惯性流产的患者禁用刺血疗法；严重的心脏病患者禁刺；皮肤溃烂者禁刺；患者过饥、过饱时或惊吓后，精神过度紧张者不刺。

（二）操作方法

1. 操作前准备

三棱针、缝衣针或其他针具如陶瓷针等，2.5% 碘酊或 75% 乙醇，棉球，镊子，火罐，打火机。

2. 操作方法

对针具及所选针刺穴位进行常规消毒后，右手拇指、食指二指持针，中指夹住针尖部位，露出针尖 1~2 cm，左手先在刺激部位上下推按，使血聚集，然后捏住或夹持，舒张刺血部位皮肤，右手持针迅速刺入皮肤 0.3 cm 左右，马上出针，使其出血，或用左手挤按针孔，使出血数滴，或加拔火罐、角吸使之出血。术后以消毒干棉球按压针孔止血。若为跌打损伤，可在瘀块的中心及其周边或上下左右取点放血。

壮医刺血疗法的基本手法宜轻、宜浅、宜快，一般刺入深度以

0.1~0.2 cm 为宜。

在临床运用中，壮医刺血疗法的基本手法主要以点刺为主，具体有4种。

（1）直接点刺法：这一方法主要用于肢体的末梢部位，如十指末端。刺入前先在针刺部位揉捏推按，使局部充血，然后右手持针，以拇指、食指二指捏住针柄，中指端紧靠针身下端，留出针尖 0.1~0.2 cm，对准已消毒过的部位迅速刺入。刺入后立即出针，轻轻挤压针孔周围，使出血数滴，然后以消毒棉球按压针孔即可。该法也可用于耳峰穴等部位的刺血。

（2）捏挟点刺法：这一方法主要用于身体的面部，如目环穴、面环穴等。在刺入前，先将左手拇指、食指捏起需针穴处的皮肤和肌肉，右手持针刺入 0.1~0.5 cm。退针后捏挤局部，使之出血。

（3）缚扎点刺法：这一方法主要用于身体的手足部位。在刺入前，先用一根橡皮带结扎需针部位上端，局部消毒后，左手拇指压在需针部位下端，右手持针对准需刺部位的脉管刺下，然后立即退针，使其流出少量血液。待出血停止后，再将橡皮带松开，用消毒棉球按压针孔。

（4）围刺法：这一方法主要用于皮肤病和软组织损伤类疾病的治疗，如顽癣等。局部消毒后，用三棱针围绕在病灶周围，上、下、左、右进行多点刺入，使其局部多点出血。此刺法针刺面积大且针刺多，临床常用于治疗丹毒、局部瘀血等。

（三）注意事项

（1）刺血疗法刺激强烈，应向患者解释清楚，务必使患者合作。

（2）针后，针孔应严格消毒，防止感染。

（3）患者存在暂时性劳累、过饥过饱、情绪失常或大病初愈等情况时，应避免刺血。

（4）选择舒适体位，取坐位或卧位，避免晕针。

（5）针后，针孔应严格消毒，防止感染。

第四节　壮医药线灸疗法

一、概述

（一）定义

壮医药线灸，也称壮医药线点灸疗法，是采用经过多种壮药制备液浸泡过的直径在 0.25~1 mm 的苎麻线，取出后将一端在灯火上点燃，使之形成圆珠状炭火后迅速将此炭火直接灼灸在体表的一定部位、穴位或反应点，用以预防和治疗疾病的一种独特医疗方法。药线灸是壮医临床治疗疾病和预防疾病的重要手段和方法之一，是壮医灸法的主体，也是壮医灸法中用途最广泛的一种方法。

（二）治疗机理

壮医药线灸通过药线灸灼在体表的一定部位、穴位或反应点，以其温热、药效及穴位刺激，通过龙路、火路传导，激活人体的自愈力，鼓舞人体正气，调整气血关系使之达到平衡，增强人体的抗病能力，加速邪毒化解或排出体外，畅通"三道两路"，使天、地、人三部之气归于同步运行、协调化生，人体各部功能恢复正常，从而促使疾病好转或痊愈。

（三）主要功效

壮医药线灸有通调道路、解毒解热、均衡气血、减压安神、解郁止痛、散结消肿、扶正补虚、激发并增强机体的自愈力等八大主要功效。

（四）适应范围及禁忌证

1.适应范围

壮医药线灸的适应范围非常广泛，凡针灸疗法所能治疗的病症，均可用药线灸治疗。

2. 禁忌证

（1）孕妇禁灸，尤其是孕妇下半身穴位禁灸。

（2）男性外生殖器龟头部和女性小阴唇部禁灸。

（3）眼球禁灸。

二、操作方法

（一）操作前准备

1. 火源准备

壮医药线灸需要使用明火源，酒精灯、蜡烛、打火机等明火火源均可，但不宜使用含有有毒物质的火源，如蚊香火等不能使用。

2. 药线准备

药线可以用深色的瓶子或深色的塑料袋密封存放。成批购回药线宜放在阴暗干燥处，不能放在高温或靠近火炉的地方，也不宜让阳光照射，不宜频繁打开瓶盖，以免药效散失。药线的准备原则是用多少准备多少。

3. 体位准备

一般宜选用坐位或卧位，使穴位充分显露，力求使患者舒适，避免使用强迫体位。

4. 灸治处方

灸治前需明确诊断，选穴配伍时合理处方。

（二）操作方法

药线灸的操作方法按照操作步骤不同可分为药线点灸常规手法和药线点灸非常规手法。

1. 常规操作手法

壮医药线灸常规操作手法，是指药线点灸操作按照整线、持线、点火、收线、施灸 5 个步骤进行操作的手法。

第一步是整线。整线是把经药液浸泡后已松散的药线搓紧、拉直（图7-1），搓紧药线不仅可使火力集中，也可减轻患者施灸的疼痛。

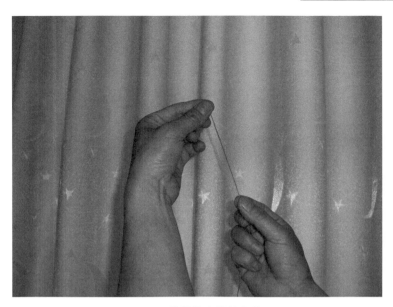

图 7-1　搓紧线头并拉直药线

第二步是持线。持线是用右手食指和拇指指尖相对相平，让药线从手心过，小指固定，中指无名指放在线身上，持药线的一端，露出线头1~2 cm，露出的线头不能太短或太长，太短容易烧着术者的手指，太长不方便施灸操作（图7-2）。

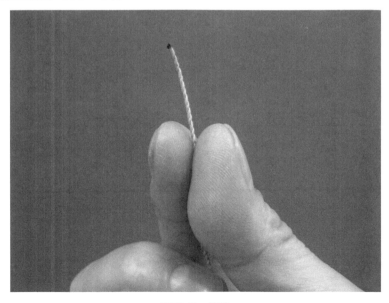

图7-2　持线

第三步是点火。点火是将露出的线端在灯火上点燃，如有火苗必须抖灭，只需线头有圆珠状炭火星即可（图7-3）。注意药线的火苗必须轻轻抖灭，不能用嘴吹灭。

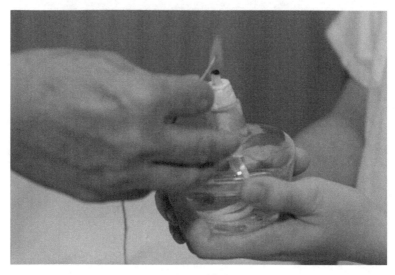

图7-3 点火

第四步是收线。持线手的小指先固定药线，中指和无名指再叩压药线，药线会往回收，拇指适当往前伸，食指指尖固定在拇指指腹中部，露出线端0.5 cm即可，注意线头不能超出拇指的指尖（图7-4）。

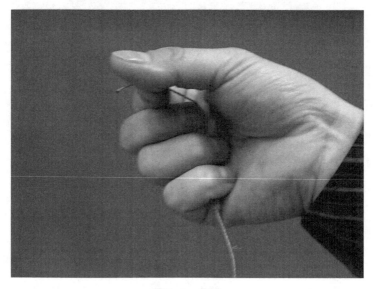

图7-4 收线

第五步是施灸。将持线的手固定在要施灸的穴位旁，线头炭火星对准穴位，当线头炭火星呈现圆珠状炭火星时，屈曲拇指次节关节，稳重而敏捷地将有圆珠状炭火星的线头直接叩压于穴位上，一按火灭即起为 1 壮，一般每穴灸治 1~3 壮（图 7-5）。

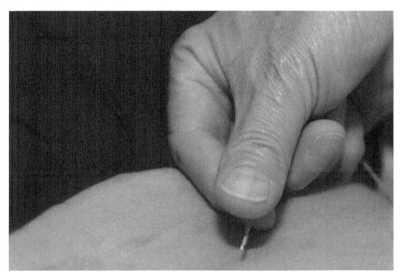

图 7-5 施灸

药线灸治操作的关键技术是顺应拇指的屈曲动作，拇指指腹稳重而又迅速敏捷地将火星线头叩压向下，碰到穴位表面即行熄灭。

2. 非常规操作手法

壮医药线灸非常规操作手法，是指药线点灸操作按照整线、持线、点火、施灸 4 个步骤进行操作的手法。其中整线、持线、点火 3 个步骤的操作方法与常规操作手法完全相同。但非常规操作手法没有常规手法收线的步骤，而且施灸动作也跟常规手法不同。非常规手法的特点是无需收线，而是像针刺持针一样持线，并将线端圆珠状炭火星直接刺灸在穴位上即可。

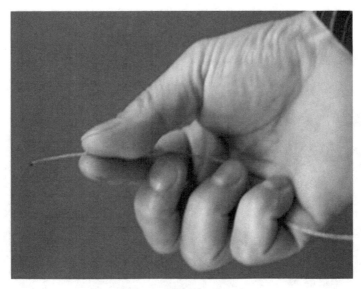

图 7-6　非常规灸治手法

　　一般情况下，药线灸治只能用常规操作手法，不能用非常规操作手法。因为非常规操作手法灸治不但容易烧伤皮肤，而且特别疼痛。但一些特殊部位或一些特殊的疾病如耳朵穴位、口腔的穴位、创口，点灸痔疮、疱疹或其他传染性皮肤病等，可以用非常规操作手法灸治。

三、灸治手法

（一）灸治手法

　　壮医药线灸治施灸手法分为轻、中、重3种手法，即轻手法、中手法和重手法。

　　（1）轻手法：药线灸治快速叩压，令珠火接触到穴位即迅速按灭（或不灭）为轻手法。

　　（2）重手法：缓慢叩压，令珠火较长时间接触穴位然后用拇指慢慢按压，即为重手法。

　　（3）中手法：介于轻手法和重手法两者之间，即拇指一按一提，令珠火接触到穴位即按灭为中手法。换言之，在施灸时，药线火星接触穴位的时间短为轻手法，药线火星接触穴位时间较长为重手法，介于两者之间为中手法。

（二）灸治刺激量

壮医药线灸治对穴位刺激量的大小主要与 3 个方面因素有关：施灸手法的轻重、施灸药线的粗细及施灸次数。

1. 施灸手法的轻重

壮医药线点灸施灸轻手法、中手法和重手法对药线点灸的刺激量有着明显的影响。轻手法施灸的刺激量相对小，中手法次之，重手法施灸刺激量相对大。

2. 施灸药线的粗细

施灸时所用药线的直径大小会直接影响到药线灸治的刺激量。壮医药线灸治所用的药线直径一般为 0.25~1 mm，根据直径大小分为一号线（直径为 0.25 mm）、二号线（直径为 0.7 mm）、三号线（直径为 1 mm）。一号线灸治刺激量最小，三号线灸治刺激量最大，二号线灸治刺激量介于一号线和三号线之间。因此，施灸时所用的药线越粗灸治的刺激量就越大，反之药线越细灸治的刺激量就越小。

3. 施灸次数

壮医药线灸治施灸治疗疾病时，将带有圆珠状炭火星线头直接点按于穴位上，一按火灭即起为 1 壮，一般每穴灸治 1~3 壮。同一时间内同一穴位灸治的次数越多刺激量就越大，反之刺激量则小。

四、灸治火候

药线点燃后，一般会出现 4 种火候（图 7-7）：一是明火，即有火焰；二是条火，即火焰熄灭后留下一条较长的药线炭火，不带火焰；三是珠火，即条火停留后，逐渐变小至线头呈圆珠状炭火星；四是径火，即珠火停留过久，逐渐变小，只有半边炭火星。

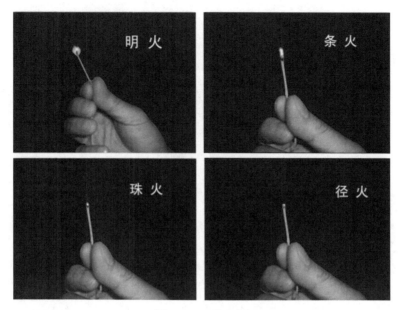

图 7-7　4 种火候

在以上 4 种火候中，只有珠火能够使用，其他 3 种火候不宜使用。若使用明火灸治，极易烧伤皮肤，出现水泡；使用条火施灸，很难对准穴位，火力太强容易烫伤皮肤；使用径火施灸，药效及热量均不足，效果欠佳。因此必须使用珠火灸治，以线端火星最旺时为灸治良机，以留在穴位上的药线炭灰呈白色为效果最好。

五、注意事项

（一）注意事项

（1）灸治眼区及面部靠近眼睛的穴位时，嘱患者闭目，以免不慎火花飘入眼内引起烧伤。

（2）患者情绪紧张或过度饥饿时慎用。

（3）灸治面部穴位时一律用轻手法。

（4）黑痣不宜用药线灸治，建议用药物或激光等作一次性彻底治疗。

（二）药线灸后处理

穴位经药线灸治后，一般都有少许痒感，或局部皮肤出现一个小红点，特别是同一穴位经连续灸治数天后，局部皮肤会出现一个非常浅表的灼伤痕迹，属正常现象，一般不需要任何处理，停止灸治一周左右即可自行消失。事先应告诫患者，千万不要因为瘙痒或有灼伤而用手抓破，以免引起感染。如长时间、反复施灸同一个穴位或同一处，局部出现小水泡，应注意保持灸处清洁，或用75%乙醇消毒即可；如处理不当而出现局部感染，则可用消炎药膏外涂患处。

（三）药线灸饮食宜忌

在使用药线灸的过程中，各种皮肤病，如湿疮、荨麻疹、带状疱疹、白癜风等患者，应忌食生葱、牛肉、马肉、母猪肉、海味、竹笋、韭菜、南瓜苗、公鸡、鲤鱼等发物。

第五节　其他灸疗法

壮医灸法很多，民间有众多简易而有效的方法，但由于一些施灸方法过于粗暴或与现代社会进步不相适应，故只选择8种比较有代表性的灸法进行介绍。

一、四方木热叩灸疗法

（一）定义

四方木热叩疗法是用壮药浸泡的四方木，点燃熄灭明火后隔着浸透壮药的纱布叩打病变部位以达到治疗目的的一种方法。

（二）治疗机理

1.温热作用

通过四方木不断地热扣，让患者有种舒适的温热感。随着叩击次数的不断增加，导入皮肤的热量不断增加，并深入局部皮肤组织，渗入病变肌肉、筋骨、关节，使病变部位三气同步，通调局部龙路、火路，进而均衡气血。

四方木热叩疗法能使局部血管扩张，促进血液循环，使细胞的通透性加强，利于血肿的吸收，加速水肿的消散，并能加强巨噬细胞系统的吞噬功能，提高新陈代谢，故有消炎、镇痛解痉的作用。

2. 机械压迫作用

在四方木热叩过程中，可局部加压皮肤及皮下组织，产生柔和的机械压迫作用，能防止组织内的淋巴液和血液渗出，促进渗出液的吸收，并使热作用深而持久。

3. 药效作用

四方木的制备液由舒经活络、散瘀止痛的壮药等共同浸泡而成。治疗时，药液通过温热作用加速渗入病变皮肤组织，因而有明显的镇痛、活血、消炎止痛的作用。

（三）主要功效

四方木热叩疗法具有舒经活络，畅通气血，通调龙路、火路，止疼痛的功效。

（四）适应范围及禁忌证

1. 适应范围

腰腿痛、关节痛、骨质增生引起的局部疼痛。

2. 禁忌证

妇女妊娠，急性传染病，有开放性创口、感染性病灶等禁用该疗法。

（五）操作方法

药物的制备：取四方木 50 g（锯成长 20~30 cm、宽 3~4 cm 若干段）、战骨 500 g、红花 100 g，加入 60%~75% 乙醇 3000 mL。浸泡 15 天，取出四方木皮晒干备用，过滤去渣的药水即为"治骨酊"，分装备用。

治疗及操作方法：根据不同的发病部位选用大小适中的纱布 2~3 层，

浸透"治骨酊"药水，平敷于发病部位上，外加能盖过纱布的厚皮纸一张，然后将备好的四方木在灯火上燃成炭状，又烧木皮的外层，每次烧长约 2~3 cm，烧至木皮全层 1/2 着火，以着火深度足而叩打时不溅炭块为好，将着火端在厚皮纸上盖住纱布的范围叩打，打至局部发热，要注意叩打有节奏且用力均匀，并不断移动叩打部位，防止局部烫伤起泡。叩打至纱布药水干为宜。每天叩 1 次，每 10 次为 1 个疗程，效果良好。

（六）注意事项

（1）叩打四方木时，须防四方木上的火星飞溅烫伤患者。

（2）叩打四方木时，须不断移动叩打部位，叩打停留的时间以患者能忍受及不烫伤为度。

二、麻黄花穗灸疗法

（一）定义

麻黄花穗灸疗法是用浸泡过壮药酒的麻黄花穗点燃后，直接烧灼患者体表的一定穴位或部位，从而达到治病目的的一种外治法。

（二）治疗机理

壮医认为，人体脏腑骨肉通过"三道两路"输送气血及营养物质滋养机体，"三道两路"通过散布全身的网络相互沟通联系。痧、瘴、蛊、毒、风、湿等是导致人体发病的毒邪，侵犯人体，导致人体"三道两路"受阻、机体网络不通而发病。该疗法利用麻黄花穗辛散解表邪、利水消肿的作用，配合火的温热作用，把壮药透发到"三道两路"网络，通调道路而逐毒邪外出，通网络止疼痛，调气血。

（三）主要功效

麻黄花穗灸疗法具有祛湿散寒、通络消肿止痛、通调气血的功效。

（四）适应范围及禁忌证

1. 适应范围

对风湿性关节炎、头痛头晕、体癣、手脚麻木、痧症、疮疖、腹胀、腹痛、鼻出血、无名肿毒、鼻塞等，有较好的疗效。

2. 禁忌证

孕妇或瘢痕体质、有开放性创口、感染性病灶等的患者禁用该疗法。

（五）操作方法

麻黄花穗采集：每年的4～5月、10～11月采集长约3 cm的麻黄老花穗。

制备方法：取麻黄花穗、硫磺各15 g，乳香、没药各6 g，丁香、松香各3 g，桂枝6 g，雄黄15 g，白芷、川芎各6 g，杜仲12 g，枳壳、独活各6 g，细辛3 g，炮甲、两面针、通城虎、金不换各6 g，浸于500 mL95%乙醇内。3周后用纱布过滤去渣，在药液中投入冰片3 g，麝香1 g，再浸泡麻黄花穗，装瓶密封备用。

灸治方法：医者以右手拇指将点燃的麻黄花穗迅速压在选定的穴位上，火熄后重复操作，灸至皮肤潮红为止。

（六）注意事项

施灸时，动作要快，手法要轻，以免烫伤患者皮肤。

三、壮医灯花灸疗法

（一）定义

壮医灯花灸疗法又叫灯草灸或打灯草，在壮族地区广泛运用，是指用灯心草点燃后，直接灸灼在体表一定部位或穴位上，以达到治疗目的的疗法。该法疗效确切，在壮族地区广泛运用。

（二）治疗机理

1.温热作用

通过灯心草点燃后直接灸灼在病位上，使患者皮肤温度快速升高，刺激火路传导通路，通过火路传导刺激"巧坞"，达到镇惊醒神的作用。点灸后，患者因火路不断刺激而微微汗出，故有疏风解表的作用。

2.刺激穴位，贯通表里

通过点灸热的刺激穴位，灯心草的有效成分遇热激发为分子或亚分子状态透入穴位，作用于经络、气血、脏腑、筋骨肌肉，达到通贯表里、均衡气血、通调三气的作用。

（三）主要功效

壮医灯花灸疗法具有健脾止泻、清热解毒、镇惊醒神、疏风解表、行气利痰、开胸解郁的功效。

（四）适应范围及禁忌证

1.适应范围

该法适用于治疗各种急性病症及常见病，如小儿惊厥、消化不良、疟疾、流行性腮腺炎、胃痛、呃逆等。特别对消化不良的腹泻、胃痛、麻痹性肠梗阻、腰痛、各关节痛、昏不知人、发热、慢性中耳炎的疗效确切。

2.禁忌证

饭前饭后半小时内、饥饿、过度疲劳，有开放性创口、感染性病灶，孕妇、年龄过大或体质特别虚弱的人群禁用该疗法。

（五）操作方法

材料：备茶油1瓶或豆油1瓶，灯心草数根，油灯1盏，火柴1盒即可。如无灯心草亦可用脱脂棉花代替。

操作：灯花灸分明灯灸、阴灯灸2种。

明灯灸：用灯心草1～3根，蘸油后点燃，直接烧在穴位上，啪啪有声。该灸法火燃较大，刺激强，热度较持久，灸后表面有绿豆大的水泡，约半天即可消失。此法多用于治疗急性病及四肢疾病，如痫病、小儿高热抽搐、昏迷不省、四肢关节风湿痛等病。

阴灯灸法：先在选定的穴位上贴上一片薄姜片，然后用灯心草蘸茶油点燃灸在姜片上，或用灯心草1~3根，蘸油点燃，医者以右手拇指压在灯心草火上，然后用拇指的温热迅速地压在治疗的穴位上，反复几次。此法刺激小，灸后无疤痕。阴灯灸法用于治疗小儿疾病及慢性疾病，如感冒、风湿性关节痛、痢疾、腹泻等。该法使用安全，患者易于接受。

改良的阴灯灸法：把灯心草蘸油点燃约半分钟即吹灭，停约半分钟，待灯心草温度有所下降后，利用灯心草余热点在治疗穴位上，效果良好。其优点一是安全，二是患者易于接受，急慢性病均可应用。

灯花灸的应用：明灯灸和阴灯灸在使用上各有所长，术者须根据患者的体质、年龄、病变部位和耐受力的不同来施灸，给予适当刺激。若刺激过大，可引起不良反应，刺激过小又达不到治疗目的。壮医一般用1根灯心草施灸，也有集中用2~3根的，需视具体病情而定，每日施灸1~3次即可。

小儿与体弱者，一般宜用1根灯心草，作阴灯灸，用穴不宜过多。

青壮年男女，一般用2根灯心草，急性病可用3根灯心草，男性多采用明灯灸，女性多采用阴灯灸。

患者肥胖而肌肉丰厚者，可用2~3根灯心草，多作明灯灸；瘦者一般用1~2根灯心草，多采用阴灯灸。

对急性病，如休克、痫病等，多用1~2根灯心草，作明灯灸，以收到快速的效果。

（六）注意事项

注意事项：灯花灸是壮医比较古老的治法，使用时要耐心向患者解释清楚，以求得患者的合作。对孕妇、精神病患者慎用该法。要选准穴位，对哑门、风府、面部、近心脏（咪心头）、阴部等要害部位，不宜用灯花灸疗法。

四、壮医竹筒灸疗法

（一）定义

竹筒灸疗法是流行于广西南部壮族地区的一种民间疗法。竹筒灸疗法是在竹筒里边放置艾绒，艾绒与皮肤之间隔着野芋头而施灸的一种灸疗方法。

（二）治疗机理

1. 温热作用

通过点燃的艾绒间接灸灼在病位上，使患者皮肤温度缓慢升高，皮下热量不断累积，刺激龙路、火路传导通路，通过火路传导刺激"巧坞"，来畅通"两路"，调理三气，增强人体抵抗力，达到温经通络、补虚的作用。

2. 药物作用

壮医理论认为"毒—虚"致百病，毒邪是机体发病的主要原因。而导致人体发病的毒邪包括痧、瘴、蛊、毒、风、湿。毒邪侵犯人体，导致人体"三道两路"受阻，机体网络不通而发病。壮医在诊断疾病、治疗疾病时，喜用野芋头。如在诊断痧毒时，让患者嚼一小片野芋头，其不觉刺舌、喉痒，反觉甘甜者多为痧毒。或以辣椒或生野芋头擦病者掌心，若其不知瘙痒热辣者为痧毒。壮族民间有句谚语叫"树边生长野芋头，感冒发烧不用愁"。民间还用野芋头来作为解毒药。壮医认为野芋头不仅有清热解毒、散瘀消肿的作用，还有吸附毒素、助毒排泄的作用，故喜用之。

竹筒灸疗法中使用野芋头，在于通过温热作用，加快体内毒素的排泄，毒祛病愈，从而达到治病的作用。

（三）主要功效

竹筒灸疗法具有调三气补虚、温经通络、止痛的功效。

（四）适应范围及禁忌证

1. 适应范围

该法适用于治疗各种痹症、痛症、瘰疬、咳嗽、哮喘等。

2. 禁忌证

有开放性创口、感染性病灶、孕妇或者对野芋头过敏的人群禁用该疗法。

（五）操作方法

用具：用 1 根长约 8 cm、直径 4 cm 的竹筒，一端留竹节，另一端锯掉竹节，然后在距口径约 2 cm 处分别开 2 条长方形气槽，气槽宽约 2 cm，长达另一端的竹节。

操作：施灸时，先将野芋头切成厚度约 2 mm 的薄片，粘贴于竹筒的开口端，然后填入艾绒，以填平气槽为度，点燃艾绒，以野芋头粘的一端轻轻压在痛点或选取的穴位上，至局部感到灼热（以能忍受为度），再重压竹筒，热感消失，约过三息（约 10 秒），即可移开竹筒，完成灸治。治疗各种痹症及腹痛、腰痛时可直接灸治痛处。

（六）注意事项

（1）施灸时，注意明火，防止艾火烧坏患者衣服、被褥等物，避免火灾。

（2）施灸时，注意控制明火燃烧，温热以患者能忍受为度，防止烧、烫伤。

五、壮医火功疗法

（一）定义

壮医火功疗法，是用经过加工泡制的药枝，点燃熄灭明火后，用 2 层牛皮纸包裹，熨灸患者身体一定部位或穴位，以达到治病目的的一种方法。

（二）治疗机理

1. 温热作用

通过不断地用药枝施灸，使患者有种舒适的温热感。随着施灸次数的不断增多，导入皮肤的热量不断增加，并深入局部皮肤组织，渗入病变肌肉、筋骨、关节，使病变部位三气同步，通调局部龙路、火路，进而均衡气血，起到温经散寒、调和气血的作用。

壮医火功疗法能使局部血管扩张，促进血液循环，使细胞的通透性加强，利于血肿的吸收，加速水肿的消散，并能加强巨噬细胞系统的吞噬功能，提高新陈代谢，有消炎、镇痛解痉的作用。

2. 药效作用

火功药用材料由具有舒经活络、散瘀止痛功效的壮药组成。治疗时，药液通过温热作用加速渗入病变皮肤组织，因而有明显的镇痛、活血、散结止痛的作用。

（三）主要功效

壮医火功疗法具有温阳散寒、行气活血、散结止痛的功效。

（四）适应范围及禁忌证

1. 适应范围

该法适用于内科、外科、妇科、儿科的多种病证，尤适用于风寒湿痹、痿证及虚寒证的治疗。

2. 禁忌证

有开放性创口、感染性病灶、孕妇禁用该疗法。

（五）操作方法

火功药用材料：追骨风、牛耳风、过山香、大钻、五味藤、八角枫、当归藤、四方藤、吹风散等药，切成 15~20 cm 长，晒干后用生姜、大葱、两面针、黄柏、防己加入白酒浸泡（酒要浸过药面），7 天后取出晒干备用。

操作：取一盏酒精灯，15~20 cm 长的药枝。把药枝的一端放在酒精灯上燃烧，明火熄灭后，把燃着暗火的药枝包裹于 2 层牛皮纸内，在患者身上的穴位施灸（灸时隔着衣服或直接灸在皮肤上均可）。

取穴：寒毒、阴证多取背部穴位；热毒、阳证多取四肢穴位；下部病变，可选灸外上杆、外上桩、前上桩、内下桩、足背一环7穴等；用于预防保健，可选灸腹二环6穴、12穴，前上桩等。壮医火功疗法一般每天施灸1~2次，10天为1个疗程，每个疗程间隔一周。

（六）注意事项

（1）该法适应证较广，凡适用于灸法的病证均可采用该法选穴施治。但对疮疡已溃处及体表的恶性肿瘤病灶局部禁用该法。

（2）灸后应让患者休息片刻，以使药气周流畅达全身经络，直达病所，驱逐病邪。

六、艾绒硫磺灸疗法

（一）定义

艾绒硫磺灸疗法是用艾绒和硫磺按5∶1（或根据实际需要）的比例混合，将其捏成玉米粒大小，点燃后直接灸在患者的穴位或患部，使局部产生温热或轻度灼痛的刺激，以调整人体的生理机能，提高身体抵抗力，从而达到防病治病目的的一种治疗方法。

（二）治疗机理

1. 温热作用

以硫黄和艾绒为施灸材料进行施灸，患者舒适的温热感。随着施灸时间的不断增长，导入皮肤的热量不断增加，并深入局部皮肤组织，渗入病变肌肉、筋骨、关节，通调局部龙路、火路，使病变部位三气同步，进而均衡气血，起到温经散寒、调和气血的作用。

艾绒硫磺灸疗法能使局部血管扩张，促进血液循环，使细胞的通透性加强，利于血肿的吸收，加速水肿的消散，并能加强巨噬细胞系统的吞噬功能，提高新陈代谢，有消炎、镇痛解痉的作用。

2. 药效作用

硫黄和艾绒为施灸材料，艾绒有散寒止痛、温经止血的功效，硫黄有解毒杀虫的功效。治疗时，药液通过温热作用加速渗入病变皮肤组织，因而有明显的温经散寒、解毒排脓生肌、散结止痛的作用。

（三）主要功效

艾绒硫磺灸疗法具有疏通经络、宣导气血、温经散寒、活血止痛、解毒排脓生肌的功效。

（四）适应范围及禁忌证

1. 适应范围

此法常用于治疗胃痛、风湿性关节炎、肩关节炎等，还可用于顽固性疮疡及其形成瘘管者。

2. 禁忌证

有开放性创口、感染性病灶，孕妇或者对硫黄过敏的人群禁用该疗法。

（五）操作方法

该法是用精制的 10 g 艾绒配 2 g 硫磺粉装入瓶内备用，用时将其捏成玉米粒大小，点燃后直接灸在患者的穴位上。

（六）注意事项

（1）施灸时，防止艾火烧坏患者衣服、被褥等物，避免火灾。

（2）施灸时，以患者能忍受为度，防止烫伤。

（3）以硫黄引焰时，防止脱落造成烫伤。

七、艾灸疗法

（一）定义

艾灸疗法是壮医常用的医疗技法之一。分艾柱灸和艾卷灸 2 种。艾柱灸是将艾绒制成大小不等的艾柱，使用时将艾柱直接放在皮肤上灸或隔药（姜、蒜、盐、蛤蟆皮等）灸。艾卷灸又称艾条灸，是将艾绒制成长条样，治疗时点燃艾卷以灸灼在皮肤上或隔药灸。

（二）治疗机理

艾叶是岭南常见药物，具有散寒止痛、温经止血的作用。艾灸借灸火的温和热力及药物作用，通过刺激疏通龙路、火路气机，疏通网结，逐寒祛毒，回阳救逆，温通经脉；通过温热效应，刺激调和气血、协调阴阳、扶正祛邪，达到补虚祛邪、治疗疾病、防病保健、养生美容的功效。

（三）主要功效

艾灸疗法具有逐寒祛毒、回阳救逆、温通经脉、调和气血、协调阴阳、扶正祛邪、补虚祛邪的功效。

（四）适应范围及禁忌证

1. 适应范围

艾灸疗法应用范围广泛，凡内科、外科、妇科、儿科等各科的急慢性疾病，不论寒热、虚实、表里、阴阳均有艾灸法的适应证。

2. 禁忌证

有开放性创口、感染性病灶者，孕妇禁用该疗法。

（五）操作方法

操作方法可分 4 种。

（1）温和灸：将艾条点燃一端，靠近穴位熏烤，至患者感觉温热舒适即固定不动，灸至皮肤稍起红晕即可。一般灸 10~20 分钟不等。

（2）回旋灸：将点燃的艾卷靠近欲灸的部位平行往复回旋熏灸（距皮肤约 3 cm），每次灸 10~30 分钟。

（3）雀啄灸：将艾条一端点燃后对准穴位，如小鸡啄米般一起一落、忽近忽远地施灸，每次灸 5 分钟。

（4）实按灸：将艾条点燃后裹上 10 层油纱纸或 3~5 层棉布，趁热按到穴位上，使热气透到深层从而发挥治疗作用。

（六）注意事项

（1）头面部、心区、大血管、肌腱处，以及睛明、丝竹空、瞳子髎、人迎、经渠、尺泽、委中等穴均应禁灸，妇女妊娠期腰骶部和小腹部不宜多灸。

（2）对昏迷、知觉神经麻痹者或小儿患者，应密切观察，掌握温度，避免烫伤。

（3）在灸治过程中要及时抖落烟灰，以免掉落烫伤患者皮肤。艾灸温度以患者能忍受为度，防止烫伤。

八、壮医鲜花叶透穴灸疗法

（一）定义

壮医鲜花叶透穴灸疗法是将鲜花或植物叶片置于所选用的穴位上，用艾绒或药根枝点燃隔花叶灸灼，使鲜花芳香之气、绿叶浓厚之味透过穴位，来畅通"三道两路"、调整气血归于平衡，使天地人三气归于同步，从而达到治病目的的一种外治法。

（二）治疗机理

自然界的树木花卉随气物候推移具有很强的节令性。鲜花随时序而有含苞、初展、开放、盛开、敛容、落英的过程，叶片随季节而有嫩叶、玉叶、绿叶、碧叶、红叶、金叶质变的阶段，人体生理病机具有与当时当地环境的统一性和生物节律的同步性。采用居住环境周围自然生长的植物花卉或植物叶片直接透穴治疗，鲜花、叶片得天时之先、地气之厚，花叶带露，历经秋风霜冻，得天地寒、热、温、凉四气，其气味皆全，与人体同步相应，同气相求，可调节生机，解除病变，制约生化而使生机健壮。

该疗法运用各种植物鲜花瓣或鲜叶片贴于患者体表穴位，以艾绒在叶上点灼，使植物花叶中的有效成分遇热气化透入穴位，通过龙路、火路的传导，直达病所，调整脏腑功能，使"三道"恢复畅通、气血恢复均衡，人体正气得以匡扶，祛除病灶。

（三）主要功效

壮医鲜花叶透穴灸疗法具有清鲜秽浊、安神定志、运行气血、调整脏腑、扶正祛邪、强身健体等功效。

（四）适应范围及禁忌证

1. 适应范围

壮医鲜花叶透穴灸疗法材料丰富、易学易用，安全可靠，广泛用于壮医内科、外科、妇科、儿科、五官科等各科临床，尤其对治疗失眠、亚健康及疾病康复等方面有较好的临床疗效。

2. 禁忌证

壮医鲜花叶透穴灸疗法适用范围较广，一般无特殊的禁忌证。

（五）操作方法

根据不同的病证，根据"天圆地方"的处方原则选择治疗用穴，结合壮医关于天、地、人三气同步与自然界花卉生机同步运行的认识，按季节气候采用各种鲜花和叶子。凡当节令鲜花如含苞、初展、开放、盛开、敛容、落英等花瓣，或嫩叶、玉叶、绿叶、碧叶、红叶、金叶等叶片，均可选用。根据病情，把花瓣、叶片放在选定的穴位上，用艾绒或药根枝点燃，隔花叶进行灸灼。灸灼致花瓣或叶片干为一换，每个穴位灸灼2~3片花瓣或叶片。

（六）注意事项

灸治过程中防止烧、烫伤。

第八章 壮医针灸治疗基础

壮医针灸的治疗基础，就是将壮医针刺与壮医药线灸的基础知识和技能进行综合运用，以阐明壮医针灸治病的基本规律。

第一节 壮医针灸治疗特征和禁忌

壮医针灸学认为，人的身体不是一个简单的由脏器构成的肉体，而是一个有精神的、具有独立性的主体，是与天地自然相一致的有机体。壮医针灸的诊治重视调节患者的身心状态，因此，壮医针灸的治疗过程，主要是通过针灸来减轻患者身体的不适症状，并恢复机体的正常感觉，从而使人体重新回到身心协调的状态。壮医针灸对病患者的穴位进行刺激，通过"三道两路"的传导，最终使以"巧坞"为中心的整个机体的庞大系统统一快速运转，全身心参与、内外一致、消除机体内的各种病毒邪恶，激发并增强人体的自愈力，激发人体自身的修复能力，从而帮助人体战胜疾病，使人体的紧张环境恢复平静，使人体达到内外一致、和谐统一的境界，从根本上彻底消除毒虚，使气血归于均衡，从而达到治病求本、固本培元的目的。

一、壮医针灸治疗特征

（一）壮医针刺治疗特征

壮医针刺治疗的真谛在于治"神"。针刺虽然是作用在人体的体表穴位上，但由此所产生的刺激能量信息能迅速通过火路传导，传至"巧坞"，使"巧坞"之神能够作出快速反应。壮医针刺之治"神"有两层含义：一是医者必须精神专注，人神合一，才能洞悉病情的变化，精注神往随针而入令气到病所；二是针刺必须调动患者之神，即通过医患互动、配合，患者的精神和动作随医者的引导而动，随着针刺的进入和"8"环针法的相继作用，患者的壮气得到鼓动，人体的自愈力被激活，巧通火路，妙传至"巧坞"，"巧坞"之神迅速作出反应，"三道两路"快速协调运转，调整气血恢复平衡，使人体各部恢复正常的功能，三气复归同步，疾病获愈。由此可见，壮医针刺学正是以良好的医患关系为基础发展而来的。

同时，壮医针刺也非常重视机体自愈力的作用。壮医针刺在治疗时，不使用药物，而是直接在机体的体表穴位或部位使用针刺的方法，使这种微弱的物理能量作用于体表的特定部位或穴位，以激活人体的自然自愈力而起到防病治病的目的。壮医针刺治疗的意图不是在于压制机体的反应，而是在于调动机体内部的力量祛除病邪。这种调动是针对疾病的状态而有目的地给予机体的调节机制以援助，即壮医针刺治疗的特征是用针刺技术来帮助机体的内在自愈系统充分发挥作用。这些系统包括了防御、应激、免疫、修复等系统的协调作用，使机体维持健康的状态。因此，壮医针刺是一种绿色自然疗法。

（二）壮医药线灸治疗特征

壮医药线灸是以其温热、药效并通过穴位的刺激，通过龙路、火路传导，鼓舞人体正气，祛毒外出，畅通"三道"、通达"两路"，使"三道两路"畅通而发挥其正常的生理功能，恢复天、地、人三气同步功能，正常发挥脏腑、骨肉、气血的功能，平衡气血，使人体各部功能恢复正常，从而促使疾病好转或痊愈。

同时，药线灸可通过药线温热、药效和穴位的刺激，有目的地给予机体的调节机制以援助，帮助机体的内在自愈系统充分地发挥作用，使机体从气血不均衡状态向平衡状态转化，调整气血归于平衡，促使疾病向痊愈方向转归，使机体维持健康的状态，从而达到治愈疾病的目的。

二、壮医针灸治疗禁忌

（一）壮医针刺治疗禁忌

壮医认为，凡是大饥、大饱、大怒、大惊、大劳、大汗、大渴、大失血及房事太过、醉酒或重度虚弱者禁针；孕妇的腹部环穴、腰骶部环穴及小儿的囟会禁针；重要脏器部位禁针；大血管所过之处禁刺。这些都是壮医针刺所不宜的，是壮医针刺的禁忌证。

（二）壮医药线灸治疗禁忌

壮医认为，所有孕妇都是禁灸的，尤其是孕妇下半身的穴位不能用药线灸治；男性外生殖器龟头部和女性小阴唇部禁灸；此外，眼球禁灸。这些都是药线灸的禁忌。

第二节　壮医针灸治疗作用

一、壮医针刺治疗作用

壮医针刺的治疗作用与药物的治疗作用有着异曲同工之妙。

壮医认为，壮医针刺的治疗作用是通调道路、均衡气血、调神减压、祛毒补虚，主要通过针刺和穴位刺激，使"三道两路"归于畅通，气血调整均衡，脏腑功能趋于调和，把不平衡状态调整为平衡状态，使天、地、人三气复归同步，从而达到防治疾病的目的。

1.通调道路

壮医针刺有通调道路的治疗作用。通过穴位的针刺刺激，可以祛瘀消滞、畅通"三道"、调达"两路"，使"三道两路"畅通而发挥其正常的生理功能，使三气恢复同步功能。这是壮医针刺最基本和最直接的治疗作用。

壮医针刺学认为，"三道两路"以通为用，以塞为痛，以阻为病。"三道"畅通，调节有度，人体之气就能与天地之气保持同步协调平衡；"三道"阻塞或调节失度，则天、地、人三气不能同步而产生各种病痛；龙路受阻，则无法为脏腑骨肉输送营养；火路阻断，则人体失去对外界信息的反应、适应能力，可以导致发生各种疾病甚至死亡。"塞"和"阻"来自瘀、滞，或由于虚弱，"两路"不足而致连接不通。穴位是人体"三道两路"运行气血的出入之处，是脏腑气血骨肉的外延，是天、地、人三部运行气血的重要通道，是"三道两路"在体表布设的网结。针刺通过穴位的刺激并迅速通过火路传导，"巧坞"立即作出反应，调动体内的壮气使"三道两路"畅通，或通过濡养补充不足，使"两路"能连接畅通，使天、地、人三气归于同步。

2. 均衡气血

壮医针刺有均衡气血的治疗作用。针刺可使机体从气血不均衡状态向平衡状态转化，这是壮医针刺治疗最终要达到的目的。通过针刺刺激体表的穴位，经火路传导，传至"巧坞"，"巧坞"能够作出快速反应，迅速激活人体的自愈力，有目的地给予机体的调节机制以援助，帮助机体的内在自愈系统充分地发挥作用，调整气血恢复平衡，促使疾病向痊愈方向转归，使机体恢复健康的状态，从而达到治愈疾病的目的。

3. 调神减压

壮医针刺有调神减压的治疗作用。随着现代生活节奏越来越快，压力与忙碌在同步攀升，来自社会、工作、家庭各方面的压力有时会压得人们喘不过气来。面对这些压力，许多人患忧郁、焦虑、失眠等。壮医针刺通过针刺人体的体表穴位，由此所产生的刺激能量信息，能迅速通过火路传导，传至"巧坞"，使"巧坞"之"神"能够作出快速反应，调整机体各种机能，有目的地给予机体的调节机制以援助，帮助机体的内在自愈系统充分地发挥作用，使机体放松，减缓压力；其治疗的真谛在于调"神"和治"神"。故临床应用于治疗一些情志不舒、心神不宁的疾病，如失眠、忧郁、焦虑、神经官能征、更年期综合征等，均获得良好的治疗效果。

4. 扶正补虚

壮医针刺有扶正补虚的治疗作用。壮医认为，疾病的过程，就是邪正相争的过程，而能否导致机体产生病变，就看邪正相争谁胜谁负的结果。

壮医针刺治疗疾病，就是通过针刺和穴位的刺激，扶助正气，激活并增强人体的自愈力，祛除病邪，增加身体的正能量，改变正邪双方的力量比，使正战胜邪，天、地、人三气复归同步，有利于疾病向痊愈方向转归和人体正气康复，这是扶正补虚的一个方面；而另一方面，对于各种虚弱患者，选择有强壮作用的穴位定期施予针刺，可匡扶正气，增强体质，激活并增强人体的自愈力，从而达到防病保健、强壮身体的作用。

二、壮医药线灸治疗作用

壮医药线灸有祛毒通道、祛瘀通路、消肿止痛、调气安神、补虚强体等治疗作用。

1. 祛毒通道

药线灸以其温热、药效并通过穴位的刺激，可鼓舞人体正气，祛毒外出，畅通"三道"。

（1）祛风、寒、湿毒。风毒、湿毒、寒毒通过龙路、火路从人体体表形成的网结（穴位）入侵人体而导致发病，或由于机体脏腑、气血、骨肉、"三道两路"功能减退，导致风毒、湿毒、寒毒内生而致病。壮医药线点灸具有较好祛风、湿、寒毒的作用，在临床上用于治疗皮肤瘙痒、荨麻疹、稻田皮炎、湿疹、脚气病、腰腿疼痛、感冒、头痛、胃脘痛、腹痛等由风毒、湿毒、寒毒引起的疾病，均取得显著的疗效。

（2）祛痧、瘴、热毒。痧毒、瘴毒、热毒是导致机体发病的常见致病因素。痧毒、瘴毒、热毒滞留人体后可引发多种病变，如恶寒发热、头晕胀痛、恶心呕吐、腹痛腹泻、全身肌肉酸痛、口腔溃疡、咽喉肿痛、痔疮发炎肿痛、疮疖红肿疼痛等。壮医药线点灸具有较好的祛痧毒、瘴毒、热毒的作用，可用于治疗痧毒、瘴毒及热毒等所引起的多种疾病。

（3）祛水、痰、食毒。水毒、痰毒、食毒是常见的内生邪毒。当机体脏腑、气血、骨肉、"三道两路"功能减退，可产生水毒、痰毒、食毒滞留体内而致病。壮医药线点灸具有较好的通调水道、气道、谷道等的作用，可用于治疗水毒引起胸胁积水、下肢水肿、腹水、小便不利等，或痰毒引起的痰多、咳嗽、咳喘，或痰毒闭阻火路引起的肌肤麻木不仁、麻痹、偏瘫、视物不清等，或食毒等引起的消化不良或恶心、呕吐、胃胀痛、腹胀痛、腹泻、便秘等。

2. 祛瘀通路

药线灸有祛瘀和通达"两路"的治疗作用。通过药线灸可以将体内的瘀血排出，流畅血行，畅通龙路；通调火路阻滞，从而通达"两路"。常用于治疗龙路血行不畅、火路阻滞的疾病，如头痛、胸胁痛、女子经行不畅、小腹疼痛等。

3. 消肿止痛

药线灸有消肿止痛的治疗作用。通过药线灸可以解毒消肿、行气止痛、舒筋活血、畅通"三道两路"。可用于治疗跌打损伤所致的瘀块肿痛、风湿病肢节疼痛、痈、疔、疮、丹毒、瘿、瘤、无名肿毒及腮腺炎肿痛等。

4. 调气安神

药线灸有调气、减压、调神的治疗作用。通过药线灸可调节人体气血、阴阳的偏盛偏衰，使机体恢复气血协调、阴阳平衡、精神安宁的状态。壮医药线点灸用于治疗一些情绪不宁的疾病，如失眠、紧张、焦虑、神经官能征、更年期综合征等，可获得良好的治疗效果。

5. 补虚强体

药线灸有均衡气血、补虚强体的治疗作用。通过药线灸可使机体从气血不均衡状态向平衡状态转化，这是因为通过药线灸的温热和药效对穴位的刺激，能有目的地给予机体的调节机制以援助，帮助机体的内在自愈系统充分地发挥作用，调理气血归于平衡；同时，选择有强壮补益作用的穴位定期进行壮医药线点灸治疗，可以起到鼓舞人体正气，增强体质，防病保健的作用。可用治疗素体体虚、病后体虚或年老体虚之人。

第三节　壮医针灸处方

壮医针灸"天圆地方"的处方原则，也称穴位配伍使用原则，是依据壮医天人自然观和三气同步理论而建立的，是壮医针灸实践经验的总结。壮医针灸的选穴、配伍用穴处方原则是有规律可循的。其中，壮医针刺和壮医药线灸的取穴规律和取穴原则有以"天圆地方"为主要大法的配穴方法，也各自有其独特的取穴规律和配穴方法。

一、壮医针灸"天圆地方"的选穴原则

壮医认为，天是圆的，地是方的，而这个圆是指"圆周"，可以很圆也可以不是很圆，这是灵动、机动、恒动之意；"方"是指"四方"，即4个方位、4个边或4个点，有时也可以选3个点，这是稳固、固定、相对安定之意。壮医针刺"天圆地方"的选穴配伍规律，是壮医针刺选穴配伍的总则，也是最基本的处方选穴配伍原则，是"动"与"固"的相对统一，是壮医针刺用穴之道的精髓，贯穿整个壮医针刺的治疗过程中，指导和解决在针灸治病时如何选穴和配穴的问题，为壮医针灸在临证处方选穴配穴时提供最基本的思路。

壮族先民在生产和生活实践过程中，发现恒动的物体都是圆的，圆的物体使用面积最大，而方的物体则最稳固，因此在生活中，壮族先民所做的桌子大部分桌面都是圆的，然后在4个方位上做4个脚，即是方的，以之来固定圆桌。由于当时生产力发展水平和认知能力的原因，壮族先民还认为，天是圆的，所以天是不停运动的，而我们所生活的地（实际上是地球）是相对稳定的，所以应该是方的。

壮医认为，天地间万事万物都是从无到有的，人体的壮气和天、地之间的能量变化有着非常密切的联系，天地之间的能量变化影响着人体壮气的消长。大自然的变化，即天地之间的能量变化随着春、夏、秋、冬4个季节更替而发生变化时，自然界的生命现象就会随着季节的变化出现不同的表现。例如，春天来临的时候，代表着东方七宿的属性为"木"的能量来临，万物复苏，气候变暖，种子发芽，植物吐绿叶，万物生长，自然界的一切生命都被这种能量唤醒，进入新的生长周期，获取和积累新的能量，以便更好地进入新的一轮"春生、夏长、秋收、冬藏"的四季更替，获取更多更好的能量积累，促进生长、发育、成熟；一年四季，周而复始；人体生命的健康状态也会随着四季的能量变化而受到不同程度的影响，春华秋实，人体的壮气也在春、夏、秋、冬四季更替中进行能量积累和循环更替。壮医针刺的处方原则，正是借助这一年四季的变化规律，在人体上选取一组四穴的配穴方法，进行防病治病的临床应用，进一步夯实了"天圆地方"配穴原则的理论依据。

而天地自然的能量变化规律对人的生命规律状态下能量的变化影响，古人称为"天时"，由于天之气主降，地之气主升，即当从天而降的能量到来时，地上万物即被唤醒，发芽、生长，气升而迎接天之气，人气则中和，天、地、人三气同步，这也是相应季节的开始。由于这种能量的轮回通常是一甲子，也就是 60 年一轮回，周而复始，如环无端，故古人称之为"天圆"；同时，壮族古人在谈及方位时，都习惯用"四面八方"来描述，故也称"地方"。因此，"天圆地方"实际就是时间和空间的概念，这是其一。此外，由于日月星辰等作为"天"都是在周而复始、永无休止地运动的，好似一个闭合的圆球在不停地滚动且变幻无穷。而承载着人的"地"却默默无闻、生生不息，给人赋予生命和物质，由于方形的物体非常安稳，人们都需要一个安稳的"家"，故都期盼"地"是方的，于是便大胆设想"地"是方的。"天圆地方"的概念便由此产生。

壮医针灸治疗的选穴配伍处方原则依据"天圆地方"的时间和空间概念，而依据宇宙之间天地万物的不停运转和人的关系，来表述壮医针灸处方选穴的基本特点。"天圆"体现出变化和灵活，可以在身体的任何部位选穴。而"方"的寓意是体现承载和稳定，也就是不动的意思，在局部选穴时，每组穴位可以选取 4 个穴位为一组，是为"地方"。当然，也有选取 3 个穴位为一组的，虽然不为"方"，但也相对稳固。故壮医针灸所说的"天圆地方"，既不是形状，也不是几何图形，而是一种恒动与相对固定的统一，是在恒动中寻找能使身体达到相对固定的穴位点（壮医环穴、线中穴或经验穴），这一选穴方法非常灵活、机动而且有效，是壮医针灸治疗处方选穴的基本原则。

二、壮医针刺处方

壮医针刺处方，是在壮医基础理论的指导下，依据"天圆地方"的配穴方法，选取穴位并进行配伍，确定针刺手法而形成的治疗方案。壮医针刺的处方包括选择穴位和针刺手法两大要素。

（一）选择穴位

穴位选取是壮医针刺处方的第一大要素，穴位选择是否精准直接影响针刺的治疗效果。在选好穴位后，确定配穴方法，完成处方的初步治疗方案。

1. 选穴原则

壮医针刺的取穴原则是有规律可循的，其取穴规律和取穴原则有独特的壮医特色和临床应用内涵。在选择穴位确定治疗处方时，主要遵循"天圆地方"的选穴原则。

壮医针刺"天圆地方"的选穴规律和选穴原则，有口诀记载：

天圆地方穴之道，天干地支名相遥；

三气同步和为要，"三道两路"表里调；

痧毒风湿四肢剿，气血凝滞灶为巢；

毒虚细寻骨肉边，久病劳损筋骨间；

唯有壮人多经验，普济天下福寿添。

这是流传于壮族民间的关于壮医针刺"天圆地方"选穴原则的口诀。即"天圆地方"作为壮医针刺的穴位之道，是以天干和地支命名来遥相呼应的；天地人三气同步要以和谐为纲要，"三道两路"要通过对龙路、火路在体表网结的穴位刺激以通达表里、阴阳调和；以痧毒及风湿为患的疾病，在八大取穴原则的指导下，依据"天圆地方"的选穴原则，可以在四肢上选取1组或多组穴位对疾病进行围剿性治疗；而对气血凝滞类的疾病，往往在身体的某些部位会形成一定的病灶或病灶点，也可以在以该病灶或病灶点为巢，在八大取穴原则的指导下，依据"天圆地方"的选穴原则，在该病灶或病灶点选取1组或多组穴位对这些疾病进行治疗；毒和虚所致的病证，在八大取穴原则的指导下，依据"天圆地方"的选穴原则，在人体的肌肉边、肌腱边、骨边，通过摸、捏或按、压的方法仔细寻找，然后再在这些已经找出的穴位或反应点中选取1个或数个穴位或穴位组对疾病进行治疗；对于久病或劳损的患者，在八大取穴原则的指导下，根据"天圆地方"的选穴原则，在肌体的两肌肉之间、两肌腱之间、两骨之间，即肉间、筋间、骨间的孔隙、四陷处，通过摸、捏或按、压的方法仔细寻找，然后再在这些已经找出的穴位或反应点中选取1个或多个穴位（穴位组）

对这些疾病进行治疗。此外，壮医在长期的实践过程中，还积累了大量的治疗经验和特殊的穴位，这就是壮医针刺的"经验穴"，这些经验穴的使用也是根据"天圆地方"的选穴原则进行选穴和配穴的。壮医经验穴，不仅能治病，还能防病和保健，使人延年益寿。

2. 配穴方法

壮医针刺"天圆地方"的处方原则，也称穴位配伍使用原则，是依据壮医天人自然观和三气同步理论而建立的，是壮医针刺实践经验的总结。

壮医针刺学认为，人体也是一个大圆，也可以分为天、地、人三部，天为圆，地为方，故可以在人这个大圆中以四方的形式选取 4 个不同方位的穴位作为一组治疗疾病用穴；天圆，即依据疾病的不同，可以在天、地、人三部中的任何一部先选择 1 个穴位，然后再依据地方，在天、地、人三部中的选择 3 个穴位，叠加成 4 个穴位，也可以在局部以"天圆地方"的方法，选取 4 个不同方位的穴位组成"地方"，作为一组治疗用穴；如环穴，可以在 3、6、9、12 这 4 个时刻的方位或相对应的时间点方位配伍取穴进行治疗。

壮医针刺选穴的"天圆地方"学说，是根据天人自然观和三气同步理论及自然规律变化，对一定层次天地能量运化过程和生命规律的影响而产生的，所阐述的是壮医针刺"以圆为天""以方为地"的取穴治疗原则。壮医"天圆地方"学说认为，整个天体是一个大圆，不停地运动着，而人的整体也是一个大圆，可以在这个大圆中以四方的形式选取 4 个不同方位的穴位为一组穴位治疗疾病；也可以在局部以"天圆地方"的方法，选取 4 个不同方位的穴位作为一组治疗用穴，如环穴，可以在 3、6、9、12 四个时刻的方位或相对应的时刻点方位配伍取穴进行治疗。

（二）选择疗法

针刺方法是针刺处方组成的第二要素，包括不同疗法的选择、操作方法和治疗时机的选择。

1. 疗法选择

主要是针对不同患者的不同病情而选择和确定的治疗方法和手段。如毫针疗法、针挑疗法、陶针疗法或刺血疗法等，使用时要加以说明。

2.操作方法选择

当确立了疗法以后，就要对疗法的操作方法进行说明。包括针法、治疗次数等。

3.治疗时机选择

一般来说，壮医针刺治疗疾病没有严格的时间要求或特殊的时间限制，但是，治疗时间对一些疾病本身却有极其重要的意义，如女性痛经、月经不调等。

三、壮医药线灸处方

壮医药线灸的处方，是在壮医基础理论的指导下，根据"天圆地方"的配穴方法，选取穴位并进行配伍，确定灸治法而形成的治疗方案。壮医药线灸的处方包括选择穴位和灸治手法两大要素。

（一）选择穴位

穴位是壮医药线灸处方的重要因素之一，穴位选择的准确与否直接影响药线灸的治疗效果。在选好穴位后，确定配穴方法，完成处方的初步治疗方案。

1.选穴原则

壮医药线灸的取穴原则也是有规律可循的，其取穴规律和取穴原则有其独特的壮医特色和临床应用内涵。壮医药线灸在如何选择穴位、确定治疗处方时，主要遵循龙氏祖传选穴处方配穴原则。

（1）龙氏祖传选穴原则。

龙氏祖传选穴原则，有口诀记载：

寒手热背肿在梅，萎肌痛沿麻络央；

唯有痒疾抓长子，各疾施灸不离乡。

这是传承于龙氏家族祖传的关于壮医药线灸选穴原则的秘诀。所谓"寒手"，主要指有畏寒或发冷症状的疾病，均可在手部选取穴位，并以此为主穴进行组方配穴治疗；所谓"热背"，是指所有发热、体温升高的疾病，均可在背部选取一组穴位，并以此为主穴进行组方配穴治疗；"肿在梅"，则是指肿块性疾病或皮损类疾病，均可在肿块上或沿皮损边缘选取一组穴位，由 5 个（或 5 个以上）穴位组成，呈梅花形分布（5 个以上穴位又分别称为莲花穴、葵花穴），并以此为主穴进行组方配穴治疗；所谓"萎肌"，是指多种疾病中有肌肉萎缩者，均可在该萎缩肌肉上选取主要穴位进行灸治；"痛沿"，则是指所有疼痛性疾病，均可在疼痛处以痛为穴或沿疼痛边缘选取一组穴位，并以此为主穴进行组方配穴治疗；"麻络央"，是指多种疾病中出现有麻木症状的，均可在麻木的肢体中央点选取该部位的一组穴位，并以此为主穴进行组方配穴治疗；所谓"抓长子"，主要是指凡皮疹类疾病、皮肤瘙痒患者，可选取和寻找最先出现的疹子或最大的疹子作为主要穴位进行灸治。壮医药线灸治疗各种疾病按照这个原则进行选穴处方、配穴治疗，就不会偏离方向，就能取得良好的治疗效果。

（2）壮医药线灸也可以运用壮医"天圆地方"的选穴原则进行组方配穴治疗。

2. 配穴方法

壮医药线灸的配穴方法，可以依据龙氏祖传选穴原则进行配穴，也可以根据"天圆地方"的处方原则进行配穴。

壮医认为，人体也是一个大圆，也可以分天、地、人三部，天为圆，地为方，故可以在人这个大圆中以四方的形式选取 4 个不同方位的穴位作为一组治疗疾病用穴。天圆，即依据疾病的不同，可以在天、地、人三部中的任何一部先选择 1 个穴位，然后再依据地方，在天、地、人三部中的选择 3 个穴位，叠加为 4 个穴位，也可以在局部以"天圆地方"的方法，选取 4 个不同方位的穴位组成"地方"作为一组治疗用穴，如环穴，可以在 3、6、9、12 这 4 个时刻点的方位或相对应的时间点方位配伍取穴进行灸治。

壮医认为，天是圆的，地是方的，而这个圆是指"圆周"，可以很圆也可以不是很圆，这是灵动、机动、恒动之意；"方"是指"四方"，即 4 个方位或 4 个点，有时也可以选 3 个点，这是稳固、固定、相对平衡之意。壮医针灸的"天圆地方"的选穴配伍规律，是壮医针灸选穴配伍的总则，也是药线灸的选穴配伍原则，是"动"与"衡"的相对统一，是壮医针灸用穴之道的精髓，其贯穿整个壮医针灸的治疗过程中，指导和解决在针灸治病时如何选穴和配穴的问题，为壮医药线灸在临证处方选穴时提供了基本思路。

（二）选择灸治手法

灸治手法是决定疗效的重要因素之一。灸治手法选择包括药线的选择、灸治手法和灸治壮数的选择。

1. 药线的选择

壮医药线灸的药线直径在 0.25~1 mm 的苎麻线，简单可分为细、中、粗 3 种。龙氏依据药线直径大小分为 1 号线、2 号线和 3 号线：1 号线（直径为 0.25 mm）、2 号线（直径为 0.7 mm）、3 号线（直径为 1 mm）。临证选择药线可依据疾病所需的刺激量来选择不同型号的药线：1 号线灸治刺激量最小，3 号线灸治刺激量最大，2 号线灸治刺激量比较适中，介于 1 号线和 3 号线之间。因此，临床最常用的是 2 号线。

2. 灸治手法的选择

针对不同患者和具体情况而确立的治疗手法。即具体是用轻、中、重 3 种手法中的哪一种手法，主要是依据患者和疾病的不同而选择不同的刺激量来确定。临床应用原则是"以轻应轻，以重对重，通常以中"，即轻病用轻手法，重病用重手法，一般情况使用中手法。

灸治面部穴位和对少年儿童灸治时一律用轻手法；灸治癣类疾病、足底穴位、救急时均可用重手法；对于一般疾病，通常用中手法即可。

3. 灸治壮数的选择

一般每穴每次可以灸治 1~3 壮。

（三）选择治疗疗程

壮医药线灸病，强调做到三治：治早、治小、治了。治早，就是要及早、及时治疗，把一些疾病消灭在萌芽状态；治小，就是小病、轻病早治，在疾病发作时就开始治疗，在病情较轻的时候就开始治疗，不要延误病情；治了，就是要彻底治疗，对一些病程较长、病情较重或常反复发作的疾病，要坚持治疗，不要半途而废。因此，在临床治疗过程中，要根据病情不同、疾病差异来确定治疗的时间，制定疗程安排。

1. 疗程制定

治疗疗程的制定，可依据疾病病程的长短来制定。急性病、病程不长的疾病疗程宜短，而慢性病、病程较长的疗程则需要较长。一些急性疾病，如感冒、麦粒肿、红眼病等常见病、急性病，一般灸治 1~3 天即愈，不必制定疗程。一些慢性疾病，如乳癖（乳腺增生病）、脂肪瘤等肿块性疾病、月经不调等，由于病程较长，不能短期内治愈，需要长时间治疗，故需要制定疗程进行治疗。一般情况下，可以每天灸治 1 次或 2 天灸治 1 次，2 周为 1 个疗程。至于疗程的长短，治疗需要多少个疗程，则需根据具体病情来确定。

2. 疗程间隔时间制定

所谓疗程间隔时间制定，是指治疗过程中两个疗程之间需要间隔的时间。在制定疗程间隔时间时，需根据具体病情而定：一般两个疗程之间间隔时间以 1 周为宜；但对比较顽固的慢性病，间隔时间宜短一些，3~5 天即可。如果在间隔期间病情继续好转，称之为有后效，间隔时间可适当延长。

3. 疗效巩固制定

所谓疗效巩固，是指有些疾病临床治愈后还需要继续加强治疗一段时间来巩固病情。有些疾病治愈以后还可能出现反复发作的情况，因此在临床应用时应注意在治愈后继续制定治疗方案，以巩固治疗效果。如痛经，可以多治 3~5 个月经周期，可在每次月经来潮前 1 周进行灸治，连续 3~6 个月，使疗效更为巩固。

第四节　壮医针刺环针法

壮医针刺环针法，包括"8"环针法和"S"环针法，是壮医针刺学的重要治疗方法，也是最具壮医特色的针刺方法。"8"环针法和"S"环针法的实施，又包括局部环针法和整体环针法，即以身体的某一部位为单元，局部进行"8"环针法和"S"环针法，称为局部环针法；而以人体整体即天、人、地三部进行"8"环针法和"S"环针法，称为整体环针法。

一、"8"环针法

"8"环针法，古亦称"8"字环针法，即以"8"字书写形状轨迹转动施针的方法，简称"8"环针法，是依据天人自然观和三气同步理论，在"天圆地方"配伍选穴的基础上，具体运用于临床实施针刺穴位顺序的治疗方法。"8"环针法的实施，通常以患者为对象，一般先从左侧穴位开始起针，再转到右侧穴位，从上到下；然后从右侧转到左侧，在左侧的方向逆转返程而上到右侧穴位。具体来说，即依照"8"字的书写方法，从左上开始起针，顺时针往右下，在右下侧穴位施针；然后逆时针到左下，在左下侧的穴位施针后，再逆时针而上，与从左而下的环线有一个交叉点，这个交叉点可依据病情需要，施针或不施针，然后继续往上到达右上穴位施针点；如果还有其他选穴，继续重复以上操作。这就是壮医针刺的"8"环针法的具体实施方法（图8-1）。

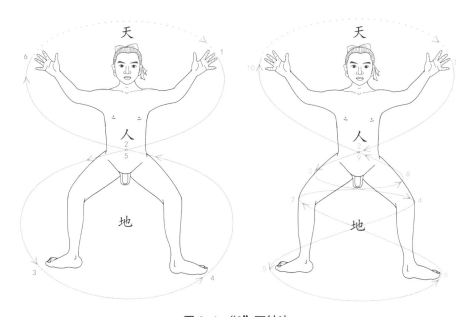

图 8-1　"8"环针法

二、"S"环针法

"S"环针法，壮族民间也称为蛇形环针法，针刺时像蛇游动一样左右摆动，通过左右摆动增强针刺的作用和力量，像"S"形状从上而下，故称之为"S"环针法。"S"环针法，是依据天人自然观和三气同步理论，在"天圆地方"配伍处方的基础上，运用于临床实施针刺穴位顺序的治疗方法。"S"环针法的实施，遵循从左到右，从上到下的原则。即针刺先从左侧开始到右侧（以患者为对象），从上到下，然后又从右到左，就像"S"的书写方法，从左上开始，即从左上起针，顺时针往右下摆动，在右下侧穴位施针；然后逆时针到左下，在左下侧的穴位施针。如果所选穴位较多，继续重复以上操作，就像蛇向前游动的轨迹一样呈"S"形。这就是壮医针刺的"S"环针法的具体实施方法（图8-2）。

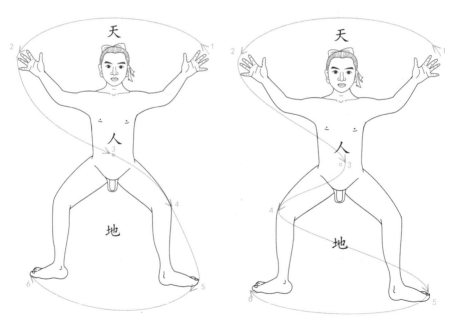

图8-2 "S"环针法

三、环针法作用机理

壮医认为，人之气为壮气，是维护人体健康之气，依赖于天地之气的相互作用和"三道两路"的正常运行才能完成其养藏，而三气同步运行及嘘勒（气血）的正常输布又需要壮气的引领。嘘勒（气血）在全身的流动与输布是有规律可循的，在壮气的引领下运行于龙路、火路中，依靠天、地、人三气同步运行濡养全身，维护人体的健康。壮气的运行既着重于循行路线又不为循行路线所局限，而是与龙路、火路相互依赖密布全身；同时，壮气在人体内依据天、地、人三气进行升降出入，贯彻上、下、内、外机能变化的多样性，在这样的循环传输中，人体的上和下、左和右、躯干和四肢之间形成了相互对应的关系。正是因为这种对应关系，使病候的反应和临床的治疗有一定的规律可循，成为壮医针刺临床运用上下对应和左右对称取穴原则的理论依据。

人体的壮气，有赖于天、地、人三气的化生和养藏。三气同步运行的循行规律是固定的，即地气主升，天气主降，人气主和；地气天气一升一降，与人气相柔和，依从"8"形循环，使人体气血运行处于平衡状态，即健康状态。而壮医针刺所使用的"8"环针法，则是根据患者的机体状态而采用的，所针刺的穴位与针法二者存在着密切的关系：壮医针刺就是使患者不变的穴位，通过"8"环变的针法，引导壮气从天→人→地，然后又从地→人→天运行，协调三气同步，激发不同穴位的特异作用，活跃人体气血的运行，使穴位从静态化为动态作用，从而使机体的气血均衡。而"8"环针法的针刺则是这些穴位的激活剂，巧妙地把穴位之气传给"巧坞"，使"巧坞"迅速做出反应，引动身体之壮气，引导三气相互协调，进行同步运行。"S"环针法通过左右摆动的针刺手法，也有异曲同工的效能。

从人体平衡力学、人体垂直力学和人体交叉力学的角度，可以理解壮医针刺"8"环针法和"S"环针法在运用人体这3种力学时的巧妙和精准。人体是以脊柱为中轴线，两侧肌肉、骨骼、神经均成对称，两侧肌力也属于对称平衡力，称为人体平衡力；由头顶向下至脚、由两肩至脚、由腰肌至脚、由臀肌至脚等由上至下的贯穿力量称为人体垂直力；由右肩（左肩）

经左腰（右腰）至左脚（右脚），或由右肩（左肩）经右腰（左腰）至左脚（右脚），由上至下，由左至右，由右至左的一种交叉力称为人体交叉力学。"8"环针法和"S"环针法在临证运用时通过左右摆动的针刺手法，像蛇向前游动的轨迹一样，非常有力地调动人体左右之气凝聚并形成更大的力量，以使机体的气血重新分配并达到新的均衡。

此外，"8"环针法和"S"环针法的运动轨迹正如人体在走路活动时的形态，右手连动左脚，左脚连动右手，即右手向前摆动左手就向后，右手向后摆动左手就向前；右脚向前移动左脚就在后面跟，右脚在后左脚就在前，这就是"人体结构的动态工程"；而"垂直力学"和"交叉力学"这两组力学则是在动态工程中随时随地平衡着人体的前后、左右、上下和里外。故在临床中，如果出现左肩关节有功能障碍时，右脚膝关节也会出现一些相关的疾病信号；如果左手腕关节有移位形态，那么在人体的右脚踝关节也会出现一些疾病信号，如局部肌筋紧张或劳损等。右手、左足则以此类推。故壮医针刺的"8"环针法和"S"环针法，正是人体这3种力学在壮医针灸学中的科学运用及其功能的延续和发挥。

壮医针刺手法、壮医的环穴和经验穴以及患者的机体状态，是壮医针刺学中的3个主要环节，而壮医针刺的"8"环针法和"S"环针法又是使三者有机结合的重要因素，可以称为壮医针刺作用的枢纽。壮医针刺对针刺手法的总要求是心明手巧，机动灵活，既可以依"天人地"或"地人天"的顺序施针，也可以依"人地天"或"人天地"的顺序进行用针，即达到所谓的"随应而动，和之者若响，随之者若影"的境界。

"8"环针法和"S"环针法，是"天圆地方"处方原则和环针术的延伸，是壮医针刺的经纬，较之散列的多针取穴，有更好的临床疗效。

首先，以环穴为"天圆"——在环上取穴，3~4穴并取为"地方"。"天圆"能使局部治疗范围无限放大，治疗作用像一个"圆球"一样从局部向外扩散至机体全身；"地方"——"方"则以稳固示，"方"则能使疾病平稳，不再发展。即疗效稳定，环形连续刺激效应较强，传导影响大，以环形扩散传播；此外，以三环或四环环穴同时刺激，可使协同作用增强，相互作用扩大，疗效增大。

其次，"8"环针法和"S"环针法，能把身体所需的壮气，通过针刺穴位的刺激和引动，经过壮医"火路"巧妙地传给"巧坞"，使"巧坞"迅速做出反应，引动身体之壮气，引导天、地、人三气相互协调，进行同步运行和"三道两路"功能的快速运行。这种协调调动及其运行是针对疾病的状态或病所，而有目的地给予机体的调节机制以援助和引导，使机体的内在自愈系统充分地发挥作用，机体的气血得以均衡，脏腑功能得以恢复正常运行，机体的自愈力得到激活和增强，促使病情向痊愈方向转归，从而达到防病和治病的目的。

第九章　壮医针灸临床应用

第一节　内科疾病

壮医内科所涉及的疾病范围很广，凡痧、瘴、蛊、毒、风、湿所引起的疾病，包括气道病、谷道病、水道病、龙路病、火路病，虚病及其他一些杂病，大都可归于内科疾病的范畴。

一、感冒（得凉）[Dwgliengz]

感冒又称伤风，壮医称为得凉，壮语为 Dwgliengz。感冒是指因风邪或时行病毒侵袭人体，出现以鼻塞、流涕、喷嚏、头痛、恶寒、发热或全身不适等为主要临床表现的一种外感疾病。

感冒是临床常见的多发病，有较高的个体重复发病率，一年四季均可发病，病程一般为 3~7 天，常以冬春季多发生，尤在气候突变、寒暖失常、人体正气虚弱的情况下易发。普通感冒虽可不药而愈，但普通感冒的重症却会影响患者的工作和生活，甚至会危及小儿、老年体弱者的生命。如果在一个时期内广泛流行，证候多相类似者，称为"时行感冒"。时行感冒暴发时会迅速流行，感染者众多，症状严重，甚至导致感染者死亡，后果严重。

该病与中医的感冒基本相同。西医学中由普通感冒、上呼吸道感染、流行性感冒等引起的鼻塞、流涕、喷嚏、头痛、恶寒、发热等，壮医针刺治疗时均可参考该病进行诊治。

【病因病机】

壮医认为感冒的病因有外因和内因两大类。其主要发病机理如下。

（1）外因：气候突变，感受风邪，或时行病毒侵袭人体肌肤，或邪毒从口鼻而入，阻滞气道，致使气道不通，导致天、地、人三气不能同步而发病。

（2）内因：素体虚弱、劳累过度、起居不当、年老体衰或感受风邪，导致气道受阻滞不通而发病。

【诊断】

感冒诊断的主要依据如下。

（1）初起表现为鼻咽部不适，鼻塞、流涕、喷嚏，声重或嘶哑，头痛、怕风、怕冷，继而可出现发热、咳嗽、咽痛、肢体酸重不适；或兼有胸闷、恶心、呕吐、大便稀溏等症。

（2）起病较急，病程较短，病程一般为3~7天。

（3）四季皆可发病，尤以冬春季多见。

【治疗】

1. 壮医针刺疗法

（1）治疗原则：解毒祛邪，通道调气。

（2）选穴：太阳穴（TTy，双侧），山脚穴（TSj，双侧），手背二环2穴、手背二环3穴（TSbh2-2、TSbh2-3，双侧），鹰嘴环12穴（TYZh-12，双侧）。

（3）操作方法：选用1寸、2寸毫针，用普通针法针刺。留针30分钟。每天治疗1次，连续治疗2~3天。

2. 壮医针挑疗法

（1）部位选择：在解毒区依据"天圆地方"的取穴原则选取1~2组穴位作为挑点，进行挑刺。

（2）操作手法：轻挑各点至微出血。

（3）方法：每2天治疗1次，中病即止。

3. 壮医陶针疗法

（1）部位选择：太阳穴（TTy，双侧）、眉心穴（TMx），在解毒区依据"天圆地方"的取穴原则选取1~2组穴位。

（2）操作手法：在解毒区行刺，在太阳穴（TTy，双侧）、眉心穴（TMx）点刺。

（3）治疗方法：每2天治疗1次，中病即止。

4. 壮医药线灸

（1）治疗原则：解毒祛邪，通调气道。

（2）选穴：山前门穴（TSqm，双侧），太阳穴（TTy，双侧），月亮穴（TYl，双侧），眉心穴（TMx），手背二环 3 穴、手背二环 4 穴（TSBh2-3、TSBh2-4，双侧），山脚穴（TSj，双侧），背顶穴（RBd）。

（3）随症配穴：发热甚者（体温升高）加背八穴（RBb）；鼻塞严重者加鼻环 2 穴、鼻环 4 穴（TBh-2、TBh-4）；喉痒咳嗽者加喉环 1 穴、喉环 11 穴（THh-1、THh-11）；咽喉疼痛者加鹰嘴环 12 穴（TYZh-12）；腹泻者加腹三环 3 穴、腹三环 6 穴、腹三环 9 穴、腹三环 12 穴（RFh3-3、RFh3-6、RFh3-9、RFh3-12）。

（4）灸治方法：第一天灸治 2 次，间隔 15~30 分钟。以后每天灸治 1 次，连续治疗 2~3 天。

二、咳嗽（埃）［Ae］

咳嗽是气道不畅通的一类疾病，临床主要表现为咳嗽，或有痰或干咳无痰，壮医称为"埃病"，是壮医临床常见的病证之一。

西医学的上呼吸道感染、支气管炎、支气管扩张、肺炎等以咳嗽为主症者，可参考该病进行治疗。

【病因病机】

壮医认为咳嗽的病因有毒和虚两大类。

（1）邪毒（以风毒、寒毒、痧毒、热毒为主）侵袭人体肌肤，或从口鼻而入，人体正气可以祛散邪毒，邪毒也可损伤正气，正邪争斗，正不胜邪，邪毒阻滞气道，气道不畅通，三气不能同步而致咳嗽。

（2）人体虚弱，谷道、水道、气道及其相关的枢纽脏腑功能失调，天、地、人三气不能同步，内邪阻滞"咪钵"（肺），"咪钵"（肺）功能不畅，气道不通，其气上逆，遂发生咳嗽。

【诊断】

咳嗽诊断主要依据如下。

（1）以咳嗽，或咳声重浊，或干咳作呛，或咳剧气促，或咳声有力，或咳声低弱，或喉间痰鸣作为主要症状。

（2）临床可兼有咽痒、咯痰、咽痛、胸闷不适、胸痛、头痛、身热、汗出、口干、口苦。

【治疗】

1. 壮医针刺疗法

（1）治疗原则：解毒通道，调气止咳。

（2）选穴：依据"天圆地方"的取穴原则，取手背二环 3 穴（TSbh2-3，双侧），手心二环 9 穴（TSXh2-9，双侧），喉环 2 穴、喉环 10 穴（THh-2、THh-10），鹰嘴环 12 穴（TYZh-12，双侧）。

（3）操作方法：选用 1 寸毫针，用普通针法针刺。留针 30 分钟。每天治疗 1 次，连续治疗 3~5 天。

2. 壮医针挑疗法

（1）部位选择：依据"天圆地方"的取穴原则取喉环 3 穴、喉环 6 穴、喉环 9 穴、喉环 12 穴（THh-3、THh-6、THh-9、THh-12）；在解毒区，按"天圆地方"的取穴原则选取 1~2 组穴位作为挑点，进行挑刺。

（2）操作手法：轻挑各点至微出血。

（3）方法：每 2~3 天治疗 1 次，中病即止。

3. 壮医陶针疗法

（1）部位选择：依据"天圆地方"的取穴原则选取解毒区 1~2 组穴位，喉环 1 穴、喉环 4 穴、喉环 7 穴、喉环 10 穴（THh-1、THh-4、THh-7、THh-10），手心二环 1 穴、手心二环 2 穴、手心二环 11 穴、手心二环 12 穴（TSXh2-1、TSXh2-2、TSXh2-11、TSXh2-12，单侧）。

（2）操作手法：在解毒区环刺，喉环穴和手心二环穴点刺。

（3）治疗方法：每天治疗 1 次。

4. 壮医药线灸

（1）治疗原则：解毒通道，调气止咳。

（2）选穴：喉环 2 穴、喉环 6 穴、喉环 10 穴（THh-2、THh-6、THh-10），山脚穴（TSj，双侧），手心一环 9 穴、手心一环 10 穴（TSXh1-9、TSXh1-10，双侧），腕内三穴（TWNS，双侧），内中桩（DNzz，双侧），前中桩（DQzz，双侧）。

（3）灸治方法：每天灸治 1 次，连续治疗 3~5 天。毒虚引起的咳嗽，每天灸治 1 次，7 次为 1 个疗程，中病即止。

三、痧病（喯痧）[baenzsa]

痧病是指由于体弱气虚，感受疠气、霉气、痧雾暑气等外邪，或饮食不洁，内伤肠胃，导致气道、谷道阻滞，龙路运行不畅，阴阳失调所产生的以痧点和胀累感为主症的一类病症。以全身胀累，倦怠无力，恶心厌食，胸背部透发痧点，或吐或泻，或唇甲青紫为临床特征，是壮族地区自古以来的常见病、多发病。《上林县志》记载："县治逼近深山，风发于石罅，气蒸于石骨，故侵人尤峻厉，极热之际猝为寒邪所袭，少不加谨深入腠里，即有发烧、发虐及痧麻等症。"痧病又名痧症、发痧、痧气、痧麻。

西医学中由中暑、流行性感冒、胃肠型感冒、脑卒中样症状等引起的全身胀累、倦怠无力、恶心厌食、胸背部透发痧点、或吐或泻、或唇甲青紫等症状，均可参考该病进行诊治。

【病因病机】

壮医认为，该病多由体弱气虚者感受痧毒、热毒、暑毒等邪毒，或饮食不洁，内伤谷道，导致气道、谷道阻滞，龙路运行不畅，升降失常，阴阳失调而致。壮医主要以阴盛阳衰、阳盛阴衰对痧症进行分类，将痧病分为阴盛阳衰、阳盛阴衰、阴盛阳盛、七星痧、耳羊等。凡身体肌肤发热，扪之灼热，或热多冷少，甚至全身发热、口渴不解者为阳盛阴衰；凡发冷不发热、手足冷、无汗、口渴喜饮者为阴盛阳衰；凡发热重、发冷重、昏迷、神经错乱、发冷或发热时，手指屈不利者为阳盛阴盛。

痧病主要发病机理如下。

（1）外感毒气。由于体弱气虚，感受痧毒、热毒、暑毒等邪毒，邪毒内阻"三道两路"之气机，使气机升降失常，阴阳失调而发病。

（2）饮食失调。饮食不洁之物，或嗜食煎炒油炸之品，过食刺激性食物，内伤谷道，导致谷道运行不畅，痧毒入侵人体而发病。

（3）劳累过度。劳作过度、劳累汗出过多、工作环境差、房劳过度、经期劳累、寒热不适，使体质下降、抵抗力低下、痧毒侵入人体而发病。

【诊断】

将痧病按发病缓急、症状轻重、疾病性质及其兼症进行分类，痧病诊断主要依据如下。

（1）以全身胀累、头昏脑胀、胸腹烦闷、恶心、倦怠乏力、胸背部透发痧点，或吐或泻，或寒或热，或胀或痛，甚则昏迷、四肢厥冷、唇甲青紫为主要症状。

（2）按发病缓急，分为急痧（类似中风、中暑）和慢痧（类似湿温）。

急痧：发病急骤，起即心胸紧闷烦燥，四肢麻木酸胀，胸腹大痛，或吐或泻，或欲吐不吐，欲泻不泻，甚则猝然昏倒，面唇青白，目闭，口噤不语，两肘窝处，两腿腘窝处青筋显露，胸背肌肤见有少量芝麻般大小带浅红色的痧点，脉多沉伏带涩。

慢痧（又称暗痧）：发病较缓慢，可潜伏10～20天，甚至数月。初起乍寒乍热，继则纯热不寒，怕见光，腹胀灼热，但肢体如冰，头昏目眩，颈项强痛，倦怠无力，胸脘痞满烦闷，恶心呕吐，脉多濡滞或弦滞。民间以生南星或生芋擦于患者舌上，如患者不感到舌麻，必是暗痧无疑。

（3）按临床症状，分有标蛇痧、蚂蝗痧、红毛痧、痧麻夹色症等。

标蛇痧：为热毒症。症见发热，身热甚，全身不适，口渴引饮，小便短赤，精神疲惫，嗜眠，用手抓拳突出中指第二、第三节棘突，从上往下稍用力迅速刮患者胸前肌肤时，可见局部隆起如蛇奔走活动之形状，故得名。其脉常数疾，舌质红，苔黄厚。

蚂蝗痧：为痧症较重者。症见头痛剧烈，两眼昏花，胸脘满闷，或大吐，或大泻，或大汗淋漓，全身胀倦，食不知味，在患者胸部或背部如刮标蛇痧样稍用力往下刮，见一显著皮肤隆起，但隆起的中部特别高起，酷似蚂蝗形状，故名。患者胸部或背部常透发或隐或现、或红或黑的斑麻，且舌胀不语，舌下青筋显露。

红毛痧：多见于夏令时节，起病急，病情较重，见身热，有时患者呻吟不已，在胸腹部或四肢可见皮下有散在性的斑点或斑片，其色泽多为鲜红，加压时色褪，舌红绛并有明显瘀点，苔黄，脉浮，甲象见红色。

痧麻夹色症：其突出的表现为头晕目眩、腰酸较甚。令患者端坐，膝屈曲90°，下肢呈下垂位，上身尽量向前倾低下，如下颌尖不能到达贴紧骶骨为诊断该病的阳性体征。

（4）按症状轻重，分为轻痧麻和重痧麻。按疾病性质分为寒痧、热痧、暑痧、风痧、阴痧、阳痧等。

【治疗】

1. 壮医针刺疗法

（1）治疗原则：祛痧毒，调气道、谷道，疏通龙路、火路。

（2）选穴：依据"天圆地方"的取穴原则，选取手背二环1穴、手背二环2穴、手背二环11穴、手背二环12穴（TSBh2-1、TSBh2-2、TSBh2-11、TSBh2-12，单侧），鹰嘴环12穴（TYZh-12，双侧），右内三杆（DNSg，右侧），左内上桩（DNsz，左侧），足背一环7穴、足背一环8穴（DZBh1-7、TSBh2-8，双侧），解毒区。

（3）操作方法：选用1寸、1.5寸、2.5寸毫针，星状针，火罐。用普通针法针刺。

留针30分钟，出针。出针后再行拔罐治疗，选取解毒区的2组穴位，用星状针叩刺后再进行拔罐，留罐5分钟。每天治疗1次，中病则止。

2. 针挑疗法

部位选择：依据"天圆地方"的取穴原则，分别在解毒区、通阳区各选取1组穴位，眉心穴（TMx），太阳穴（Tty）。

操作手法：轻挑各点至微出血。

方法：每2天治疗1次，中病即止。

3. 壮医药线灸

（1）治疗原则：祛痧毒，调气道、谷道，通龙路、火路。

（2）选穴：山前门穴（TSqm，双侧），眉心穴（TMx），太阳穴（TTy，双侧），鹰嘴环12穴（TYZh-12，双侧），手背二环2穴、手背二环4穴（TSBh2-2、TSBh2-4，双侧），山脚穴（TSj，双侧），背顶穴（RBd），胸十四穴（RXss）。

（3）随症配穴：发热（体温升高）者加背八穴（RBb）；腹泻者加腹三环3穴、腹三环6穴、腹三环9穴、腹三环12穴（RFh3-3、RFh3-6、RFh3-9、RFh3-12）。

（4）灸治方法：每天灸治1~2次，连续治疗3~5天。

四、疟疾（瘴病）[Cangnez]

疟疾，又称瘴毒，瘴病，壮语为 Cangnez，是指由于感受瘴毒之气所致的具有突发性、传染性的一类疾病。临床主要以发作时寒战、发冷、高热、汗出热退、休作有时为特征。有间日发冷热和天天发冷热两种。表现为寒战发抖，10~60分钟后发热、头痛、口渴，持续4~8小时后，全身出汗，体温下降，疲乏不堪，昏昏欲睡。该病的恶性发作者可出现头部剧痛、昏迷、抽筋、失常、胡言乱语等，可危及生命。迁延日久，可能出现积聚肿块。壮族民间称之为鸡鬼、闷头拜。该病的发病与正气抗邪能力下降有关，诱发因素则与外感暑湿、风寒、饮食劳倦有关，好发于夏秋季节暑湿当令之际和流行地区，以南方各省发病较多。

西医学的疟疾、流行性感冒、回归热、黑热病、病毒性感染及部分血液系统疾病等传染性疾病，以寒热往来、似疟非疟的类疟疾患，均可参考该病进行诊治。

【病因病机】

瘴毒的病因主要有内因及外因2个方面。

（1）外因是瘴毒发病的主要因素。主要是由于气候炎热多雨，各种植物落叶、败草、动物尸体等腐烂产生瘴毒，瘴毒入侵人体，使"三道两路"不通，气机不畅，天、地、人三气不畅通，气机阻滞，天、地、人三气不能同步，机体功能紊乱，阴阳失调，阴阳相搏，发而为病，从而出现一系列症状。

（2）内因是瘴毒发病的次要因素。主要是因饮食所伤，脾胃受损，痰湿内生；或起居失宜，劳倦太过，正气虚弱，不能抵抗瘴毒邪气，若瘴毒入与阴争，阴盛阳虚，则寒多热少；出与阳争，阳盛阴虚，则热甚寒微而促使发病。

【诊断】

（1）以发作时寒战、发冷、高热、汗出热退、休作有时作为主要症状。

（2）临床根据冷热多少分为热瘴与冷瘴2种。

热瘴临床可见热多寒少，或热盛寒微，或只热不寒，头痛脸红，口渴多饮，汗出不畅，骨节酸痛，或胸闷呕吐，烦渴饮冷，大便难结，小便灼热而黄，甚则出现神昏谵语等兼症。

冷瘴临床可见寒多热少，或寒甚热微，胸腹痞闷，想呕吐，不思饮食，神疲体倦，或倦怠无力，短气懒言，食少，面色蜡黄，形体消瘦，过劳即发等兼症。

【治疗】

1. 壮医针刺疗法

（1）治疗原则：解毒除瘴，驱邪截疟，均衡气血。

（2）选穴：依据"天圆地方"的取穴原则，选取手心二环8穴、手心二环11穴（TSXh2-8、TSXh2-11，双侧），手心穴（TSx，双侧），足背一环7穴、足背一环8穴（DZBh1-7、DZBh1-8，双侧）。

（3）操作方法：选用1寸毫针，用"S"环针法针刺。

①针手心穴（TSx，左侧）、手心二环8穴、手心二环11穴（TSXh2-8、TSXh2-11，左侧），直刺入0.3~0.5寸。

②针手心二环8穴、手心二环11穴（TSXh2-8、TSXh2-11，右侧）、手心穴（TSx，右侧），直刺入0.3~0.5寸。

③针足背一环7穴、足背一环8穴（DZBh1-7、DZBh1-8，左侧），直刺入0.8~1.2寸。

④针足背一环7穴、足背一环8穴（DZBh1-7、DZBh1-8，右侧），直刺入0.8~1.2寸。

留针30分钟。每周治疗2~3次，中病即止。

2. 壮医针挑疗法

（1）部位选择：在背部出现的小红点处选取穴位。

（2）操作手法：以消毒的三棱针挑刺小红点。

（3）方法：每2天治疗1次，中病即止。

3. 三棱针点刺疗法

（1）部位选择：选取上牙龈及食指近端指关节指纹中央。

（2）操作方法：用三棱针在上牙龈及食指近端指关节指纹中央各刺1针。

（3）方法：每天治疗1次，中病即止。

4.壮医药线灸

（1）治疗原则：解毒除瘴，驱邪截疟，均衡气血。

（2）选穴：手心二环 8 穴、手心二环 11 穴（TSXh2-8、TSXh2-11，双侧），手心穴（TSx，双侧），手心三环 1 穴、手心三环 2 穴、手心三环 11 穴、手心三环 12 穴（TSXh3-1、TSXh3-2、TSXh3-11、TSXh3-12），足背一环 7 穴、足背一环 8 穴（DZBh1-7、DZBh1-8，双侧）。

（3）灸治方法：每天施灸 1 次，中病即止。

【调摄与养护】

该病易反复发作，病情缠绵，应积极治疗；病情较重者，需采取综合措施及时救治；注意休息，避免劳累。

五、中暑（塞哒病）［Seizndatbingh］

中暑，壮医称为"塞哒病"，壮语为 Seizndatbingh，是指感受暑邪引起的以高热、汗出或肤燥无汗、烦躁、口渴、神昏抽搐或恶心、呕吐、腹痛为主要表现的疾病。

西医学中常用热相关疾病或热病表达，人因处在高温环境或高温环境下引发散热障碍或电解质代谢紊乱，引起的高热汗出或肤燥无汗、烦躁、口渴、神昏抽搐或呕恶腹痛等症状，均可参考该病进行诊治。

【病因病机】

壮医认为，引起中暑的原因很多，其主要发病机理是在高温作业的车间工作，如果再加上通风差，极易发生中暑；农业及露天作业时，受阳光直接暴晒；热毒侵袭人体，使"三道两路"不通，天、地、人三气不能同步，阴阳失调即可发病。

【诊断】

（1）多数中暑的患者以发热、乏力、皮肤灼热、头晕、恶心、呕吐、胸闷为主要临床症状。

（2）多发于酷暑季节或高温环境。

（3）严重者烦躁不安、脉搏细速、血压下降等。重症病例可有头痛剧烈、昏厥、昏迷、痉挛等症状。

【治疗】

1.壮医针刺疗法

治疗原则：祛除暑湿热毒，通火路、调龙路。

（1）方法一。

选穴：天宫穴（TTg）、口环12穴（TKh-12）、腕内前穴（TWnq，双侧）。

操作方法：选用0.5寸、1寸毫针，用普通针法针刺。

①针口环12穴（TKh-12），直刺入0.2~0.3寸。

②针腕内前穴（TWnq，左侧），直刺入0.5~0.8寸。

③针腕内前穴（TWnq，右侧），直刺入0.5~0.8寸。

④针天宫穴（TTg），斜刺入0.3~0.5寸。

留针15~30分钟，中病则止。

（2）方法二。

选穴：猫爪尖穴（TMzj，双侧）。

操作方法：选用三棱针或一次性注射器针头，分别点刺入0.1寸，以挤出稍许血为佳。一次性治疗，中病则止。

2.壮医针挑疗法

（1）部位选择：选取眉心穴（TMx）、太阳穴（TTy，双侧），在解毒区、通阳区各选取1组穴位。

（2）操作手法：重挑各点至少量出血，中病即止。

3.壮医药线灸

（1）治疗原则：祛除暑湿热毒，通火路、调龙路。

（2）选穴：猫爪尖穴（TMzj，双侧），口环12穴（TKh-12），腕内三穴（TWNS，双侧），手心穴（TSx，双侧）。

（3）灸治方法：救急时每穴灸2~3壮；必要时可多次施灸，中病即止。

【调摄与养护】

患病后，应将患者移至阴凉通风处，注意保暖，多喝热水，保持空气流通。病情较严重者应及时就诊。

六、心悸（心跳）[Simdiuq]

心悸是指由于气血阴阳亏虚或湿毒、淤毒阻滞，心脏失养，龙路不畅，引起患者自觉心中急剧跳动、惊慌不安，甚则不能自主的疾病。常见于素体心气不足、心血亏虚者。

该病与中医的心悸基本相同。西医学的心律失常、心功能不全、神经症等，凡是以心悸不适等为主症，均可参考该病进行诊治。

【病因病机】

壮医认为，心悸发病多由于人体虚弱，毒邪内侵所致。素体虚弱，或久病失养，或劳欲过度，致阴阳亏虚、气血失衡；或嗜食膏粱厚味，或伤脾滋生痰浊，痰火扰心；或劳倦太过伤脾，或久坐卧伤气，生化不足，致气血亏虚；或风寒湿毒杂至，合而为痹，痹阻龙路，以致龙路不畅，咪心头失养，发为心悸。

【诊断】

（1）心慌不安，精神紧张，不能自主，心跳或快或慢，或忽跳或止，呈阵发性或持续性。

（2）可伴有胸闷不适、易激动、心烦、少寐、乏力、头晕等，中老年人发作频繁。

（3）发作常由情志刺激、惊恐、紧张、劳倦过度、饮酒饱食等因素引起。

【治疗】

1. 壮医针刺疗法

（1）治疗原则：行气补虚，通调龙路，均衡气血。

（2）选穴：依据"天圆地方"的取穴原则，选取鼻环5穴、鼻环7穴（TBh-5、TBh-7），腕内三穴（TWNS，双侧），前下杆（DQxg，左侧），膝二环7穴、膝二环11穴（DXh2-7、DXh2-11，双侧），足背一环6穴（DZBh1-6，双侧）。

（3）操作方法：选用1寸、1.5寸和2寸毫针，用"8"环针法针刺。

①针腕内三穴（TWNS，左侧），直刺入0.5~0.8寸。

②针膝二环7穴、膝二环11穴（DXh2-7、DXh2-11，右侧），直刺

入 1.2~1.5 寸。

③针足背一环 6 穴（DZBh1-6，左侧），直刺入 0.5~0.8 寸。

④针足背一环 6 穴（DZBh1-6，右侧），直刺入 0.5~0.8 寸。

⑤针膝二环 7 穴、膝二环 11 穴（DXh2-7、DXh2-11，左侧），前下杆（DQxg，左侧），直刺入 1.2~1.5 寸。

⑥针腕内三穴（TWNS，右侧），直刺入 0.5~0.8 寸。

⑦针鼻环 5 穴、针鼻环 7 穴（TBh-5、TBh-7），斜刺入 0.2~0.3 寸。

⑧回访运针腕内三穴（TWNS，左侧）。

留针 30 分钟。每周治疗 2~3 次，2 周为 1 个疗程，可治疗 2~4 个疗程。

2. 壮医药线灸

（1）治疗原则：行气补虚，通调龙脉，均衡气血。

（2）选穴：鼻环 5 穴、鼻环 7 穴（TBh-5、TBh-7），腕内三穴（TWNS，双侧），手心一环 2 穴、手心一环 3 穴、手心一环 9 穴、手心一环 12 穴（TSXh1-2、TSXh1-3、TSXh1-9、TSXh1-12，双侧），前下杆（DQxg，左侧），膝二环 7 穴、膝二环 11 穴（DXh2-7、DXh2-11，双侧），足背一环 6 穴（DZBh1-6，双侧），足背二环 7 穴、足背二环 8 穴（DZBh2-7、DZBh2-8，双侧）。

（3）灸治方法：每 2 天施灸 1 次，2 周为 1 个疗程，可治疗 2~4 个疗程。

【调摄与养护】

该病可发生于多种疾病，治疗前必须明确诊断病因；患者应保持精神乐观，情绪稳定；生活起居有节，进食营养丰富而易消化食物；注意休息，避免剧烈运动。

七、胸痹（阿闷）［Aekmwnh］

胸痹，壮医称为"阿闷"，壮语为 Aekmwnh，是指龙路阻滞不通而导致的以胸部发作性憋闷、疼痛为主要临床表现的一种病证。轻者仅感到胸闷如窒或隐痛，或为发作性膻中或左胸含糊不清的不适感；重者胸痛剧烈，或呈压榨样绞痛；严重者心痛彻背，背痛彻心。常伴有心悸、气短、呼吸不畅，甚至喘促、惊恐不安、面色苍白、冷汗自出等。

该病与中医胸痹诊断基本相同。西医学的缺血性心脏病如心绞痛、心肌梗死或其他疾病表现为膻中及左胸部发作性憋闷疼痛为主症的，均可参考该病进行诊治。

【病因病机】

壮医认为，阿闷的发生是由于风、湿、痧、瘴等毒邪入侵人体或者体虚气血淤滞，龙路、火路阻塞不通所致。其主要发病机理如下。

（1）风毒、寒毒、湿毒、热毒等邪毒的入侵，停滞于脏腑、骨肉之间，阻滞龙路或火路，使人体内天、地、人三气不能同步。

（2）情志不舒，脏腑功能失调，阴盛阳衰或阳盛阴衰，气机不畅，阻滞龙路或火路，天、地、人三气不能同步。

（3）平时劳累过度，失于调养，身体虚弱，气血不足，气行不畅，阻滞龙路或火路，天、地、人三气不能同步。由于气机阻滞胸部的火路、龙路而出现卒心痛。

【诊断】

（1）临床表现为左侧胸膺或膻中处突发憋闷而痛，疼痛性质为隐痛、胀痛、刺痛、交痛、灼痛。疼痛常可窜至肩背、前臂、咽喉、胃脘部等，甚者可窜至中指或小指，并兼心悸。

（2）突然发病，时作时止，反复发作，持续时间短暂，一般轻者持续数秒至数十分钟，经休息或服药后可缓解。

（3）多见于中年以上患者，常因情绪激动、寒冷刺激、饱餐之后、劳累过度而诱发。

【治疗】

（1）治疗原则：调气化瘀，通路止痛。

（2）选穴。

救急时：猫爪尖穴（双侧，TMzj），即十指指尖，刺血。如刺血后仍不省人事，则针口环 12 穴（TKh-12）、腕内三穴（TWNS，双侧）。

救急后：腕内三穴（TWNS，左侧）与腕内前穴（TWnq，右侧）、腕内三穴（TWNS，右侧）与腕内前穴（TWnq，左侧）交替使用，内三杆（DNSg，右侧），内三桩（DNSz，双侧），足背一环 6 穴（DZBh1-6，左侧），足背一环 8 穴（DZBh1-8，右侧）。

（3）操作方法。

救急时：用三棱针（或一次性注射器针头）针双侧猫爪尖穴（TMzj，双侧）放血；放血后，用 1 寸针向上针刺人中，然后用 1.5 寸针往心方向斜刺臂内前穴（TBnz，左侧），直刺入 0.8~1.2 寸；留针 30 分钟。

救急后：选用 1 寸、1.5 寸、2 寸、2.5 寸毫针，用"S"环针法针刺。

①针腕内三穴（TWNS，左侧），直刺入 0.5~0.8 寸。

②针腕内前穴（TWnq，右侧），直刺入 0.5~0.8 寸。

③针内三杆（DNSg，右侧），直刺入 1.5~2 寸。

④针内三桩（DNSz，左侧），直刺入 1~1.5 寸。

⑤针足背一环 6 穴（DZBh1-6，左侧），直刺入 0.5~0.8 寸。

⑥针足背一环 8 穴（DZBh1-8，右侧），直刺入 0.5~0.8 寸。

⑦针内三桩（DNSz，右侧），直刺 1~1.5 寸。

留针 30 分钟。每周针 2~3 次，4 周为 1 个疗程，可治疗 2~3 个疗程。

【调摄与养护】

发作时，患者应卧床休息，尽量不搬动患者，及时治疗；起居有慎，注意寒暖适宜；避免劳累、情志不畅。

八、不寐（年闹诺）[Ninznaundaek]

不寐，壮医称为年闹诺，壮语为 Ninznaundaek，是指经常不能获得正常睡眠为特征的一种病证。主要表现为睡眠时间、睡眠深度的不足以及不能消除疲劳、恢复体力与精力，轻者主要表现为入睡困难，或睡中易醒，或醒后不能再睡；重者彻夜难眠。常伴有神疲乏力、头晕头痛、健忘或心神不宁等；其症状特点为入睡困难、睡眠不深、易惊醒、醒后疲乏或缺乏清醒感，白天思睡，严重影响工作和身心健康。

壮医认为，该病多因情志失调、久病体弱、饮食不节、劳逸失度等引起。

该病与中医的失眠诊断基本相同。西医学的失眠、神经官能症、神经衰弱综合征、抑郁症、更年期综合征等以无法入睡或无法保持睡眠状态为主症的，可参考该病进行诊治。

【病因病机】

壮医认为，不能获得正常睡眠的原因很多，有因思虑劳倦、七情内伤、心肝火旺、胃失和降，使心神被扰或气血两虚，伤及心和"咪隆"（脾），生血之源不足，"巧坞"（大脑）失养所致；或因惊恐、房劳伤及"咪腰"（肾），以致心火独炽、心肾不交、阴阳不调、神志不宁所致。不寐的主要原因如下。

（1）情志失调，思虑过度，恼怒太过，情志不舒，致使体内脏腑气机郁滞，阴阳失调，天、地、人三气不能同步。

（2）先天禀赋不足，后天失养，或房劳过度、肾精亏损，或劳累太过，大病之后失于调理，致气血不足，心虚胆怯，阴阳失调，天、地、人三气不能同步。

（3）饮食不节，过饥或过饱，或过食辛辣、生冷、油腻食物，热毒、痰毒等邪毒内生，气机不畅，胃气不和，致阴阳失调，天、地、人三气不能同步。

【诊断】

（1）以久久不能入睡为主症，轻者入寐困难，或寐而易醒，醒后不寐，重者彻夜难眠。

（2）常伴有心悸、头晕、健忘、多梦、心烦等。

（3）常有饮食不节、情志失常、劳倦、思虑过度、病后体虚等病史。

【治疗】

1.壮医针刺疗法

（1）治疗原则：均衡气血，调和阴阳。

（2）选穴：依据"天圆地方"的取穴原则，选取天一环3穴、天一环6穴、天一环9穴、天一环12穴（TTh1-3、TTh1-6、TTh1-9、TTh1-12），面环12穴（TMh-12），腕内前穴（TWnq，双侧），内三杆（DNSg，右侧）、内上桩（DNsz，左侧），内下桩（DNxz，双侧）。

（3）操作方法：选用1寸、2寸、2.5寸毫针，用"8"环针法针刺。

①针腕内前穴（TWnq，左侧），直刺入0.5~0.8寸。

②针内三杆（DNSg，右侧），直刺入1.5~2.3寸。

③针内上桩（DNsz，左侧），直刺入 1~1.5 寸。

④针内下桩（DNxz，右侧），直刺入 0.5~0.8 寸。

⑤针内下桩（DNxz，左侧），直刺入 0.5~0.8 寸。

⑥针腕内前穴（TWnq，右侧），直刺入 0.5~0.8 寸。

⑦针天一环 3 穴、天一环 6 穴、天一环 9 穴、天一环 12 穴（TTh1-3、TTh1-6、TTh1-9、TTh1-12），斜刺入 0.5~0.8 寸。

⑧针面环 12 穴（TMh-12），向下斜刺入 0.5~0.8 寸。

留针 30~45 分钟。每周治疗 2~3 次，4 周为 1 个疗程，治疗 1~3 个疗程不等。

2. 壮医针挑疗法

（1）部位选择：依据"天圆地方"的取穴原则，在减压区选取 1~2 组穴位。

（2）操作手法：轻挑、点挑，使微出血。

（3）方法：每 5 天治疗 1 次，中病即止。

3. 壮医刺血

（1）部位选择：猫爪尖穴（TMzj，双侧）、外上桩（DWsz，双侧）。

（2）操作方法：消毒皮肤后用三棱针点刺，放血 2~3 滴。

（3）方法：每天治疗 1 次，中病即止。

4. 壮医药线灸

（1）治疗原则：平衡气血，调和阴阳。

（2）选穴：天宫穴（TTg），天一环 3 穴、天一环 6 穴、天一环 9 穴、天一环 12 穴（TTh1-3、TTh1-6、TTh1-9、TTh1-12），安眠三穴（TAms），手心三环 6 穴（TSXh3-6，双侧），腕内三穴（TWNS，双侧），膝二环 6 穴（DXh2-6，双侧），内下桩（DNxz，双侧）。

（3）灸治方法：每天施灸 1 次或每 2 天施灸 1 次，2 周为 1 个疗程。

【调摄与养护】

保持睡眠环境安静；保持心情舒畅，作息有序；适当参加一些运动、活动等，但睡前不宜剧烈运动。

九、痫病（发羊癫）［Fatbamou］

痫病，俗称羊癫风，壮医称为发羊癫，壮语为 Fatbamou，是指以突然昏仆、不省人事、两目上视、口吐涎沫、四肢抽搐、移时苏醒、醒后如常人为主要临床表现的一种发作性疾病。

该病与中医的痫病基本相同。西医学的原发性癫痫和继发性癫痫，出现大发作、小发作或局限性发作、精神运动性发作等均可参考该病进行诊治。

【病因病机】

壮医认为，发羊癫的病因包括先天禀赋不足和后天失养。先天禀赋不足有 2 个方面，一是母亲受孕时，受到惊吓或过分劳累，胎气受损，导致婴儿禀赋不足；二是父母身体羸弱，或父母有痫病病史，胎儿精气不足。后天因素主要是七情失调或感受痧、瘴、蛊、毒、风、湿诸毒，毒邪阻滞火路，或跌仆损伤，瘀血阻滞"两路"，龙路、火路不通发而成痫。

【诊断】

（1）有先天因素或家族病史。

（2）起病骤急，发作前常有眩晕、胸闷、叹息等先兆症状。

（3）突然仆倒，不省人事，口吐涎沫，全身强直或四肢抽搐。

（4）发作一般不超过 5 分钟，醒后如常人。

（5）每因惊恐、劳累或受刺激、或头部外伤等诱发。

【治疗】

（1）治疗原则：调气补虚，通龙路、火路。

（2）选穴及操作方法。

①方法一：救急时。

选穴：猫爪尖穴（TMzj，双侧）。

操作方法：选用三棱针或一次性注射器针头，分别点刺入 0.1 寸，以挤出稍许血为佳。一次性治疗，中病则止。

②方法二。

选穴：天一环 6 穴、天一环 12 穴（TTh1–6、TTh1–12），天二环 3 穴、

天二环9穴（TTh2-3、TTh2-9），手心穴（TSx，双侧），足背二环穴7穴（DZBh2-7，双侧）。

操作方法：选用1寸毫针，用普通针法针刺。先针天一环6穴、天一环12穴（TTh1-6、TTh1-12），天二环3穴、天二环9穴（TTh2-3、TTh2-9），斜刺0.5~0.8寸；再针足背二环穴7穴（DZBh2-7，双侧），直刺0.5~0.8寸；最后针手心穴（TSx，双侧），直刺入0.5~0.8寸。

留针15~30分钟，中病则止。

【调适与养护】

该病治疗前必须明确诊断；患者应保持精神乐观，情绪稳定；生活起居有节，进食营养丰富而易消化食物；注意休息，避免剧烈运动。

十、胃痛（胴尹）[Dungxin]

胃痛，又称胃脘痛，是指上腹部发生疼痛的病证。多由外感毒邪、饮食所伤、情志内伤或脏腑功能失调等，导致谷道气机失调，胃失所养，气结心头引起。胃痛是临床上常见的一种病证，既可以是一个独立的病证，又可以是脾胃系多种疾病的一个症状。

西医学中由急性胃炎、慢性胃炎、胃与十二指肠溃疡、胃痉挛、胃下垂、胃黏膜脱垂症、胃肠神经官能症、胃癌等引起的腹部近心窝处经常发生疼痛，均可参考该病进行诊治。

【病因病机】

壮医认为，引起胃痛的常见原因主要有寒邪客胃、饮食伤胃、肝气犯胃、脾胃虚弱等几个方面，其主要发病机理如下。

（1）寒客谷道：外感寒邪，或过服寒凉，寒邪凝滞于谷道，导致谷道不和、气机不畅而致心头疼痛。

（2）饮食损伤：恣纵口腹、暴饮暴食或过食辛辣煎炒，损伤谷道，导致谷道失于和降，致气结不通，即出现疼痛。

（3）情志失调：忧思恼怒、情志不遂、气机阻遏、谷道不和、气结心头而致胃心头疼痛。

（4）谷道失养：劳倦过度，或大病、久病，或年高体虚，致阴阳耗损、谷道失于濡养而疼痛。

【诊断】

（1）胃部疼痛，或隐隐作痛，或疼痛难忍，或痛如刀割，或痛如针刺，或痛如火灼，或攻撑作胀，疼痛或喜按或拒按。

（2）常伴嗳气，反酸水，不思饮食，口干或喜热饮或冷饮或不欲饮，大便或不爽或干结或溏薄。

【治疗】

1. 壮医针刺疗法

（1）治疗原则：通利谷道，调气止痛。

（2）选穴：依据"天圆地方"的取穴原则，选取手背二环4穴（TSBh2-4，双侧），腹二环3穴、腹二环6穴、腹二环9穴、腹二环12穴（RFh2-3、RFh2-6、RFh2-9、RFh2-12），内三杆（DNSg，右侧），内上桩（DNsz，左侧），前上桩（DQsz，双侧），足背二环6穴、足背二环9穴（DZBh2-6、DZBh2-9，双侧）。

（3）操作方法：选用1寸、2寸、2.5寸毫针，用"8"环针法针刺。

①针手背二环4穴（TSBh2-4，左侧），直刺入0.5~0.8寸。

②针内三杆（DNSg，右侧），直刺入1.5~2.3寸。

③针内上桩（DNsz，左侧），直刺入1~1.5寸。

④针前上桩（DQsz，右侧），直刺入1~1.5寸。

⑤针足背二环6穴、足背二环9穴（DZBh2-6、DZBh2-9，左侧），直刺入0.5~0.8寸。

⑥针足背二环6穴、足背二环9穴（DZBh2-6、DZBh2-9，右侧），直刺入0.5~0.8寸。

⑦针前上桩（DQsz，左侧），直刺入1~1.5寸。

⑧针腹二环3穴、腹二环6穴、腹二环9穴、腹二环12穴（RFh2-3、RFh2-6、RFh2-9、RFh2-12），直刺入0.5~0.8寸。

⑨针手背二环4穴（TSBh2-4，右侧），直刺入0.5~0.8寸。

留针30分钟。久病者可在腹部加温疗法。每周治疗2~3次，4周为1个疗程，治疗1~3个疗程。

2.壮医药线灸

（1）治疗原则：通谷道，调气血。

（2）选穴：依据"天圆地方"的取穴原则，选取拇子穴（TMz，双侧），手背二环4穴（TSBh2-4，双侧），腹二环3穴、腹二环6穴、腹二环9穴、腹二环12穴（RFh2-3、RFh2-6、RFh2-9、RFh2-12），前上桩（DQsz，双侧），内下桩（DNxz，双侧），足背一环7穴、足背一环8穴（DZBh1-7、DZBh1-8，双侧）。

（3）灸治方法：每2天施灸1次，2周为1疗程，可治疗3~5个疗程。

【调摄与养护】

注意养成良好的生活习惯；饮食有时，饮食以清淡易消化食物为主，避免食用有刺激性的辛辣食物及生冷食物，切忌暴饮暴食；保持心情愉快。

十一、消化不良（东郎）［Dungxlangh］

消化不良是指谷道虚弱、饮食不当或虫毒内侵引起饮食停滞不化、气滞不行所形成的谷道疾病。症状常呈反复发作或持续性发作，其发病率相当高，临床可见于多种疾病。

该病相当于西医学中由肠胃疾病或其他原因引起的消化不良、食欲不振等症，均可参考该病进行诊治。

【病因病机】

壮医认为，消化不良发生的原因主要是身体虚弱。

（1）先天禀赋不足，父母身体羸弱，孕期营养不良或早产等。

（2）后天过度劳作，毒抗争气血消耗过度而得不到应有的补充，或人体本身受纳运化吸收功能不足而致虚。人体虚弱，谷道受纳运化吸收功能低弱，饮食水谷到了谷道，就会停滞不化，气滞不行。

（3）若是婴幼儿，如乳食不节，喂养不当，乱喂杂食，或恣意投其所好，养成偏食习惯，损伤谷道，或过食肥甘厚味、生冷不洁之品，以致虫毒入侵，寒毒、湿毒、热毒内生，均可损伤谷道，使谷道受纳运化吸收功能低弱，饮食停滞不化，气滞不行。

【诊断】

（1）脘腹胀满、胃痛、不思饮食、食而不化，或饮食无味、拒进饮食。

（2）可伴有嗳腐吞酸或吐不消化食物，吐食或矢气后痛减。

【治疗】

1.壮医针刺疗法

（1）治疗原则：通利谷道，调气消食。

（2）选穴：依据"天圆地方"的取穴原则，选取腹二环2穴、腹二环4穴、腹二环8穴、腹二环10穴（RFh2-2、RFh2-4、RFh2-8、RFh2-10），膝二环6穴（DXh2-6，双侧），足背一环8穴（DZBh1-8，双侧），足背二环6穴（DZBh2-6，双侧）。

（3）操作方法：选用1寸、2寸毫针，用"S"环针法针刺。

①针腹二环2穴、腹二环4穴、腹二环8穴、腹二环10穴（RFh2-2、RFh2-4、RFh2-8、RFh2-10），直刺入0.5~0.8寸。

②针膝二环6穴（DXh2-6，左侧），直刺入1.2~1.8寸。

③针足背一环8穴（DZBh1-8，左侧），足背二环6穴（DZBh2-6，左侧），直刺入0.5~0.8寸。

④针足背一环6穴（DZBh1-6，右侧），足背二环6穴（DZBh2-6，右侧），直刺入0.5~0.8寸。

⑤针膝二环6穴（DXh2-6，右侧），直刺入1.2~1.8寸。

留针30分钟。每周治疗2~3次，连续治疗2周。

2.壮医针挑疗法

（1）方法一。

部位选择：手心三环1穴、手心三环2穴、手心三环11穴、手心三环12穴（TSXh3-1、TSXh3-2、TSXh3-11、TSXh3-12，双侧）。

操作手法：轻挑，挑出黄白色黏液，挤至净尽，挑口盖以消毒纱布，防止感染。不分男女，双手均挑。

方法：每3天轻挑1次，连续挑2~3次。

（2）方法二。

部位选择：根据"天圆地方"的配穴原则，选取腹一环12、腹一环3穴、腹一环6穴、腹一环9穴（RFh1-12、RFh1-3、RFh1-6、RFh1-9）。

操作手法：慢挑、深挑、环挑、排挑，挑净皮下纤维，并挤出微血。

方法：每3天轻挑1次，连续挑2~3次。

3. 壮医药线灸

（1）治疗原则：通利谷道，调气消食。

（2）选穴：手心三环1穴、手心三环2穴、手心三环11穴、手心三环12穴（TSXh3-1、TSXh3-2、TSXh3-11、TSXh3-12，双侧），腹二环2穴、腹二环4穴、腹二环8穴、腹二环10穴（RFh2-2、RFh2-4、RFh2-8、RFh2-10），膝二环6穴（DXh2-6，双侧），足背一环6穴、足背一环8穴（DZBh1-6、DZBh1-8，双侧）。

（3）随症配穴：伴有胃痛者加腕内三穴（TWNS，双侧），腹二环3穴、腹二环6穴、腹二环9穴、腹二环12穴（RFh2-3、RFh2-6、RFh2-9、RFh2-12）。

（4）灸治方法：每天灸治1次，中病即止。

【调摄与养护】

注意养成良好的生活习惯；饮食有节，养成合理的饮食规律；避免食用有刺激性的辛辣食物及生冷食物；注意保持良好情绪。

十二、呃逆（沙呃）［Saekaek］

呃逆是谷道不通，"咪胴"（胃）之气上逆动膈，气逆上冲，以喉间呃呃连声，声短而频，令人不能自止为主症的病证。呃逆古称"哕"，又称"哕逆"。属壮医谷道病范畴。

该病常见于胃肠神经官能征，某些胃、肠、腹膜、纵膈、食道的疾病，如引起膈肌痉挛，也可以发生呃逆，均可参考该病进行诊治。

【病因病机】

壮医认为，其主要病因是由于寒气蕴蓄，或燥热内盛，气郁痰阻，或正气亏虚等，导致"咪胴"气上逆，使"三道两路"受阻，天、地、人三气不能同步而发病。

【诊断】

（1）喉间呃呃连声，声短而频，不能自制，打呃时作时止，严重时则昼夜不停，呃声或高亢或低弱，缓和。

（2）常伴有胸脘痞闷不舒、渴喜冷饮、形体瘦弱、脸色无华、食少困倦、手足冷、气短乏力等症。

【治疗】

1. 壮医针刺疗法

（1）治疗原则：通利谷道，调气降逆，畅通两路。

（2）选穴：根据"天圆地方"的配穴原则，选取腕内三穴（TWNS，双侧），足背二环12穴（DZBh2-12，双侧）。

（3）操作方法：选用1寸毫针，用"S"环针法针刺。

①针腕内三穴（TWNS，左侧），直刺入0.5~0.8寸。

②针腕内三穴（TWNS，右侧），直刺入0.5~0.8寸。

③针足背二环12穴（DZBh2-12，左侧），直刺入0.5~0.8寸。

④针足背二环12穴（DZBh2-12，右侧），直刺入0.5~0.8寸。

留针30分钟。每周治疗2~3次，中病则止。

2. 壮医针挑疗法

（1）部位选择：腿弯穴（DTw），喉环2穴、喉环5穴、喉环7穴、喉环10穴（THh-2、THh-5、THh-7、THh-10）。

（2）操作手法：在右手各指（拇指除外）戴上顶针（或用小篾片制成的指环亦可）2个，蘸冷开水后在腿弯穴（DTw）处拍打50~60次，至出现血泡。常规消毒后用轻挑手法，挑破血泡，使其出血水。在喉环2穴、喉环5穴、喉环7穴、喉环10穴（THh-2、THh-5、THh-7、THh-10）采用轻挑、浅挑，使微出血。

（3）方法：每5天治疗1次，中病即止。

3. 壮医药线灸

（1）治疗原则：调谷道，祛食毒。

（2）选穴：腕内三穴（TWNS，双侧），喉环5穴、喉环7穴（THh-5、THh-7），腹三环3、腹三环6穴、腹三环9穴、腹三环12穴（RFh3-3、RFh3-6、RFh3-9、RFh3-12），前上桩（DQsz，双侧），足背二环6穴、足背二环12穴（DZBh2-6、DZBh2-12，双侧）。

（3）灸治方法：每天灸治1次，中病即止。

【调摄与养护】

注意养成良好的生活习惯；饮食有节，合理饮食，少食生、冷、辛、热食品；保持心情舒畅、情绪稳定。

十三、便秘（屙意卡）［Okhaexgaz］

便秘是指谷道传导失常导致大便秘结不通，排便周期延长，或周期不长，但粪质干结，排出艰难，或欲大便而艰涩不畅的一种病证。是临床上的常见症状，可见于多种疾病。

西医学中由功能性便秘、肠道激惹综合征、直肠及肛门疾病所致的便秘以及药物性便秘等症状，均可参考该病进行诊治。

【病因病机】

壮医认为，便秘的病因较复杂，主要因热结、气滞、寒凝、气血阴阳亏虚等引起"三道两路"不通而致。

（1）由于邪毒（热毒、火毒等）从口鼻侵入，或饮食不当，过食煎炒、辛辣厚味，恣饮酒浆，以致热毒内生，谷道积热，耗伤津液，或于热病后热毒内传谷道，耗伤津液，大便失润干结，难以排出。

（2）忧思过度、情志不舒、"三道"气机不畅可致腑气郁滞，阻滞谷道，使谷道通降失常而大便难以排出。

（3）若劳倦太过，病后、产后气血不足，谷道受纳运化传导无力，引起津液干枯，大肠失调，大便难以排出；或年高体弱，阴虚气衰，则排便无力；或阴寒凝固，阳气不通，津液不利，谷道艰涩，大便失润干结，难以排出。

【诊断】

（1）以大便秘结不通，排便周期延长，或排便周期不长但粪质干结，排出艰难，或欲大便而艰涩不畅为主。

（2）可伴有肚痛、肚胀、嗳气、不思饮食等。

（3）可有反复发作史。

【治疗】

1. 壮医针刺疗法

（1）治疗原则：通利谷道，调气祛瘀，消滞排便。

（2）选穴：依据"天圆地方"的取穴原则，选取臂前穴（TBq，双侧），腹一环 4、腹一环 8 穴（RFh1-4、RFh1-8），腹二环 2 穴、腹二环 10 穴（RFh2-2、RFh2-10），前上桩（DQsz，双侧），足背二环 6 穴、足背二环 8 穴（DZBh2-6、DZBh2-8，双侧），踝后穴（DHh，双侧）。

（3）操作方法：选取 1 寸、1.5 寸、2 寸毫针，用"8"环针法针刺。

①针臂前穴（TBq，左侧），直刺入 0.8~1 寸。

②针腹二环 2 穴（RFh2-2）、腹一环 8 穴（RFh1-8），直刺入 0.8~1.2 寸。

③针前上桩（DQsz，右侧），直刺入 1.2~1.8 寸。

④针踝后穴（DHh，左侧），直刺入 0.5~0.8 寸。

⑤足背二环 6 穴、足背二环 8 穴（DZBh2-6、DZBh2-8，左侧），直刺入 0.5~0.8 寸。

⑥针足背二环 6 穴、足背二环 8 穴（DZBh2-6、DZBh2-8，右侧），直刺入 0.5~0.8 寸。

⑦针踝后穴（DHh，右侧），直刺入 0.5~0.8 寸。

⑧针前上桩（DQsz，左侧），直刺入 1.2~1.8 寸。

⑨针腹一环 4 穴（RFh1-4）、腹二环 10 穴（RFh2-10），直刺入 0.8~1.2 寸。

⑩针臂前穴（TBq，右侧），直刺入 0.8~1 寸。

留针 30 分钟。每周治疗 2~3 次，4 周为 1 个疗程，治疗 2~3 个疗程。

2. 壮医药线灸

（1）治疗原则：畅通谷道，祛滞排便。

（2）选穴：臂前穴（TBq，双侧），臂中穴（TBz，双侧），腹一环 4 穴、腹一环 8 穴（RFh1-4、RFh1-8），腹二环 2 穴、腹二环 10 穴（RFh2-2、RFh2-10），前上桩（DQsz，双侧），足背二环 6 穴、足背二环 8 穴（DZBh2-6、DZBh2-8，双侧）。

（3）灸治方法：每 2 天施灸 1 次，2 周为 1 疗程，可治疗 2~4 个疗程。

【调摄与养护】

治疗后教会患者每天早晚按揉腹部各 1 次；患者平时应坚持功能锻炼，多食蔬菜水果，养成定时排便的习惯。

十四、泄泻（白冻）[Oksiq]

泄泻，壮医称为白冻，壮语 Oksiq，是指谷道大便次数增多，粪便稀薄或溏软而不成条，或稀薄如水样的一种病证。泄泻是一种常见的谷道病证，一年四季均可发生，以夏秋两季较为多见。

泄泻病因是多方面的，主要有感受外邪、饮食所伤、情志不调、禀赋不足及久病脏腑气血虚弱等，主要病机是谷道脾虚湿盛，脾胃运化功能失调，肠道分清泌浊、传导功能失司，是临床常见疾病。

西医学的急性肠炎、慢性肠炎、肠结核、消化不良、胃肠功能紊乱等，以腹泻为主要表现者，均可参考该病进行诊治。

【病因病机】

壮医认为，泄泻的主要病变在于"咪胴"（胃）和"咪虽"（肠）。其主要发病机理如下。

（1）主要是感受邪毒、饮食所伤及谷道脏腑虚弱等，邪毒（包括风毒、热毒、寒毒、湿毒、火毒等）从口鼻而入侵犯人体谷道，邪正交争，引起谷道脏腑功能障碍，气机阻滞，天、地、人三气不能同步，水谷不化，夹杂而下而致泄泻。若饮食过量，过食肥甘之品，或误食不洁之物，多食生冷、辛辣等食物，皆可损伤谷道、"咪胴"（胃）、"咪虽"（肠），使谷道运化功能产生障碍，气机阻滞，天、地、人三气不能同步，以致水谷不化，夹杂而下而致泄泻。

（2）长期饮食失调，劳倦内伤，情志不舒，久病缠绵；或父母身体羸弱，孕妇营养不良、早产等致先天禀赋不足；或其他脏腑病变，导致谷道受纳、运化、吸收功能障碍，气机阻滞，以致天、地、人三气不能同步，水谷不化，夹杂而下发生泄泻。

【诊断】

（1）以大便粪质清稀为诊断的主要依据，或大便次数增多，大便或清稀，或如水样，或夹杂糜谷，或如溏泥。

（2）常先有腹胀腹痛，旋即泄泻。腹痛常与肠鸣同时存在。暴泻、起病急，泻下急迫而量多，久泻起病缓，泻下势缓而量少，且有反复发作史。

【治疗】

1. 壮医针刺疗法

（1）治疗原则：清热祛湿，调气补虚，固涩谷道。

（2）选穴：手背中穴（TSbz，双侧），腹二环3穴、腹二环6穴、腹二环9穴、腹二环12穴（RFh2-3、RFh2-6、RFh2-9、RFh2-12），前上桩（DQsz，双侧），足背中穴（DZBz，单侧）。

（3）操作方法：取1寸、2寸毫针，用"8"环针法。

①针左侧手背中穴（TSbz，左侧），直刺入0.5~0.8寸。

②针腹二环3穴、腹二环9穴（RFh2-3、RFh2-9），直刺入0.5~0.8寸。

③针前上桩（DQsz，右侧），直刺入1.2~1.8寸。

④针足背中穴（DZBz，左侧或右侧），直刺入0.5~0.8寸。

⑤针前上桩（DQsz，左侧），直刺入1.2~1.8寸。

⑥针腹二环6穴、腹二环12穴（RFh2-6、RFh2-12），直刺入0.5~0.8寸。

⑦针手背中穴（TSbz，右侧），直刺入0.5~0.8寸。

留针30分钟。每天治疗1次，中病则止。

2. 壮医针挑疗法

（1）部位选择：肛门周边的小黑泡。

（2）操作手法：用消毒的三棱针轻挑至微出血即可。

（3）方法：每3天治疗1次，中病即止。

3. 壮医陶针疗法

（1）部位选择：依据"天圆地方"的取穴原则，分别在腰环穴、腹环穴、耳环穴选取1~2组穴位。

（2）操作手法：以散刺手法。

（3）治疗方法：每2天治疗1次，中病即止。

4. 壮医药线灸

（1）治疗原则：调气补虚，固涩谷道。

（2）选穴：手背中穴（TSbz，双侧），手心三环1穴、手心三环2

穴、手心三环 11 穴、手心三环 12 穴（TSXh3-1、TSXh3-2、TSXh3-11、TSXh3-12，双侧），腹二环 3 穴、腹二环 6 穴、腹二环 9 穴、腹二环 12 穴（RFh2-3、RFh2-6、RFh2-9、RFh2-12），前上桩（DQsz，双侧），足背一环 6 穴（DZBh1-6，双侧），足背二环 9 穴（DZBh2-9，双侧）。

（3）灸治方法：每天施灸 1 次，必要时可多次施灸，中病即止。

【调摄与养护】

对严重失水或由恶性病变所引起的泄泻要进行综合性治疗；患者饮食宜清淡，忌油腻刺激类食物。

十五、头痛（巧尹）[Gyouj in]

头痛是临床常见病证之一，以患者自觉头部疼痛为主要特征的一种病症。头痛作为一个常见的自觉症状，可单独出现，亦可见于多种急性、慢性疾病，临床可有整个头部疼痛或头的前部、后部、偏侧部疼痛的症状。由于不规律的作息时间、快节奏的生活方式和工作压力大等不良因素的存在和影响，促使头痛的发病率逐年增高，其危害越来越受到人们的重视。

壮医认为，头痛是由于外感或内伤致使"巧坞"（大脑）不利索、清窍失养而引起的。

西医学的高血压性头痛、偏头痛、血管神经性头痛、紧张性头痛及脑外伤引起的头痛等均可参考该病进行治疗。

【病因病机】

头痛的发病与外感风、寒、湿，内伤肝、脾、肾三脏有关。而内科头痛的常见原因是风邪袭络、肝阳上亢、浊气上冲"巧坞"或气血亏损及淤血内阻导致"三道两路"闭阻，"巧坞"失其濡养，进而发为头痛。主要是由下面几方面的原因引起。

（1）外感风湿痧瘴蛊毒，起居不慎，感受风、寒、湿、热之邪，邪气上犯巅顶，侵扰"巧坞"，致"巧坞"网络不通而发病。

（2）情志失调、忧郁恼怒、情志不遂、肝失条达、气郁阳亢，或肝郁化火、阳亢火生、上扰"巧坞"而发病。

（3）饮食劳倦、饮食所伤、劳逸失度、脾失健运、痰湿内生，使清阳不升，浊阴不降，"巧坞"痹阻而发头痛。

（4）先天不足或体虚久病，先天不足，或病后、产后、失血之后，营血亏损，脑髓失充，"巧坞"失养而发病。

【诊断】

（1）以头痛为主症，头痛部位可在前额、额颞、颠顶、枕项，可一侧或两侧或全头痛。

（2）疼痛性质可为剧痛、隐痛、胀痛、灼痛、跳痛等。

（3）多有起居不慎，感受风邪，或饮食、劳倦，病后体虚，或头部外伤等病史。

【治疗】

1.壮医针刺疗法

（1）治疗原则：解毒通道，调气补虚，通路止痛。

（2）选穴：依据"天圆地方"的取穴原则，选取天宫（TTg），天二环4穴、天二环8穴、天二环12穴（TTh2-4、TTh2-8、TTh2-12），手背一环5穴（TSBh1-5，双侧），手背二环4穴、手背二环10穴（TSBh2-4、TSBh2-10，双侧），膝二环11穴（DXh2-11，双侧），外上桩（DWsz，双侧），足背一环8穴（DZBh1-8，双侧），土坡穴（DTp，双侧）。

（3）操作方法：选用1寸、1.5寸、2寸毫针，用"8"环针法针刺。

①针手背一环5穴（TSBh1-5，左侧），手背二环4穴、手背二环10穴（TSBh2-4、TSBh2-10，左侧），直刺入0.5~0.8寸。

②针膝二环11穴（DXh2-11，右侧），直刺入1.2~1.8寸。

③针外上桩（DWsz，左侧），直刺入1.2~1.8寸。

④针足背一环8穴（DZBh1-8，右侧）、土坡穴（DTp，右侧），直刺入0.5~0.8寸。

⑤针土坡穴（DTp，左侧）、足背一环8穴（DZBh1-8，左侧），直刺入0.5~0.8寸。

⑥针外上桩（DWsz，右侧），直刺入1.2~1.8寸。

⑦针膝二环11穴（DXh2-11，左侧），直刺入1.2~1.8寸。

⑧针手背二环4穴、手背二环10穴（TSBh2-4、TSBh2-10，右侧）、手背一环5穴（TSBh1-5，右侧），直刺入0.5~0.8寸。

⑨针天二环 4 穴、天二环 8 穴、天二环 12 穴（TTh2-4、TTh2-8、TTh2-12），斜刺入 0.5~0.8 寸。

⑩针天宫穴（TTg），斜刺入 0.5~0.8 寸。

留针 30 分钟。每周治疗 2~3 次，2 周为 1 个疗程，治疗 1~3 个疗程。

2. 壮医针挑疗法

治疗方法可因头痛部位的不同而采取不同的治疗方法，临床主要分头晕痛、偏头痛、头项强痛 3 个方面来治疗。

（1）头晕痛。

部位选择：根据"天圆地方"的配穴原则，在减压区选取 1~2 组穴位；面环 12 穴（TMh-12）、眉心穴（TMx）。

操作手法：轻挑、行挑两侧减压区穴位点，点挑面环 12 穴（TMh-12）、眉心穴（TMx），使微出血。

方法：每 3 天治疗 1 次，中病即止。

（2）偏头痛。

部位选择：依据以痛为穴的方法，在患者头部寻找特别酸痛感处。

操作手法：用斑蝥（有剧毒，忌入口和接触眼睛）1 只，除去头、翅、足，焙干研末，放在塑料纸上，包于患者感觉特别酸痛处。用胶布固定，经过 12 小时，局部生成小水泡，用针挑破小水泡，使其流出黄水。

方法：每 3 天治疗 1 次，中病即止。

（3）头项强痛。

部位选择：在背部解毒区、减压区选取 1~2 组穴位作为挑点。

操作手法：轻挑、行挑或排挑，使其微出血。

方法：每 3 天治疗 1 次，中病即止。

3. 壮医药线灸

（1）治疗原则：调气补虚，通路止痛。

（2）选穴：天宫穴（TTg），山前门穴（TSqm，双侧），耳峰穴（TEf，双侧），山脚穴（TSj，双侧），手背二环 2 穴、手背二环 5 穴（TSBh2-2、TSBh2-5），外上桩（DWsz，双侧），内下杆（DNsg，双侧），土坡穴（DTp，双侧）。

（3）随症配穴：头痛严重者，加天二环 3 穴、天二环 6 穴、天二环 9

穴、天二环 12 穴（TTh2-3、TTh2-6、TTh2-9、TTh2-12），前下桩（DQxz，双侧），足背一环 4 穴、足背一环 8 穴（DZBh1-4、DZBh1-8，双侧）。

（4）灸治方法：每天施灸 1 次，2 周为 1 个疗程，治疗 2~4 个疗程。

【调摄与养护】

剧烈头痛者宜卧床休息；平时避免精神刺激，保持心情舒畅；饮食宜清淡，忌辛辣饮食。

十六、眩晕（兰奔）［Ranzbaenq］

眩晕作为临床常见病证，可见于任何年龄，但多发于中老年人。该病临床主症是头晕与目眩，常慢性起病，反复发作，逐渐加重，也可见急性起病者。眩是指眼花或眼前发黑，晕是指头晕甚或感觉自身或外界景物旋转，两者常同时并见，故称为眩晕；轻者闭目即止，重者如坐车船，旋转不定，不能站立，或伴有恶心、呕吐、汗出，甚则昏倒等症状。该病反复发作，不仅可妨碍日常生活和工作，也可致患者情绪不佳，影响心理健康。眩晕轻症者经休息或治疗后可很快痊愈，严重者则可发为中风、厥证或脱证而危及生命。

壮医认为，眩晕是由于风、火、痰、瘀、虚等病因而致"巧坞"（大脑）受扰、清窍失养而发病。临床还可伴有恶心、呕吐、汗出、面色苍白等症状。壮族民间称为头晕旋转。

西医学的高血压、低血压、美尼尔氏病、椎基底动脉供血不足、脑动脉硬化症等以头晕为主症的，可参考该病进行诊治。

【病因病机】

壮医认为，眩晕的发生主要有以下几个方面的原因。

（1）情志不遂。由于长期情志失调、忧郁恼怒、气机不畅、两路不通、火毒内生，上扰"巧坞"而为病。

（2）年老肾亏。年老肾精亏虚，髓海不足；或体虚多病，损伤肾精肾气；或房劳过度，阴精亏虚，均可致巧坞失养而发病。

（3）病后体虚。久病体虚，脾胃虚弱；或失血之后，耗伤气血；或饮食不节，忧思劳倦，均可致气血两虚、气血不足，不能上养"巧坞"，便"巧坞"失养，天、地、人三气不能同步，亦可发生眩晕。

（4）饥饿劳倦，饮食不节，过食辛辣炙煿、肥甘厚味食物，损伤谷道，使痰毒、火毒内生，上冲"巧坞"，天、地、人三气不能同步而致。

【诊断】

（1）以头晕眼花，轻者闭目即止，重者如坐舟车，旋转不定，不能站立为主要症状。

（2）可兼有恶心、呕吐、汗出、胸闷、心悸、耳鸣、头晕等。

（3）多为慢性起病，逐渐加重，或反复发作。

【治疗】

1. 壮医针刺疗法

（1）治疗原则：畅通道路，调气补虚，濡养巧坞。

（2）选穴：依据"天圆地方"的取穴原则，选取天二环3穴、天二环6穴、天二环9穴、天二环12穴（TTh2-3、TTh2-6、TTh2-9、TTh2-12），面环12穴（TMh-12），手背二环8穴、手背二环10穴（TSBh2-8、TSBh2-10，双侧），膝二环6穴（DXh2-6，双侧），足背二环3穴、足背二环4穴（DZBh2-3、DZBh2-4，双侧）。

（3）操作方法：选用0.5寸、1寸、2寸、2.5寸毫针，用"8"环针法针刺。

①针天二环3穴、天二环6穴、天二环9穴、天二环12穴（TTh2-3、TTh2-6、TTh2-9、TTh2-12），斜刺入0.3~0.8寸。

②针手背二环8穴、手背二环10穴（TSBh2-8、TSBh2-10，左侧），直刺入0.5~0.8寸。

③针膝二环6穴（DXh2-6，右侧），直刺入1.5~2.5寸。

④针足背二环3穴、足背二环4穴（DZBh2-3、DZBh2-4，左侧），直刺入0.5~0.8寸。

⑤针足背二环3穴、足背二环4穴（DZBh2-3、DZBh2-4，右侧），直刺入0.5~0.8寸。

⑥针膝二环6穴（DXh2-6，左侧），直刺入1.5~2.5寸。

⑦针手背二环8穴、手背二环10穴（TSBh2-8、TSBh2-10，右侧），直刺入0.5~0.8寸。

⑧针面环 12 穴（TMh–12），斜刺入 0.5~0.8 寸。

留针 30 分钟。每周治疗 2~3 次，4 周为 1 个疗程，治疗 1~3 个疗程不等。

2. 壮医针挑疗法

（1）部位选择：依据"天圆地方"的取穴原则，分别在天一环穴（TTh1）、天二环穴（TTh2）、解毒区各选取 1~2 组穴位进行挑刺。

（2）操作手法：轻挑，点挑，也可令每穴放血 1~2 滴。

（3）方法：每 5 天治疗 1 次，4 次为 1 个疗程，中病即止。

3. 壮医药线灸

（1）治疗原则：调气、补虚、养血。

（2）选穴：天宫穴（TTg），太阳穴（TTy，双侧），月亮穴（TYl，双侧），口环 5 穴、口环 7 穴（TKh–5、TKh–7），腕内三穴（TWNS，双侧）、手背二环 8 穴、手背二环 10 穴（TSBh2–8、TSBh2–10，双侧），足背二环 3 穴、足背二环 4 穴（DZBh2–3、DZBh2–4，双侧）。

（3）随症配穴：眩晕由高血压引起的加足背一环 7 穴、足背一环 8 穴（DZBh1–7、DZBh1–8，双侧）。

（4）灸治方法：用轻、中手法灸治，每 2 天施灸 1 次，2 周为 1 个疗程，可治疗 2~4 个疗程。

【调摄与养护】

疾病发作时嘱患者闭目或平卧，保持安静；保持充足睡眠，注意劳逸结合；病情较轻者，调理得当，预后较好。

十七、面瘫（哪呷）[Najgyad]

面瘫，壮医称为哪呷，壮语为 Najgyad，是以一侧口眼歪斜、语言不清、口角流涎等为主要表现的病证。多由风寒毒气侵袭，龙路、火路气机阻滞，气血失衡而导致。该病可发生于任何年龄，一年四季均可发病，尤以冬春季发病较多，发病急速，常以一侧面部发病为多见。患者每在睡眠醒来时，发现一侧或两侧面部板滞、麻木、松弛，不能做蹙额、皱眉、闭唇、鼓颊等动作，可见口角向健侧歪斜，病侧露睛流泪，额纹消失，鼻唇沟平坦等。

该病中医称为面瘫，又称口眼歪斜。西医学的面神经炎、面神经瘫痪、周围性面神经麻痹可参考该病进行诊治。

【病因病机】

壮医认为，面瘫的发生主要为风寒毒邪内侵，壅滞面部火路，使火路不通，阻滞了"三道两路"，气血失衡；或体虚亡血、阴血亏虚、龙脉不充、筋脉失养、筋肌纵缓不收而发病。

【诊断】

（1）以眼睛不能充分闭合、口角流涎、口眼歪斜等为主要症状。

（2）临床可见患侧额纹变浅或消失、眼裂增大、流眼泪、笑时口角向健侧牵引偏斜、患侧不能鼓腮或吹气；可出现患侧舌前 2/3 味觉减退或消失、听觉过敏、面部疼痛、麻木、耳鸣等症状。

【治疗】

1. 壮医针刺疗法

（1）治疗原则：祛风寒毒，畅通两路，平衡气血。

（2）选穴：依据"天圆地方"的取穴原则。

①发病初期（1周内）救急方法：选患侧耳尖（或患侧口腔粘膜），用三棱针（或一次性注射针头）进行点刺放血（2~3天后可再点刺放血1次）。

②发病初期（1周内）选取穴位：耳环5穴、耳环7穴（TEh-5、TEh-7，双侧），手背一环5穴（TSBh1-5，双侧），手背二环3穴、手背二环4穴（TSBh2-3、TSBh2-4，双侧），内三杆（DNSg，右侧），内上桩（DNsz，左侧），前上桩（DQsz，双侧），斜三桩（DXSz，单侧，交叉使用），足背一环7穴、足背一环8穴（DZBh1-7、DZBh1-8，双侧）。

③发病1周后选取穴位：加面环3穴、面环9穴（TMh-3、TMh-9），眼环10穴、眼环11穴（TYh-10、TYh-11），口环3穴、口环9穴（TKh-3、TKh-9）。

（3）操作方法：取0.5寸、1寸、2寸、2.5寸、3寸毫针。

发病初期（1周内）：用"8"环针法针刺。

①针耳环5穴、耳环7穴（TEh-5、7，左侧），直刺入 0.5~0.8 寸。

②手背一环5穴（TSBh1-5，左侧），手背二环4穴、手背二环6穴（TSBh2-4、TSBh2-6，左侧），直刺入 0.5~0.8 寸。

③针内三杆（DNSg，右侧），直刺入 1.5~2.5 寸。

④针侧内上桩（DNsz，左侧），直刺入 1~1.5 寸。

⑤针足背一环 7 穴、足背一环 8 穴（DZBh1-7、DZBh1-8，右侧），直刺入 0.5~0.8 寸。

⑥针足背一环 7 穴、足背一环 8 穴（DZBh1-7、DZBh1-8，左侧），直刺入 0.5~0.8 寸。

⑦针斜三桩（DXSz，左侧），直刺入 1~1.5 寸。

⑧针前上桩（DQsz，右侧），直刺入 1~1.2 寸。

⑨针前上桩（DQsz，左侧），直刺入 1~1.2 寸。

⑩针手背一环 5 穴（TSBh1-5，右侧），手背二环 4 穴、手背二环 6 穴（TSBh2-4、TSBh2-6，右侧），直刺入 0.5~0.8 寸。

⑪针耳环 5 穴、耳环 7 穴（TEh-5、TEh-7，右侧），直刺入 0.5~0.8 寸。

1 周内可治疗 4~7 次。

发病 1 周后：用普通针法和"8"环针法针刺。

①先按上述"8"环针法步骤针刺。

②用普通针刺手法针刺面环 3 穴、面环 9 穴（TMh-3、TMh-9），眼环 10 穴、眼环 11 穴（TYh-10、TYh-11），口环 3 穴、口环 9 穴（TKh-3、TKh-9），直刺入 0.2~0.5 寸。

留针 30 分钟。每周治疗 2~3 次，2 周为 1 个疗程，治疗 2~4 个疗程。

2. 壮医药线灸

（1）治疗原则：祛风毒，散寒毒，通"两路"。

（2）选穴：依据"天圆地方"的取穴原则，选取面环 4 穴、面环 8 穴（TMh-4、TMh-8），耳环 5 穴、耳环 6 穴、耳环 7 穴、耳环 10 穴（TEh-5、TEh-6、TEh-7、TEh-10），手背一环 4 穴、手背一环 5 穴（TSBh1-4、TSBh1-5），内三杆（DNSg，右侧），内上桩（DNsz，左侧），足背一环 6 穴、足背一环 7 穴（DZBh1-6、DZBh1-7，双侧）。

（3）随症配穴：面瘫严重、面部疼痛、口眼歪斜不能闭合者加面骨穴（TMg），手背二环 4 穴、手背二环 6 穴（TSBh2-4、TSBh2-5）。

（4）灸治方法：每天施灸 1 次，2 周为 1 个疗程，治疗 2~4 个疗程。

【调摄与养护】

针后教会患者按揉面部；面部应避免风寒，注意休息，避免用眼过度，必要时应戴口罩、眼罩；如有眼睛闭合不全者，每日需用眼药水滴眼数次，以防感染。

十八、瘿病（苯埃）[Baenzai]

瘿病是以颈前喉结两侧结块肿大为主要临床特征的一类疾病。临床表现为颈前喉结两旁结块肿大，不痛不溃，缠绵难消。

西医学中的单纯性甲状腺肿、甲状腺功能亢进、甲状腺炎、甲状腺癌等以甲状腺肿大为主要表现的疾病可参考该病进行诊治。

【病因病机】

壮医认为瘿病主要由 3 个方面原因引起。

（1）长期精神紧张、情志失调、心情抑郁，导致气道不畅，气滞血瘀于颈前而致。

（2）平时身体虚弱，感受风毒、寒毒、热毒等邪气，邪毒乘虚而入，结聚于颈前，阻碍龙路、火路运行，导致气血运行不畅，天、地、人三气不能同步而致。

（3）平素谷道虚弱、饮食不节、过食肥甘、厚味之品，影响谷道功能，聚痰于颈前而致。

【诊断】

（1）以颈前喉结两旁一侧或双侧的结块肿大为主要症状。

（2）多见于女性，常有饮食不节、情志不畅等病因，或发病有一定地区性。

【治疗】

1.壮医针刺疗法

（1）治疗原则：祛湿散结、调气补虚。

（2）选穴：肩中穴（TJz，双侧或与瘿病同侧），内三杆（DNSg，右侧），内上桩（DNsz，左侧），前三桩（DQSz，单侧与斜三桩对侧，交叉使用），斜三桩（DXSz，单侧与前三桩对侧，交叉使用），足背一环 7 穴、足背一环 8 穴（DZBh1-7、DZBh1-8，双侧）。

（3）操作方法：选用 1 寸、1.5 寸、2.5 寸毫针，用"S"环针法针刺。

①针肩中穴（TJz，双侧或与瘿病同侧），直刺入 1~1.5 寸。

②针内三杆（DNSg，右侧），直刺入 1.2~2 寸。

③针内上桩（DNsz，左侧），直刺入 1~1.5 寸。

④针前三桩（DQSz，左侧），直刺入 1~2 寸。

⑤针足背一环 7 穴、足背一环 8 穴（DZBh1-7、DZBh1-8，左侧），直刺入 0.5~0.8 寸。

⑥针足背一环 7 穴、足背一环 8 穴（DZBh1-7、DZBh1-8，右侧），直刺入 0.5~0.8 寸。

⑦针斜三桩（DXSz，右侧），直刺入 1~1.5 寸。

留针 30 分钟。每周治疗 2~3 次，4 周为 1 个疗程，治疗 2~3 个疗程。

2. 壮医药线灸

（1）治疗原则：祛湿散结、调气补虚。

（2）选穴：肩中穴（TJz，双侧），鹰嘴环 12 穴（TYZh-12，双侧），内三杆（DNSg，右侧），内上桩（DNsz，左侧），外三桩（DWSz，双侧），足背一环 7 穴、足背一环 8 穴（DZBh1-7、DZBh1-8，双侧），局部梅花穴。

（3）灸治方法：每 2 天施灸 1 次，4 周为 1 个疗程，治疗 3~6 个疗程。

【调摄与养护】

平时注意避免食用刺激性食物如茶、咖啡，忌烟酒，如出现压迫症状时，应考虑手术治疗。

十九、中风（坞勒乱）[Uklwedluenh]

中风，壮医称为坞勒乱，壮语为 Uklwedluenh，是指以忽然昏仆，不省人事，口眼歪斜，不语失音，半身不遂为主症的病证。该病因发病急骤，证情复杂，凶险多变，有风性善行数变的特点，故名中风。该病多见于中老年人，一年四季皆可发病，但以冬春两季最为多见。

中医学的中风、脑卒中，西医学的急性脑血管病，如脑出血、蛛网膜下腔出血、脑血栓形成、脑栓塞等出现中风表现者，可参考该病进行诊治。

【病因病机】

该病多因正气不足，肾阴亏耗，阳化风动，气血冲逆，蒙蔽巧坞，引起龙路、火路及其网络的部分通道不畅或闭塞不通所致。

【诊断】

（1）临床上以忽然昏仆、不省人事、口眼歪斜、言语不利或不语、半身不遂为主要表现。

（2）发病急骤，有渐进发展过程，发病前多有头晕头痛、肢体麻木等先兆。

（3）常有年老体衰，劳倦内伤，嗜好烟酒等因素。每因恼怒、劳累、酗酒、气候骤变等诱发，年龄多在 40 岁以上。

【治疗】

该病救急主要采用壮医针刺治疗。

（1）治疗原则：通窍醒神。

（2）选穴。

救急时：猫爪尖穴（TMzj，双侧），即十指指尖。

救急后：天宫穴（TTg），内三杆（DNSg，右侧），内三桩（DNSz，双侧），足背一环 8 穴（DZBh1-8，右侧），足背一环 6 穴（DZBh1-6，左侧）。血压升高时加地井穴（DDj，双侧）。

（3）操作方法。

救急时：用三棱针（或一次性注射器针头）针猫爪尖穴（TMzj，双侧）放血。

救急后：取 1 寸、1.5 寸、2.5 寸毫针，用普通针法针刺。

①针内三杆（DNSg，右侧），直刺入 1.5~2 寸。

②针内三桩（DNSz，左侧），直刺入 1~1.5 寸。

③针内三桩（DNSz，右侧），直刺入 1~1.5 寸。

④针足背一环 6 穴（DZBh1-6，左侧），直刺入 0.5~0.8 寸。

⑤针足背一环 8 穴（DZBh1-8，右侧），直刺入 0.5~0.8 寸。

⑥针天宫穴（TTg），斜刺入 0.5~0.8 寸。

留针 30 分钟。每周治疗 2~3 次，4 周为 1 个疗程，可治疗 1~2 个疗程。

【调摄与养护】

重视先兆症的观察，加强护理，是治疗和预防中风病的关键。急性期患者宜卧床休息，同时密切观察病情。病情稳定后，在治疗的同时，指导患者进行自我锻炼，促进患肢功能的恢复。平时在饮食上宜食清淡易消化之物，忌肥甘厚味、动风、辛辣刺激之晶，并禁烟酒，要保持心情舒畅，做到起居有常，饮食有节，避免疲劳，以防止卒中和复中。

二十、偏枯（麻邦）[**Mazmbiengj**]

偏枯，壮医称为麻邦，也称半身不遂、偏瘫，壮语为 Mazmbiengj，指一侧（左侧或右侧）肢体（上肢、下肢）的随意运动功能减弱或丧失、麻木不仁，或言语障碍、口眼歪斜等症状。由于肢体失去了随意运动的功能，故逐渐出现肢体废用性萎缩。

中医的中风后遗症、脑卒中后遗症，西医学的脑卒中后遗症，可参照该病进行诊治。

【病因病机】

其病因病机主要是因肝肾阴亏，肝阳上亢，或风痰阻络，气虚血滞，脉络瘀阻等引起龙路、火路及其网络的部分通道不畅或闭塞不通，导致"三道两路"受阻，天、地、人三气不能同步而致。

【诊断】

多因病变发生的部位及严重程度不同而有差异。

（1）以半身不遂、言语不利、口眼歪斜为主要临床表现。

（2）既往有中风病史。

【治疗】

该病主要采用壮医针刺治疗。

（1）治疗原则：通调两路，解毒补虚，调气柔筋。

（2）选穴：依据"天圆地方"的取穴原则，选取天宫穴（TTg），手背二环 2 穴、手背二环 5 穴（TSBh2-2、TSBh2-5，双侧），内三杆（DNSg，右侧），内上桩（DNsz，左侧），前上桩（DQsz，单侧，与 DXh2-7、DXh2-10 穴对侧交叉使用），膝二环 7 穴、膝二环 10 穴（DXh2-7、

DXh2-10，单侧，与DQsz对侧交叉使用），足背一环8穴（DZBh1-8，右侧），足背一环6穴（DZBh1-6，左侧），患侧"以应为腧"。

（3）操作方法：选用1寸、2寸、2.5寸针，用"8"环针法。

①针手背二环2穴、手背二环5穴（TSBh2-2、TSBh2-5，左侧），直刺入0.5~0.8寸。

②针内三杆（DNSg，右侧），直刺入1.5~2寸。

③针内上桩（DNSz，左侧），直刺入1~1.5寸。

④针足背一环8穴（DZBh1-8，右侧），直刺入0.5~0.8寸。

⑤针足背一环6穴（DZBh1-6，左侧），直刺入0.5~0.8寸。

⑥针膝二环7穴、膝二环10穴（DXh2-7、DXh2-10，右侧），直刺入1~1.5寸。

⑦针前上桩（DQsz，左侧），直刺入1~1.5寸。

⑧针手背二环2穴、手背二环5穴（TSBh2-2、TSBh2-5，左侧），直刺入0.5~0.8寸。

⑨针天宫穴（TTg），斜刺入0.5~0.8寸。

⑩针手背二环2穴、手背二环5穴（TSBh2-2、TSBh2-5，左侧），行针。

最后，可选择1组患侧的"以应为腧"穴针刺。

留针30分钟。每周治疗2~3次，一般3个月为1个疗程，可治疗1~3个疗程不等。

【调摄与养护】

均衡饮食，少盐、少糖，定时定量，多吃蔬菜，及时补充水分，少吃动物性油脂与动物内脏；减少饮酒，拒绝吸烟；情绪稳定，规律运动，适度运动可以促进血液循环，减少血管阻塞机会。

二十一、淋证（肉扭）[Nyouhniuj]

淋证是指因饮食劳倦、湿热侵袭而致的以水道运化不利，以小便不畅、频数短涩、滴沥刺痛、小腹拘急痛引腰背为主症的一种疾病。

西医学的泌尿系感染、泌尿系结石、泌尿系肿瘤、乳糜尿等，凡是具有淋证特征者，均可参考该病进行诊治。

【病因病机】

壮医认为，该病主要由于毒邪侵犯人体，使水道枢纽运化水液不利，或素来体虚，又受热毒侵入水道，导致水道枢纽膀胱受热毒灼伤，无法运化水液，导致水道不通、小便不畅、淋漓刺痛而起病。一年四季均可发病，尤以下体不洁、饮食过于肥甘厚腻而易发。

【诊断】

（1）以小便频数短涩、淋沥刺痛或排尿不畅、小肚拘急为主症，这些是诊断淋证的主要依据。

（2）病情反复发作者，常伴有腰酸痛、小腹坠胀、神疲乏力等。

（3）多见于已婚妇女，每因劳累、情志变化、感受外邪、不洁房事而诱发。

【治疗】

1. 壮医针刺疗法

（1）治疗原则：清热祛毒，通利水道。

（2）选穴：依据"天圆地方"的取穴原则，选取肩环2穴、肩环3穴（TJh-2、TJh-3，双侧），膝二环7穴（DXh2-7，双侧），足背一环5穴、足背一环7穴（DZBh1-5、DZBh1-7，双侧）。

（3）操作方法：选用1寸、2寸、2.5寸毫针，用"8"环针法。

①针肩环2穴、肩环3穴（TJh-2、TJh-3，左侧），直刺入1~1.5寸。

②针膝二环7穴（DXh2-7，右侧），直刺入1.5~2寸。

③针足背一环5穴、足背一环7穴（DZBh1-5、DZBh1-7，左侧），直刺入0.8寸。

④针足背一环5穴、足背一环7穴（DZBh1-5、DZBh1-7，右侧），直刺入0.8寸。

⑤针膝二环7穴（DXh2-7，左侧），直刺入1.5~2寸。

⑥针肩环2穴、肩环3穴（TJh-2、TJh-3，右侧），直刺入1.2~1.5寸。

留针30分钟。每周治疗2~3次，4周为1个疗程，可治疗2~3个疗程不等。

2. 壮医针挑疗法

（1）部位选择：在解毒区，依据"天圆地方"的取穴原则，选取2~3组穴位。

（2）操作手法：用平挑法加直刺法或斜刺法。

（3）方法：每5天治疗1次，4周为1个疗程。

3.壮医药线灸

（1）治疗原则：清热祛毒，通利水道。

（2）选穴：手心二环3穴、手心二环6穴（TSXh2-3、TSXh2-6，双侧），肩环2穴、肩环3穴（TJh-2、TJh-3，双侧），膝二环7穴（DXh2-7，双侧），足背一环5穴、足背一环7穴（DZBh1-5、DZBh1-7，双侧）。

（3）灸治方法：每2天治疗1次，4周为1个疗程，可灸2~3个疗程。

【调摄与养护】

宜清淡饮食，禁食刺激性食物及酒；多喝水，多食新鲜水果蔬菜；禁忌房事，适当卧床休息，保持心情舒畅。

二十二、遗精（漏精）[Vazcingh]

遗精，壮医称为漏精，壮语为 Vazcingh，是指在无性生活的情况下发生的射精，不因性生活而精液频繁遗泄的症状。有梦遗与滑精之分，在睡梦中发生的精液泄漏，称为梦遗；无梦而遗，甚至清醒时精液自出者，称为滑精。在未婚的青年男性中80%~90%有遗精现象，一般1周不超过1次；成年未婚男子或婚后分居者，一个月遗精1~2次不会出现明显症状，大都属正常的生理现象。过多的遗精，每周2次以上或1日数次，或清醒时流精，伴头昏、精神萎靡、腰腿酸软、不寐等，则属病理性现象，必须治疗。

该病与中医的遗精诊断基本一致。西医学的前列腺炎、精囊炎、睾丸炎等引起的遗精，可参考该病进行治疗。

【病因病机】

壮医认为，遗精多属"咪心头""咪腰"为患，如劳神过度，动念妄想，致心阴亏耗，心火内炽，扰动精室；或因先天体质虚弱、房事不节；或纵欲过度，"咪腰"元阳受损，精关不固而致；或因酗酒厚味，湿热下注，致"三道"功能受损，天、地、人三气不能固摄机体，导致三气不能协调，三气不能同步而致。主要发病机理如下。

（1）毒邪外入侵犯，盘踞时久伤及人体三气，造成身体日虚而不能恢复常态，三气不能同步，尤其是下部气不能上达廓部，造成精液不能固摄，下滑而外溢。

（2）酗酒厚味、损伤脾胃，则湿热之毒内生，湿热入下，热扰精室，饮食厚味，痰火湿热阻滞水道，水道疏泄失度，产生遗精。

（3）人体素虚，或久病体虚不能恢复，精关不固而遗。

（4）房事不节，或频繁手淫，使水道枢纽运化水液不利；或素来体虚，又受毒邪侵入水道，导致水道前列腺受热毒灼伤，无法固摄精液而起病。

（5）情志失调，劳神太过，劳伤心脾，意淫于外，则人体中部气不能上传下达，心神不宁，于是神不守舍，入寐淫梦泄精。心火久动伤及水道，水道条达不畅，以致精室被扰，阴精失守，梦而频遗。

【诊断】

（1）以遗精频作，或梦遗或滑精，每周 2 次以上者为主要症状。

（2）可伴有头晕目眩，神疲乏力，精神不振等症状。

【治疗】

1. 壮医针刺疗法

（1）治疗原则：调气补虚，养血生精。

（2）选穴：天一环 2 穴、天一环 4 穴、天一环 8 穴、天一环 10 穴（TTh1-2、TTh1-4、TTh1-8、TTh1-10），腹二环 6 穴（RFh2-6），腹三环 5 穴、腹三环 6 穴、腹三环 7 穴（RFh3-5、RFh3-6、RFh3-7），膝二环 7 穴、膝二环 11 穴（DXh2-7、DXh2-11，双侧），前上桩（DQsz，双侧），内下桩（DNxz，双侧）。

（3）选用 1 寸、1.5 寸、2 寸或 2.5 寸针，用普通针法针刺。

留针 30~45 分钟；腹环穴可加用艾灸或温疗法。每周治疗 2~3 次，4 周为 1 个疗程，可治疗 1~2 个疗程不等。

2. 壮医药线灸

（1）治疗原则：调气补虚，养血生精。

（2）选穴：天一环 2 穴、天一环 4 穴、天一环 8 穴、天一环 10 穴（TTh1-2、TTh1-4、TTh1-8、TTh1-10），手背一环 9 穴、手背一环 11 穴（TSBh1-9、TSBh1-11，双侧），腹二环 4、腹二环 6、腹二环 8 穴（RFh2-

4、RFh2-6、RFh2-8），腹三环 5 穴、腹三环 6 穴、腹三环 7 穴（RFh3-5、RFh3-6、RFh3-7），膝二环 7 穴、膝二环 11 穴（DXh2-7、DXh2-11），前上桩（DQsz，双侧），内下桩（DNxz，双侧），腰一环 2 穴、腰一环 5 穴、腰一环 7 穴、腰一环 10 穴（RYh1-2、RYh1-5、RYh1-7、RYh1-10）。

（3）灸治方法：每 2 天施灸 1 次，4 周为 1 个疗程，治疗 2~4 个疗程。

【调摄与养护】

予配合食疗，以芡实、枸杞子等炖老鸭汤疗程；患者养成良好生活习惯，注意节制性欲，杜绝手淫，禁看淫秽书刊和黄色录像；适当进行功能锻炼。

二十三、阳痿（委哟）[Viznyoj]

阳痿，壮医称为委哟，壮语为 Viznyoj，是指成年育龄期男子未到性功能衰退年龄，出现阳事不举、或临房事举而不坚、或举而不能维持、或阴茎不能勃起，或勃起不坚而致不能进行正常性生活的一种病证。

阳痿是临床常见的成年男子性功能障碍之一，是男性最常见的一种性功能障碍疾病，发病率较高。尽管阳痿不是一种危及生命的疾病，但与患者的生活质量、性伴侣关系、家庭稳定密切相关，同时也是许多躯体疾病的早期预警信号。

该病与中医的阳痿诊断基本一致。西医学的勃起功能障碍（ED），可参考该病进行诊治。

【病因病机】

该病多因房劳纵欲过度，或由神经功能、精神、心理因素、不良嗜好及疾病等所致，如神经衰弱、手淫、生殖腺机能不全、糖尿病、长期饮酒、过量吸烟、某些慢性虚弱性疾病及服用某些药物（如麻醉药、镇静药、甲氰咪呱等）。少数阳痿是由器质性病变引起，如生殖器畸形、生殖器损伤及睾丸疾病等。壮医认为，该病多因房劳纵欲过度，肾中精气亏损；或因气血不足，宗筋失养；或因湿热下注，宗筋受灼，以至"咪腰"精气亏虚，宗筋弛纵，导致"三道"功能不调，龙路、火路不通，天、地、人三气不能同步而发病。

【诊断】

（1）以阴茎萎软，不能完全勃起或勃起不坚，不能插入阴道进行性交为主要表现。

（2）年龄在 20~50 岁，未到性功能衰退年龄就出现症状。

（3）排除器质性或药物所致的阳痿。

【治疗】

1. 壮医针刺疗法

（1）治疗原则：调气补虚，均衡气血。

（2）选穴：天一环 2 穴、天一环 4 穴、天一环 8 穴、天一环 10 穴（TTh1-2、TTh1-4、TTh1-8、TTh1-10），腹二环 6 穴（RFh2-6），腹三环 5 穴、腹三环 6 穴、腹三环 7 穴（RFh3-5、RFh3-6、RFh3-7），内三杆（DNSg，右侧），内上桩（DNsz，左侧），膝二环 7 穴、膝二环 11 穴（DXh2-7、DXh2-11，双侧），前上桩（DQsz，双侧），内下桩（DNxz，双侧）。

（3）操作方法：选用 1 寸、1.5 寸、2 寸针或 2.5 寸，用普通针法针刺。

留针 30~45 分钟；腹环穴可加用艾灸或温疗法。每周治疗 2~3 次，4 周为 1 个疗程，可治疗 1~3 个疗程不等。

2. 壮医药线灸

（1）治疗原则：调气补虚，均衡气血。

（2）选穴：天一环 2 穴、天一环 4 穴、天一环 8 穴、天一环 10 穴（TTh1-2、TTh1-4、TTh1-8、TTh1-10），手背一环 9 穴、手背一环 11 穴（TSBh1-9、TSBh1-11，双侧），腹三环 5 穴、腹三环 6 穴、腹三环 7 穴（RFh3-5、RFh3-6、RFh3-7）、腹二环 4 穴、腹二环 6 穴、腹二环 8 穴（RFh2-4、RFh2-6、RFh2-8），内三杆（DNSg，右侧），内上桩（DNsz，左侧），膝二环 7 穴、膝二环 11 穴（DXh2-7、DXh2-11），前上桩（DQsz，双侧），内下桩（DNxz，双侧），腰一环 2 穴、腰一环 5 穴、腰一环 7 穴、腰一环 10 穴（RYh1-2、RYh1-5、RYh1-7、RYh1-10），足背二环 7 穴、足背二环 8 穴（DZBh2-7、DZBh2-8，双侧）。

（3）灸治方法：每 2 天施灸 1 次，4 周为 1 个疗程，可治疗 2~4 个疗程。

【调摄与养护】

注意休息，避免房事过劳；调畅情志，愉悦心情。

二十四、郁证（心押）[Simnyap]

郁证，壮医称为心押，壮语为 Simnyap，是指以心情抑郁、情绪不宁、胸胁满闷胀痛、或哭笑无常、或咽中有异物感等为主要临床表现的病证。多由情志因素引起，患者以青中年女性为主。

该病与中医的郁证基本一致。西医学的神经衰弱、癔症及焦虑症等，可参考该病进行治疗。

【病因病机】

壮医认为，情志失调和气血失衡是郁证发病的主要病因。

其主要病机为情志不遂，气机不畅，谷道受阻；或情志过极，龙路受损，巧坞失养；或思虑过度，气血失衡，"三道"运行阻滞，"两路"运行失畅，天、地、人三气不能同步而发病。

【诊断】

（1）以心情忧郁、情绪不宁、胸胁胀满疼痛为主要临床表现。

（2）时有哭笑无常，或焦虑易怒，或咽中有异物感等症状，且病情常受情志因素影响而反复发作。

（3）多发于青中年女性。

【治疗】

1. 壮医针刺疗法

（1）治疗原则：调气解郁，均衡气血。

（2）选穴：面环 12 穴（TMh-12），腕内三穴（TWNS，单侧，与 TWnz 对侧），腕内中穴（TWnz，单侧，与 TWNS 对侧），内三杆（DNSg，右侧），内上桩（DNsz，左侧），地桩（DDz，双侧），足背一环 7 穴（DZBh1-7，双侧）。

（3）操作方法：选用 1 寸、1.5 寸、2 寸或 2.5 寸针，用普通针法针刺。

留针 30 分钟。每周治疗 2~3 次，4 周为 1 个疗程，可治疗 2~3 个疗程不等。

2.壮医药线灸

（1）治疗原则：调气解郁，均衡气血。

（2）选穴：面环 12 穴（TMh-12），安眠三穴（TAms），腕内三穴（TWNS，单侧，与 TWnz 对侧），腕内中穴（TWnz，单侧，与 TWNS 对侧），腹二环 2 穴、腹二环 5 穴、腹二环 7 穴、腹二环 10 穴（RFh2-2、RFh2-5、RFh2-7、RFh2-10），内三杆（DNSg，右侧），内上桩（DNsz，左侧），地桩（DDz，双侧），足背一环 7 穴（DZBh1-7，双侧）。

（3）灸治方法：每周治疗 2~3 次，4 周为 1 个疗程，可治疗 2~3 个疗程不等。

【调摄与养护】

尽量避免忧思郁怒，遇事要倾诉，防止情志内伤，适当进行体育锻炼；治疗时关怀患者，对患者充满同情心，态度和蔼，耐心解析病情，争取患者的信任；寻找和解除情志致病的原因，引导患者正确认识和对待病情，增强治愈疾病的自信心。

二十五、消渴（啊肉甜）[Oknyouhdiemz]

消渴，壮医称为啊肉甜，壮语为 Oknyouhdiemz，是指以多饮、多食、多尿、疲乏、形体消瘦或尿有甜味为主要临床表现的病证。

该病是一种严重危害人类健康的病证，具有发病率高、病程长、并发症多的特点，近年来发病率呈逐年增高趋势。壮医针刺在改善其临床症状和防治并发症等方面有较好的疗效。

该病与中医的消渴病诊断基本一致。西医学的糖尿病、尿崩症、精神性多饮多尿症，可参考该病进行诊治。

【病因病机】

壮医认为，消渴多由禀赋不足、阴津亏损、燥热偏胜所致。其主要发病机理如下。

（1）由于长期饮食不节，过食肥甘、厚味、煎炒、辛辣等食物，过量饮酒等，影响谷道的受纳、消化、吸收功能，湿毒、热毒内生，积热内蕴，化燥伤津而致。

（2）长期精神刺激、喜怒失常、情志失调，以致体内"三道"气机运行不畅，郁结日久而生热毒，灼伤气道、谷道的阴津而致。

（3）由于平时身体虚弱，复因房事不节，劳欲过度，耗损阴津，阴虚火旺，灼伤的阴津，津液不足而致。

【诊断】

（1）以多饮、多尿、多食及消瘦、尿有甜味为主要临床表现。

（2）有的患者"三多"症状不显著，但若于中年之后发病，且嗜食膏粱盐厚味，形体肥胖及久病伴发水肿、眩晕、雀目、痈疽等病证者，可考虑患消渴的可能。

（3）该病的发生与先天禀赋不足密切相关，故消渴的家族史可供诊断参考。

（4）抽血检查空腹、餐后2小时的血糖、尿糖、尿比重、葡萄糖耐量试验等，有助于确定诊断。

【治疗】

1. 壮医针刺疗法

（1）治疗原则：调气补虚，均衡气血。

（2）选穴：依据"天圆地方"的取穴原则，选取鹰嘴环12穴（TYZh-12，双侧），膝二环10穴（DXh2-10，双侧），内三桩（DNSz，双侧），足背一环7穴、足背一环8穴（DZBh1-7、DZBh1-8，双侧）。

（3）操作方法：选用1寸、1.5寸、2.5寸毫针，用"8"环针法针刺。

①针鹰嘴环12穴（TYZh-12，左侧），直刺入0.5~0.8寸。

②针膝二环10穴（DXh2-10，右侧），直刺入1~1.5寸。

③针内三桩（DNSz，左侧），直刺入1.5~2寸。

④针足背一环7穴、足背一环8穴（DZBh1-7、DZBh1-8，右侧），直刺入0.5~0.8寸。

⑤针刺足背一环7穴、足背一环8穴（DZBh1-7、DZBh1-8，左侧），直刺入0.5~0.8寸。

⑥针内三桩（DNSz，右侧），直刺入1.5~2寸。

⑦针膝二环10穴（DXh2-10，左侧），直刺入1~1.5寸。

⑧针鹰嘴环12穴（TYZh-12，右侧），直刺入0.5~0.8寸。

留针 30 分钟。每周治疗 2~3 次，4 周为 1 个疗程，可治疗 6~8 个疗程不等。

2.壮医药线灸

（1）治疗原则：调气补虚，均衡气血。

（2）选穴：依据"天圆地方"的取穴原则，选取腹二环 6 穴（RFh2-6），腹三环 6 穴（RFh3-6），前上桩（DQsz，双侧），内上桩（DNsz，双侧），膝二环 10 穴（DXh2-10，双侧），内下桩（DNxz，双侧），足背一环 7 穴、足背一环 8 穴（DZBh1-7、DZBh1-8，双侧）。

（3）灸治方法：每 2 天施灸 1 次，4 周为 1 个疗程，治疗 2~4 个疗程。

【调摄与养护】

饮食有节，少吃多餐，适当功能锻炼。

二十六、汗证（优平）[**Binghhanh**]

汗证是指由于人体阴阳失调，腠理不固，影响水道功能而致汗液外泄失常的病证。或因先天禀赋不足，后天过度消耗导致水道功能失调，或过度劳累后受寒湿内侵致玄腑关闭，水道阻滞不通而出现的无汗、汗多，或汗出异常不能正常外泄的病变。该病既可单独出现，也可与其他疾病兼而发作。

因受天气热等外界环境因素影响的正常出汗，是人体的生理现象及生理功能的正常表现。少数人因体质关系，平时出汗较多，而不伴有其他症状，也不属于该病的范围。本篇所论述的汗证为汗液过度外泄的病理现象。

壮医认为，人体排汗异常可分为寝汗、多汗、缩汗 3 种。白昼汗出、动辄益甚者，是多汗，亦称为自汗；寐中汗出，醒来自止者，是为寝汗，亦称为盗汗；缩汗又名闭汗，是以汗出黏腻、汗当出不出为主症的一种疾病。

西医学的多种疾病，如甲状腺机能亢进、植物神经功能紊乱、风湿热、结核病等所致的以汗出为主要症状者，可参考该病进行治疗。

【病因病机】

（1）寝汗。壮医认为，大自然的各种变化，都是阴阳对立、阴阳互根、阴阳消长、阴阳平衡、阴阳转化的反映和结果，若人体内阴虚，就产生阳盛，即内热炽盛的生理变化，从而影响水道功能，外泄失常而发生寝汗。

（2）多汗。若先天禀赋不足，后天失养或过度劳作，或与邪毒抗争气血消耗过度而得不到应有的补充，使人体失去常态而身体逐渐虚弱，特别是"咪钵"（肺）虚弱后，水道功能失调，水液外泄失常而产生多汗症。

（3）缩汗。主要是劳累过度或剧烈运动后，汗未止而洗冷水浴，致使玄腑关闭，水道阻滞不通，汗液不能正常外泄而产生。

【诊断】

（1）不因外界环境影响，在头面、四肢、全身汗出超出正常者为诊断主要依据。

（2）寝汗：以寝中汗出，醒来自止为主症。

（3）多汗：以汗多，或动辄出汗，或汗出淋漓为主症。

（4）缩汗：以汗出黏腻或汗当出不出为主症。

【治疗】

1. 壮医针刺疗法

（1）治疗原则：调和气血，固涩止汗。

（2）选穴：依据"天圆地方"的取穴原则，选取天宫穴（TTg），腕内中穴（TWnz，双侧），腕内前穴（TWnq，双侧），腹二环6穴（RFh2-6），腹三环6穴（RFh3-6），前上桩（DQsz，双侧），内下桩（DNxz，双侧）。

（3）操作方法：取1寸、2寸毫针，用普通针法针刺。

留针30分钟；腹环穴可加用艾灸或温疗法。每周治疗2~3次，4周为1个疗程，治疗1~3个疗程不等。

2. 壮医药线灸

（1）治疗原则：调和气血，固涩止汗。

（2）选穴：天宫穴（TTg），腕内三穴（TWNS，双侧），腹二环6穴（RFh2-6），腹三环6穴（RFh3-6），膝二环7穴（DXh2-7，双侧），前上桩（DQsz，双侧），内下桩（DNxz，双侧）。

（3）灸治方法：每2天治疗1次，4周为1个疗程，可灸2~3个疗程不等。

【调摄与养护】

积极查找病因，排除因其他病而致的上述症状；患者平素注意加强身体锻炼，增强抵抗力。

二十七、肥胖（弼汪）［Bizvangh］

肥胖是一种由多因素引起的体内脂肪数量增多和脂肪细胞体积的异常增大而致体脂占体重百分比异常增高的慢性代谢性疾病。随着其发病率的不断增加，肥胖相关性疾病也呈增长趋势，目前已成为当今社会危害人类身体健康的 3 种慢性病之一。肥胖症可根据其病因分为单纯性肥胖和继发性肥胖，前者无明显内分泌和代谢病病因，故又称为肥胖病，临床上最为常见；后者有明确的内分泌和代谢病病因，或与遗传、药物有关。肥胖症不仅严重损害形体曲线美，而且严重影响人们的生活质量，可诱发高脂血症、脂肪肝、高血压、糖尿病、痛风及心脑血管病等多种严重危害人体健康的疾病，因此对肥胖症的干预越来越受到人们的关注。

壮医针灸作为一种健康、安全、有效的治疗措施，对肥胖症具有良好的临床疗效，不仅可以有效减轻体质量，还能减轻肥胖并发症，改善内分泌失调的症状。

【病因病机】

壮医认为，肥胖多与先天禀赋、过食肥甘厚味、内伤七情、好逸恶劳等导致体内水、湿、痰邪停滞、"三道两路"受阻有关。该病为标实本虚，标在痰湿，本在脾虚；由于"三道"不通，"两路"阻滞，痰湿内蕴，浊脂内生而致。

【诊断】

（1）体内脂肪堆积过多和分布异常，体重增加。

（2）通过体重指数（BMI）来确定。WHO 规定以 BMI ≥ 25kg/m^2 为超重，BMI ≥ 30kg/m^2 为肥胖；我国以 BMI ≥ 24kg/m^2 和 BMI ≥ 28kg/m^2 分别作为成人超重和肥胖的诊断依据。

【治疗】

1.壮医针刺疗法

（1）治疗原则：祛湿化痰，通道养路。

（2）选穴：根据"天圆地方"的配穴原则，选取鹰嘴环 12 穴（Tyzh-

12，双侧），腹二环4穴、腹二环6穴、腹二环8穴、腹二环12穴（RFh2-4、RFh2-6、RFh2-8、RFh2-12），内三杆（DNSg，右侧），内上桩（DNsz，左侧），前上桩（DQsz，双侧），内下桩（DNxz，双侧），足背一环7穴、足背一环8穴（DZBh1-7、DZBh1-8，双侧）。

（3）操作方法：选用0.5寸、1寸、2寸毫针，用"8"环针法针刺。

留针30分钟。每周治疗2~3次，4周为1个疗程，治疗3~5个疗程。

2. 壮医药线灸

（1）治疗原则：祛湿化痰，通道养路。

（2）选穴：根据"天圆地方"的配穴原则，选取鹰嘴环12穴（Tyzh-12，双侧），腹二环4穴、腹二环6穴、腹二环8穴、腹二环12穴（RFh2-4、RFh2-6、RFh2-8、RFh2-12），腹三环5穴、腹三环6穴、腹三环7穴（RFh3-5、RFh3-6、RFh3-7），内三杆（DNSg，右侧），内上桩（DNsz，双侧），前上桩（DQsz，双侧），内下桩（DNxz，双侧），足背一环7穴、足背一环8穴（DZBh1-7、DZBh1-8，双侧）。

（3）灸治方法：每2天施灸1次，4周为1个疗程，治疗2~4个疗程。

【调摄与养护】

调节饮食，注意适当控制饮食；加强锻炼，多进行有氧运动。

二十八、虚劳（涸耐）[Hawnaiq]

虚劳是由脏腑亏损，元气虚弱而致"三道两路"不通、不荣，天、地、人三气不能同步而产生的多种慢性病证的总称。凡禀赋不足，后天失调，病久失养，积劳内伤，久虚不复，而表现为各种亏损症候者，都属于本证范畴。

西医学的各种慢性消耗性疾病、营养不良、贫血、自身免疫功能低下等，当出现虚劳的症状时，可参照本篇进行治疗。

【病因病机】

壮医认为，虚劳主要由以下方面引起。

（1）先天禀赋不足，孕期营养不良，或早产，或出生后喂养不当，营养不良，导致气血生成匮乏而致。

（2）后天劳作太过，经常熬夜，导致精气亏耗，身体虚弱，或患慢性病，经久不愈，气血损耗过多。

（3）饮食不节，生活不节制，情志失调，损伤谷道，使谷道消化吸收功能下降，水谷精微无以化气血而致。

【诊断】

虚劳的临床表现，视其为气虚、血虚、阴虚，阳虚则有不同表现。

（1）多见神疲乏力，心悸气短，面色无华，自汗盗汗，或五心烦热，或畏寒肢冷等。

（2）具有慢性消耗性疾病病史，有长期脏腑功能衰退等表现。

（3）排除其他内科疾病中的虚证。

【治疗】

1. 壮医针刺疗法

（1）治疗原则：调气补虚，通道养路。

（2）选穴：天宫穴（TTg），鼻环5穴、鼻环7穴（TBh-5、TBh-7），口环4穴、口环8穴（TKh-4、TKh-8），手背一环9穴、手背一环11穴（TSBh1-9、TSBh1-11，双侧），腹二环6穴（RFh2-6），腹三环6穴（RFh3-6），前上桩（DQsz，双侧），内下桩（DNxz，双侧）。

（3）操作方法：选用0.5寸、1寸、2寸毫针，用"8"环针法针刺。

①针手背一环9穴、手背一环11穴（TSBh1-9、TSBh1-11，左侧），直刺入0.5~0.8寸。

②针腹三环6穴（RFh3-6），直刺入0.5~0.8寸。

③针前上桩（DQsz，右侧），直刺入1~1.5寸。

④针内下桩（DNxz，左侧），直刺入0.5~0.8寸。

⑤针内下桩（DNxz，右侧），直刺入0.5~0.8寸。

⑥针前上桩（DQsz，左侧），直刺入1~1.5寸。

⑦针腹二环6穴（RFh2-6），直刺入0.5~0.8寸。

⑧针口环4穴、口环8穴（TKh-4、TKh-8），直刺入0.3~0.5寸。

⑨针鼻环5穴、鼻环7穴（TBh-5、TBh-7），直刺入0.1~0.3寸。

⑩针天宫穴（TTg），斜刺入0.3~0.8寸。

留针30分钟。每周治疗2~3次，4周为1个疗程，治疗1~2个疗程。

2.壮医陶针疗法

（1）部位选择：依据"天圆地方"的取穴原则，在减压区选取1~2组穴位。

（2）操作手法：用点刺。

（3）治疗方法：每周治疗2次，4周为1疗程，可治疗1~2个疗程。

3.壮医药线灸

（1）治疗原则：调气通路，养血补虚。

（2）选穴：天宫穴（TTg），鼻环5穴、鼻环7穴（TBh-5、TBh-7），手背一环9穴、手背一环11穴（TSBh1-9、TSBh1-11，双侧），腹二环6穴（RFh2-6），腹三环5穴、腹三环6穴、腹三环7穴（RFh3-5、RFh3-6、RFh3-7），膝二环7穴、膝二环11穴（DXh2-7、DXh2-11），前上桩（DQsz，双侧），内下桩（DNxz，双侧）。

（3）灸治方法：每2天施灸1次，4周为1个疗程，可治疗2~4个疗程。

【调摄与养护】

消除引起虚劳的各种病因；避风寒，调饮食，注意休息，避免劳累。

二十九、癌病（病癌坲）[Bingh aizfoeg]

癌病是指发生于机体的恶性病，是多种恶性肿瘤的总称，是全身性疾病在局部的表现。该病是现今社会死亡率最高的疾病之一，已成为临床常见病、多发病，严重危害着人类的身体健康，已成为一个巨大的公共健康问题。壮医针灸在癌病的治疗及辅助治疗上展示了其特殊的优势，利用壮医针灸抗癌及其辅助治疗具有安全性高、副作用少、成本低等优点。

西医学的各种恶性肿瘤，可参照本篇进行治疗。

【病因病机】

壮医认为，癌病的发病主要是由于脏腑气血失衡，体虚癌毒入侵，痰、湿、气、瘀等搏结，致"三道两路"受阻塞，塞积日久而成。正虚既是癌病发生的内在条件，又是癌毒不断伤耗的结果，正虚邪进，毒伤正气，互为因果。

【诊断】

（1）病变局部有肿块、质地坚硬、表面不光滑，肿块进行性增大，并伴有神疲乏力，纳差，疼痛、消瘦等。

（2）B超、CT、MR等辅助检查有助于进一步确诊。

【治疗】

1. 壮医针刺疗法

（1）治疗原则：补虚固本，通道养路，均衡气血。

（2）选穴：天宫穴（TTg），鼻环5穴、鼻环7穴（TBh-5、TBh-7），手背二环4穴、手背二环8穴（TSBh2-4、TSBh2-8，双侧），内三杆（DNSg，右侧），内上桩（DNsz，左侧），前上桩（DQsz，双侧），内下桩（DNxz，双侧），斜三桩（DXSz，单侧，与DZBz对侧），足背中穴（DZBz，单侧，与DXSz对侧）。

（3）操作方法：选用0.5寸、1寸、2寸毫针，用"8"环针法针刺。

留针30分钟。每周治疗2~3次，4周为1个疗程，治疗4~6个疗程。

2. 壮医药线灸

（1）治疗原则：通道养路，均衡气血。

（2）选穴：天宫穴（TTg），鼻环5穴、鼻环7穴（TBh-5、TBh-7），手背二环4穴、手背二环8穴（TSBh2-4、TSBh2-8，双侧），内三杆（DNSg，右侧），内三桩（DNSz，左侧），前上桩（DQsz，双侧），内下桩（DNxz，双侧），斜三桩（DXSz，单侧，与DZBz对侧），足背中穴（DZBz，单侧，与DXSz对侧）。

（3）灸治方法：每2天施灸1次，4周为1个疗程，治疗4~6个疗程。

【调摄与养护】

调节饮食，注意适当增加食补；劳逸结合，保持心情愉快；适当进行有氧运动。

三十、痹病（发旺）[Fatvangh]

痹病是指风寒湿热等邪毒入侵机体火路，致使火路网络阻滞不畅而引起筋骨肌肉关节疼痛，临床主要表现为筋骨肌肉关节疼痛酸楚、麻木、重着、灼热、伸屈不利、关节肿大，甚则关节变形、行走困难的病证，又称风湿骨痛、风手风脚。

西医学的风湿性关节炎、类风湿性关节炎、痛风、骨关节炎、坐骨神经痛等以痹病临床特征为主者，可参照该病进行诊治。

【病因病机】

痹病的发生多由感受邪毒、正气虚弱、情志失调等引起。其主要发病机理如下。

（1）风、寒、湿、热等毒邪乘人身体虚弱时侵入人体，阻滞龙路、火路，使气血运行不畅，痹阻于筋骨肌肉、关节所致。

（2）先天不足、素体虚弱、过度劳累或安逸过度、缺乏运动、妇女产后、情志失调、营养不良及久病体弱等引起气血阴阳不足，筋骨肌肉关节失养，火路网络阻滞而出现筋骨肌肉关节疼痛或感觉异常。

（3）情志抑郁，气道不利，气血运行不畅，阻滞于筋骨肌肉关节之间而发病。

【诊断】

（1）以筋骨肌肉关节酸痛、麻木、重着、伸屈不利、肿大（或有定处，或游走不定），或遇冷加剧，得热减轻，或遇热加剧，得冷减轻，甚则关节变形、行走困难作为主要症状。

（2）可兼有怕风、发热、口渴、烦闷、眠差、手足沉重等症状。

（3）发病及病情的轻重常与劳累程度以及季节、气候寒冷、潮湿等天气变化有关。

【治疗】

1. 壮医针刺疗法

（1）治疗原则：解湿毒，调"三道"，通"两路"。

（2）选穴：依据"天圆地方"的取穴原则，选取拇子穴（TMz，双侧），手心二环5穴、手心二环7穴（TSXh2-5、TSXh2-7，双侧），腹二环6穴（RFh2-6），腹三环6穴（RFh3-6），内三杆（DNSg，右侧），内三桩（DNSz，左侧），土坡穴（DTp，右侧）。

（3）操作方法：选用0.5寸、1寸、2寸、2.5寸毫针，用"S"环针法针刺。

①针手心二环5穴、手心二环7穴（TSXh2-5、TSXh2-7，左侧）、拇

子穴（TMz，左侧），直刺入 0.3~0.6 寸。

②针手心二环 5 穴、手心二环 7 穴（TSXh2-5、TSXh2-7，右侧）、拇子穴（TMz，右侧），直刺入 0.3~0.6 寸。

③针腹二环 6 穴（RFh2-6）、腹三环 6 穴（RFh3-6），直刺入 0.5~0.8 寸。

④针前三杆（DQSg，右侧），直刺入 1.5~2.5 寸。

⑤针内三桩（DNSz，左侧），直刺入 1~1.5 寸。

⑥针土坡穴（DTp，右侧），直刺入 0.5~0.8 寸。

留针 30 分钟。每周治疗 2~3 次，4 周为 1 个疗程，治疗 3~5 个疗程。

2. 壮医药线灸

（1）治疗原则：祛风毒，散寒毒，调气血，通"两路"。

（2）选穴：依据"天圆地方"的取穴原则，选取拇子穴（TMz，双侧），手心二环 5 穴、手心二环 7 穴（TSXh2-5、TSXh2-7，双侧），腹二环 6 穴（RFh2-6），腹三环 6 穴（RFh3-6），内三杆（DNSg，右侧），内三桩（DNSz，双侧），前三桩（DQSz，双侧），土坡穴（DTp，单侧）。

（3）灸治方法：每天施灸 1 次，2 周为 1 个疗程，治疗 3~4 个疗程。

【调摄与养护】

平时注意防寒保暖，保护病变肢体，避免风寒湿邪侵袭。局部可通过循切按压筋骨肌肉、关节以及相应的反应点，进行手法按摩。

三十一、肢体麻木（麻抹）[Ndangnaet]

肢体麻木是指由各种原因引起的肢体对外界的刺激反应迟钝、感觉丧失、功能异常、肢体活动不灵活甚至丧失肢体活动能力等，临床主要表现为躯干或四肢局部麻木、不知冷热、不知痛痒。

该病相当于中医的肢体麻木、感觉异常等范畴，相当于西医学的各种原因引起的肢体麻木、感觉异常等。

【病因病机】

壮医认为，麻抹的发生，主要由以下原因引起。

（1）体内阴盛阳衰或阳盛阴衰，或喜怒太过、情志不舒、脏腑功能失调、气机不畅，阻滞龙路或火路，使人体天、地、人三气不能同步。

（2）寒毒、风毒、痧毒、湿毒、热毒等邪毒入侵体内，或饮食不当，湿毒、热毒内生，引起肌体气机郁滞，阻滞龙路或火路，影响龙路或火路的功能，使人体内天、地、人三气不能同步。

（3）身体虚弱，或劳累过度、饮食不节、药物攻伐太过造成身体气血不足，气行不畅，阻滞龙路或火路，影响龙路或火路的功能，从而削弱人体对外界信息的感知、适应能力。

【诊断】

以躯干或四肢局部麻木、不知冷热、不知痛痒为主要症状。

【治疗】

1.壮医针刺疗法

（1）治疗原则：调气补虚，通调两路。

（2）选穴：依据"天圆地方"的取穴原则，选取内三杆（DNSg，右侧），内三桩（DNSz，左侧），外三桩（DWSz，右侧），土坡穴（DTp，双侧）。也可以依照以应为穴的取穴方法，在麻木肢体的体表部位去寻找反应点作为针刺穴位。

（3）操作方法：选用1寸、1.5寸、2寸毫针，用"S"环针法针刺。

①针内三杆（DNSg，右侧），直刺入1.5~2.5寸。

②针内三桩（DNSz，左侧），直刺入1~1.5寸。

③针外三桩（DWSz，右侧），直刺入1~2寸。

④针土坡穴（DTp，左侧），直刺入0.8~1寸。

⑤针土坡穴（DTp，右侧），直刺入0.8~1寸。

也可以根据需要，采用以应为穴和以灶为穴的取穴方法，并依据不同部位，使用不同的毫针针刺。

留针30分钟。每周治疗2~3次，4周为1个疗程，可治疗3~5个疗程。

2.壮医药线灸

（1）治疗原则：调气补虚，通调"两路"。

（2）选穴：依照"麻络央"和以灶为穴的取穴原则，在麻木肢体部位的中点或病灶部位选取1组穴位。

上肢麻木：肩环穴（TJh-10，患侧），肩中穴（TJz，患侧），臂三穴

（TBSx，患侧），臂平穴（TBp，患侧），鹰嘴环5穴、鹰嘴环7穴、鹰嘴环12穴（TYZh-5、TYZh-7、TYZh-12，患侧），手背一环1穴、手背一环2穴、手背一环3穴（TSBh1-1、TSBh1-2、TSBh1-3，双侧）。

下肢麻木：足背一环1穴、足背一环4穴、足背一环7穴、足背一环8穴（DZBh1-1、DZBh1-4、DZBh1-7、DZBh1-8，患侧），内三杆（DNSg，患侧），前三杆（DQSg，患侧）或后三杆（DHSg，患侧）。

（3）灸治方法：每2天施灸1次，2周为1个疗程，治疗2~4个疗程。

【调摄与养护】

平时注意防寒保暖患处，适当进行功能锻炼。

第二节　外伤科疾病

一、乳痈（呗嘻）[Baezcij]

乳痈，壮医称为呗嘻，壮语Baezcij，是指发生于乳房部的急性化脓性疾病，俗称奶疮。乳痈的临床表现为乳房部结块、肿胀疼痛难忍，甚或伴有全身发热，溃后脓出稠厚。多发生于哺乳期妇女，尤以尚未满月的初产妇较为多见，而乳头破碎或乳汁郁滞者更易发生。乳痈的临床特点是乳房部结块、红肿热痛，伴有全身发热、溃后脓出稠厚等。根据发病时期的不同，乳痈又可分为：发生于哺乳期的称"外吹乳痈"；发生于怀孕期的称"内吹乳痈"；而在非哺乳期和非怀孕期发病的为"不乳儿乳痈"，也有称"非哺乳期乳痈"。

该病与中医的乳痈诊断基本一致。西医学的急性乳腺炎，均可参照该病进行诊治。

【病因病机】

壮医认为，乳痈的发生，多因为恣食厚味，胃中积热；或忧思恼怒，肝气郁结；或乳头破裂，外邪火毒入侵，致使乳房脉络阻塞，排乳不畅；或湿热火毒内蕴，乳房龙路、火路不通，郁热火毒与积乳互凝从而结肿成痈而致。

【诊断】

（1）以乳房部结块、肿胀疼痛，伴有全身发热，溃后脓出稠厚为主要临床表现。

（2）多发于产后尚未满月的哺乳妇女，尤以乳头破碎或乳汁郁滞者较为多见。

【治疗】

1. 壮医针刺疗法

（1）治疗原则：调气通路，清热解毒。

（2）选穴：依据"天圆地方"取穴原则，选取前远腕（TQyw，双侧），鹰嘴环12穴（TYZh-12，双侧），内三杆（DNSg，右侧）、内上桩（DNsz，左侧），足背一环4穴、足背一环8穴（DZBh1-4、DZBh1-8，双侧），足背二环5穴、足背二环6穴（DZBh2-5、DZBh2-6，双侧）。解毒区。

（3）操作方法：选用1寸、1.5寸、2寸毫针，用局部"8"环针法和局部"S"环针法针刺。

①在手臂部实施局部"8"环针法：先针前远腕（TQyw，左侧），直刺入0.5~0.8寸；然后针鹰嘴环12穴（TYZh-12，右侧）、前远腕（TQyw，右侧），直刺入0.5~0.8寸；再针鹰嘴环12穴（TYZh-12，左侧），直刺入0.5~0.8寸。

②在腿部实施局部"S"环针法：先针内三杆（DNSg，右侧）、内上桩（DNsz，左侧），直刺入1.2~1.8寸；接着针足背一环4穴、足背一环8穴（DZBh1-4、DZBh1-8，左侧）、足背二环5穴、足背二环6穴（DZBh2-5、DZBh2-6，左侧），直刺入0.5~0.8寸；再针足背二环5穴、足背二环6穴（DZBh2-5、DZBh2-6，右侧）和足背一环4穴、足背一环8穴（DZBh1-4、DZBh1-8，右侧），直刺入0.5~0.8寸。

用局部"S"环针法最后针刺足背环穴以泄热。

留针30分钟。每天针刺1次。出针后可在患者解毒区拔罐治疗，中病即止。

2. 壮医药线灸

（1）治疗原则：调气解毒，通"两路"。

（2）选穴：依据以灶为穴的取穴原则，在乳房红肿处选取1组穴位（局部梅花穴），前远腕（TQyw，双侧），鹰嘴环 12 穴（TYZh-12，双侧），内三杆（DNSg，右侧）、内上桩（DNsz，左侧），足背一环 4 穴、足背一环 8 穴（DZBh1-4、DZBh1-8，双侧），足背二环 5 穴、足背二环 6 穴（DZBh2-5、DZBh2-6，双侧）。

（3）灸治方法：每天施灸 1 次，连续治疗 5~7 天。

【调摄与养护】

治疗前或治疗后，可用湿热毛巾外敷整个乳房，以缓解乳房胀痛，待热敷后乳头变软，可吸出一些乳汁，加快胀痛缓解。及早治疗，注意饮食搭配及哺乳卫生。

二、乳癖（嘻缶）［Cij foeg］

乳癖，壮医称为嘻缶，壮语为 Cij foeg，是指乳房有形状大小不一的肿块，伴有疼痛为主要表现的乳腺组织良性增生性疾病。

乳癖是妇女乳房常见的慢性肿块，多为乳房结构不良，是乳腺疾病的早期病变。临床以乳房疼痛、有肿块为主要表现，单侧或双侧均可发病，疼痛和肿块的变化常与月经周期及情绪变化密切相关，是因乳腺上皮和纤维组织增生引起的良性增生性疾病。好发于青中年妇女，患者常有经前期乳痛症病史，疼痛及局部触痛为周期性，每因喜怒等情绪变化而消长，常在月经前期加重，月经后缓解或消失；也有在整个月经周期持续性疼痛者；有部分患者无症状，仅在体检时或无意中发现肿块而就医。乳房部扪诊可触到坚韧的圆形肿块，大小不等，活动度好，但多数边缘不清楚，仅触及扁平、颗粒样，密度增加的区域经后也不消失。

该病与中医的乳癖诊断基本一致。西医学的乳腺小叶增生、乳房囊性增生、乳房纤维瘤等，可参照该病诊治。

【病因病机】

壮医认为，该病是由于"咪叠"气郁结，气机阻滞，蕴结于乳房，或气郁日久化热，灼津为痰，痰凝血瘀，或冲任失调，气滞血瘀，"三道两路"不通，天、地、人三气不能同步，郁结于乳房而发病。

【诊断】

（1）以单侧乳房或双侧乳房发生单个或多个大小不等的肿块，胀痛或压痛，表面光滑，边界清楚，推之可动，增长缓慢，质地坚韧或呈囊性感为主要表现。

（2）乳房可有胀痛感或刺痛感，每随喜怒而消长，月经前加重，月经后缓解。

【治疗】

1. 壮医针刺疗法

（1）治疗原则：通道养路，调气散结。

（2）选穴：内三杆（DNSg，右侧），内上桩（DNsz，左侧），前下桩（DQxz，双侧），足背一环7穴、足背一环8穴（DZBh1-7、DZBh1-8，双侧），足背一环4穴、足背一环5穴、足背一环7穴、足背一环8穴（DZBh1-4、DZBh1-5、DZBh1-7、DZBh1-8，双侧），斜三桩（DXSz，乳癖对侧）。

可依据临床需要，在患侧乳房局部以灶为穴取2~4穴。

（3）操作方法：选用1寸、2寸、2.5寸毫针，用"S"环针法或普通针法针刺。

①针内三杆（DNSg，右侧），直刺入1.5~2.2寸。

②针内上桩（DNsz，左侧），直刺入1.5~2寸。

③针足背一环4穴、足背一环5穴、足背一环7穴、足背一环8穴（DZBh1-4、DZBh1-5、DZBh1-7、DZBh1-8，双侧），可直刺入0.5~0.8寸。

④针斜三桩（DXSz，乳癖对侧），可直刺入1.2~1.8寸。

留针30分钟。每周针2~3次，4周为1个疗程，治疗3~6个疗程。

2. 壮医药线灸

（1）治疗原则：通道养路，调气散结。

（2）选穴：依照以灶为穴的取穴原则，在乳房肿块处选取1组穴位（局部梅花穴），内三杆（DNSg，右侧），内上桩（DNsz，左侧），前下桩（DQxz，双侧），足背一环4穴、足背一环5穴（DZBh1-4、DZBh1-5，双侧）。

（3）随症配穴：增生结节病灶在内侧或乳房内侧疼痛的加足背一环7穴、足背一环8穴（DZBh1-7、DZBh1-8，双侧）；增生结节病灶在外侧或乳房外侧疼痛的加足背二环 5 穴（DZBh2-5，双侧）；伴有月经不调的加腹二环穴 6 穴（RFh2-6）、腹三环穴 6 穴（RFh3-6）。

（4）点灸方法：每周施灸 3 次，4 周为 1 个疗程，治疗 3~6 个疗程。

【调摄与养护】

嘱患者每天早晚轻揉患侧乳房各 1 次，每次 10 分钟左右；注意调畅情志，保持心情舒畅。

三、胁痛（日胴尹）[Rikdungx in]

胁痛，壮医称为日胴尹，壮语为 Rikdungx in，是指一侧或两侧胁肋部疼痛为主要临床表现的病证。胁痛是临床上常见的一种自觉症状，也可以是肝胆疾病中常见病证之一，多是邪毒入侵或情志失调，或气虚体弱，致使气道不畅，胁部龙路或火路阻滞不通而产生胁部疼痛的一种疾病。可表现为胁肋胀痛、灼痛、绞痛、钝痛、隐痛。

该病与中医的胁痛诊断基本一致。西医学的肋间神经痛、胸膜炎、胆囊炎、慢性肝炎等引起胁痛者，可参考该病进行诊治。

【病因病机】

胁痛多由情志不舒、素体虚弱、邪毒入侵、饮食不节等引起龙路或火路阻滞不通而致。其主要发病机理如下。

（1）情志失调，悲哀恼怒，情志不舒，致使气机郁滞、血行不畅，胁部龙路或火路阻滞不通而发病。

（2）素体虚弱、禀赋不足或劳欲过度、肾精亏损、精不化血，致使脏腑功能失调，胁部龙路或火路阻滞不通而发病。

（3）风毒、寒毒、湿毒、热毒等邪毒的入侵，停滞于胁肋之间，引起胁肋中的龙路网络的龙脉运行受阻，龙脉淤血阻滞，使人体内天、地、人三气不能同步而引起疼痛。

（4）饮食不节，嗜食肥甘食物，积湿生热，阻塞胆腑气机，血行不畅，胁部龙路或火路阻滞不通而发病。

【诊断】

（1）以一侧或两侧胁肋部疼痛为主要症状。

（2）疼痛性质有胀痛、刺痛、隐痛、灼痛、钝痛，疼痛可阵发或持续。

（3）可伴有情绪不宁、烦躁不安、胸胁满闷等症状。

（4）有反复发作病史。

【治疗】

1. 壮医针刺疗法

（1）治疗原则：调气解毒，通路止痛。

（2）选穴：依据"天圆地方"的取穴原则，选取耳环4穴、耳环5穴（TEh-4、TEh-5，双侧），内三杆（DNSg，右侧）、内上桩（DNsz，左侧），足背一环7穴、足背一环8穴（DZBh1-7、DZBh1-8，双侧）。

（3）操作方法：选用1寸、2寸和2.5寸毫针，用"S"环针法针刺。

先针天部穴位，用1寸毫针直刺耳环4穴、耳环5穴（TEh-4、TEh-5，左侧），耳环4穴、耳环5穴（TEh-4、TEh-5，右侧），刺入0.5~0.8寸；然后针地部穴位，用2.5寸毫针直刺内三杆（DNSg，右侧），刺入2~2.3寸；用2.5寸毫针直刺内上桩（DNsz，左侧），刺入1.2~1.5寸；用1寸毫针直刺足背一环7穴、足背一环8穴（DZBh1-7、DZBh1-8，左侧），足背一环7穴、足背一环8穴（DZBh1-7、DZBh1-8，右侧），直刺入0.5~0.8寸。

留针30分钟，每周治疗2~3次，2周为1个疗程，治疗2~3个疗程。

2. 壮医药线灸

（1）治疗原则：调气祛毒。

（2）选穴：耳环4穴、耳环5穴（TEh-4、TEh-5，双侧），内三杆（DNSg，右侧），内上桩（DNsz，左侧），内下杆（DNxg，双侧），前三杆（DQSg，双侧），足背一环6穴、足背一环7穴（DZBh1-6、DZBh1-7，双侧），在双侧减压区各选1组梅花穴。

（3）灸治方法：每2天施灸1次，2周为1个疗程，治疗2~3个疗程。

【调摄与养护】

嘱咐患者平素保持良好心态，避免急躁易怒等不良情绪；清淡饮食，忌肥甘厚味。

四、腰痛（核尹）［Hwet in］

腰痛，壮医称为核尹，壮语为 Hwet in，是以腰部一侧或两侧疼痛为主要临床表现的病证。

腰痛是临床常见的症状和病证之一，一年四季均可发病，多由于腰部感受外邪，或因劳伤，或由肾虚而致龙路或火路阻滞不通、气血运行失衡而引发腰部一侧或两侧疼痛，可放射到腿部，常伴有外感或内伤症状。

该病与中医的腰痛诊断基本一致。西医学的腰肌劳损、腰椎骨质增生、腰椎间盘脱出、肥大性脊柱炎、腰骶关节错位或紊乱、强直性脊柱炎等以腰部疼痛为主的疾病，可参考该病进行诊治。

【病因病机】

该病主要由于腰部感受邪毒，或因跌仆外伤、劳伤，或由体虚肾虚而致龙路或火路阻滞不通而引发。

（1）体虚气弱，气行不畅，腰部的龙路或火路阻滞，乃发腰痛。

（2）跌仆损伤腰部，腰部的龙路或火路阻滞，淤血停滞腰部而致腰痛。

（3）外邪侵入腰部，局部龙路、火路阻滞，发为腰痛。

【诊断】

（1）以腰部一侧或两侧疼痛为主要表现，疼痛可呈刺痛，或绞痛，或隐痛，疼痛或阵作，或持续发作。

（2）腰椎可伴有局部压痛，劳累时加重，休息后缓解。

（3）全年皆可发病，尤以寒冷、炎热、潮湿，或气候骤变时可诱发。

（4）有感受寒湿、强力负重、跌仆闪挫及房劳等病史。

【治疗】

1. 壮医针刺疗法

（1）治疗原则：调气止痛，通道养路。

（2）选穴：依据"天圆地方"的取穴原则，选取鼻环6穴（TBh-6），腰痛对侧手背二环1穴、手背二环11穴、手背二环12穴（TSBh2-1、TSBh2-11、TSBh2-12，单侧），手背三环9穴（TSBh3-9，双侧），足背一环4穴、足背一环8穴（DZBh1-4、DZBh1-8，双侧）。

（3）操作方法：选用0.5寸、1寸、1.5寸毫针，用普通针法针刺。

取仰卧位。先针腰痛对侧的手背二环1穴、手背二环11穴、手背二环12穴（TSBh2-1、TSBh2-11、TSBh2-12，单侧），直刺入1~1.3寸；然后嘱咐患者轻轻转动腰部，慢慢转动1~2分钟，再摇动腰部3分钟左右；再针手背三环9穴（TSBh3-9，双侧），直刺入0.5~0.8寸，又嘱患者轻轻转动、扭动腰部，转动2~3分钟；然后取2寸毫针（视个体差异而定），针足背一环4穴、足背一环8穴（DZBh1-4、DZBh1-8，双侧），先左后右，直刺入0.5~0.8寸；最后针鼻环6穴（TBh-6），顺鼻梁方向直刺入0.2~0.3寸。

留针30分钟。

患者如果是急性腰扭伤或腰痛严重的，可针刺后在腿弯穴（DTw，双侧）上点刺出血；也可以在点刺后加拔罐治疗。

每周治疗2~3次，2周为1个疗程，治疗1~3个疗程。

2. 壮医药线灸

（1）治疗原则：调气祛毒，补虚止痛。

（2）选穴：腰痛对侧手背二环1穴、手背二环11穴、手背二环12穴（TSBh2-1、TSBh2-11、TSBh2-12，单侧），手背三环9穴（TSBh3-9，双侧），腰一环3穴、腰一环5穴、腰一环7穴、腰一环9穴（RYh1-3、RYh1-5、RYh1-7、RYh1-9），地内上桩（DNsz，双侧），足背一环2穴、足背一环4穴、足背一环6穴、足背一环8穴（DZBh1-2、DZBh1-4、DZBh1-6、DZBh1-8，双侧）。

（3）随症配穴：腰痛严重，难以直腰者可加鼻环6穴（TBh-6），口环4穴、口环8穴（TKh-4、TKh-8），腰三环2穴、腰三环5穴、腰三环8穴、腰三环11穴（RYh3-2、RYh3-5、RYh3-8、RYh3-11）。

（4）点灸方法：每2天施灸1次，2周为1个疗程，可治疗1~3个疗程。

【调摄与养护】

勿强力举起或搬运重物，尽量避免跌、仆、闪、挫，以免再次损伤；从事久立、久坐、久行等，应注意休息；坚持进行适宜的保健体操，以利恢复腰部；注意摄生，节制房事，避免身心过劳；急性腰痛者，要积极治疗，防止转为慢性腰痛。

五、落枕（笃绥）[Doekswiz]

落枕，壮医称为笃绥，壮语为 Doekswiz，是指急性单纯性颈项强痛，活动受限的一种病证，又称失枕或颈部伤筋。该病多见于成年人，好发于青壮年，以冬春季多见，是临床常见病和多发病。

西医学的颈肌劳损、颈部扭挫伤、颈椎退行性变等引起的颈项强痛、功能障碍等，可参考该病进行诊治。

【病因病机】

多因体质虚弱、劳累过度、或睡眠时头颈部位置不当、睡眠姿势不良，或枕头高低不适或太硬，或因负重颈部扭转，使颈部肌肉（如胸锁乳突肌、斜方肌、肩胛提肌等）长时间维持在过度伸展位或紧张状态，引起颈部肌肉静力性损伤或痉挛，或因患者事先无准备，颈部突然扭转，致使颈部肌肉扭伤，或因起居不当、严冬受寒、夏日贪凉、受寒湿邪侵袭，使肌肉气血凝滞、经脉痹阻，或风寒毒邪侵袭项背，龙路火路受损，气血不均衡，"两路"受阻滞不通，三气不能同步所致。

【诊断】

（1）急性发病，常以早晨起床后，突然一侧颈项强直，头向患侧倾斜，一侧项背牵拉痛，导致活动受限，不能俯仰转侧为主要表现。

（2）可兼见颈部肌肉痉挛、强直、酸胀疼痛，并可向同侧肩背部及上臂扩散，局部压痛明显，或兼有头痛、怕冷等症状。

【治疗】

1. 壮医针刺疗法

（1）治疗原则：调气止痛，通道养路。

（2）选穴：依据"天圆地方"的取穴原则，选取手背二环 1 穴、手背二环 11 穴、手背二环 12 穴（TSBh2-1、TSBh2-11、TSBh2-12，健侧），手背二环 10 穴（TSBh2-10，双侧），外近腕（TWjw，患侧），地桩（DDz，双侧），后下桩（DHxz，双侧）。

（3）操作方法：选用 1 寸、1.5 寸毫针，用普通针法和局部"8"环针法针刺。

一侧病变取对侧手背二环1穴、手背二环11穴、手背二环12穴（TSBh2-1、TSBh2-11、TSBh2-12），双侧受累者取双侧穴。

取俯卧位，患者两手往上。先针对侧手背二环1穴、手背二环11穴、手背二环12穴（TSBh2-1、TSBh2-11、TSBh2-12，单侧），直刺入1.2~1.5寸；嘱咐患者活动颈肩部，尤以活动受限处为主，幅度由小渐大；再针手背二环10穴（TSBh2-10，双侧），直刺入0.5~0.8寸，嘱咐患者继续活动颈肩部，尤以活动受限处为主，可以左右转动或慢慢摇摆2~3分钟；然后地部穴位用局部"8"环针法施针，针地桩（DDz，左侧），后下桩（DHxz，右侧），直刺入0.5~0.8寸；再针地桩（DDz，右侧），后下桩（DHxz，左侧），直刺入0.5~0.8寸。

留针30分钟，每天治疗1次，治疗3~5次。

2. 壮医药线灸

（1）治疗原则：调气止痛，通道养路。

（2）选穴：山脚穴（TSj，双侧），肩环5穴、肩环6穴（TJh-5、TJh-6，双侧），手背二环2穴、手背二环5穴（TSBh2-2、TSBh2-5，双侧），地内三桩（DNSz，双侧），地桩（DDz，双侧），后下桩（DHxz，双侧）。

（3）灸治方法：每天施灸1次，连续灸3天。

【调摄与养护】

注意保持正确的睡眠姿势，选用高低适中的枕头；发病后应及早治疗，当天治疗效果最佳。

六、颈椎病（活邀尹）[Hoziu in]

颈椎病，壮医称为活邀尹，壮语为Hoziu in，是指颈椎长期劳损、退行性变后引起的颈部、肩部、臂部疼痛，活动不利，头晕或上下肢乏力，肩臂发麻或手指发麻，行走困难等一系列复杂症候群，是中老年人的常见病、多发病。

该病中医称为项痹，属痹症范畴。西医学又称之为颈椎综合征，常见的包括神经根型颈椎病、脊髓型颈椎病、椎动脉型颈椎病、交感神经型颈椎病、食管压迫型颈椎病和颈型颈椎病等，均可参考该病进行诊治。

【病因病机】

该病多因风寒、外伤、劳损（长期姿势不良）或久病体弱、肝肾亏虚、气血不足等因素，导致颈部气血不均衡、筋骨失养而发病。

壮医认为，该病病机多为素体正气虚弱、肝肾亏虚、气血不足，筋骨失养；或因颈部外伤，瘀血阻滞，龙路火路受阻；或因外感风寒湿邪，邪入"三道"，"两路"受阻，气血凝滞；龙路火路受阻，气血失衡，肌、筋、骨失养，三气不能同步，发为该病。

【诊断】

部颈椎病临床症状较为复杂，轻重不一。其共性是发病缓慢，临床上多以颈部、肩部、臂部疼痛，活动不利为主要临床表现。

（1）神经根型颈椎病。

以患者感觉颈肩部、颈枕部疼痛不适，一侧或两侧手臂放射痛，常伴有手指麻木、肢冷、上肢发沉无力，手中所持的器物常不自主地坠落等为主要临床表现。

以麻木、疼痛、运动及反射障碍为主要临床表现，且范围与颈脊神经所支配的区域相一致。

压头试验或臂丛牵拉试验呈阳性反应。

医学影像学：X线片显示椎节不稳（梯形变）、颈椎生理曲度消失或椎间孔狭窄等异常改变；MRI 检查显示椎间盘变性和髓核后突等。

（2）脊髓型颈椎病。

以四肢麻木无力逐渐性加重，手部活动不灵活，下肢行动迟缓易摔倒，重者不能坐立，严重者大小便障碍、生活不能自理为主要临床表现。

四肢生理反射亢进，下肢肌张力增强，肌无力，膝跟腱反射亢进。

医学影像学：X线片显示椎体后缘骨质增生、椎管狭窄；CT 片显示有韧带骨化、椎体后椎管前壁骨性占位；MRI 显示有椎间盘脱出脊髓受压或发现有其他引起脊髓压迫症的病变，如肿瘤、结核等。

（3）椎动脉型颈椎病。

临床表现为颈性眩晕，有猝倒发作史。

旋颈试验阳性。

医学影像学：X 线片显示节段性不稳定或枢椎关节骨质增生。

多伴有交感神经症状。

（4）交感神经型颈椎病。

以头晕，偏头痛，胸闷，心慌，眼花，耳鸣，手麻等系列交感神经症状为主要临床表现。压迫交感神经干时可出现头沉头晕，胶冷，皮肤发凉，个别患者可有听觉、视觉异常。

医学影像学：X 线片显示颈椎有失稳或退变。椎动脉造影阴性。

（5）食管压迫型颈椎病。

以喉中异物感或吞咽困难等为主要临床表现。

医学影像学：经食管钡剂检查提示颈椎椎体前鸟嘴样增生。

（6）颈型颈椎病。

以头、肩、颈、臂的疼痛及相应的压痛点等为主要临床表现。

医学影像学：X 线片显示无椎间隙狭窄等明显的退行性改变；可有颈椎生理曲线的改变或椎体间不稳定及轻度骨质增生等变化。

【治疗】

1. 壮医针刺疗法

（1）治疗原则：调气止痛，通道养路。

（2）选穴：依据"天圆地方"的取穴原则，选取天三环 6 穴、天三环 12 穴（TTh3-6、TTh3-12），手背中穴（TSBz，双侧），手背三环 9 穴（TSBh3-9，双侧），地桩（DDz，双侧），后下桩（DHxz，双侧）。如伴有头项强痛加手背二环 2 穴、手背二环 4 穴（TSBh2-2、TSBh2-4，双侧）。

（3）操作方法：选用 1 寸、1.5 寸、2 寸毫针，用普通针法或"8"环针法针刺。

取俯卧位，患者两手往上。

①针手背中穴（TSBz，左侧），直刺入 0.5~0.8 寸；嘱咐患者活动颈肩部，尤以活动受限处为主，幅度由小渐大。

②针后下桩（DHxz，右侧），直刺入 1.2~1.5 寸；针地桩（DDz，左侧），直刺 0.5~0.8 寸。

③针地桩（DDz，右侧），直刺入 0.5~0.8 寸；针后下桩（DHxz，左侧），直刺入 1.2~1.5 寸；再嘱咐患者继续活动颈肩部，尤以活动受限处为主，

可以左右转动或慢慢摇摆 2~3 分钟。

④针手背三环 9 穴（TSBh3-9，右侧）、手背中穴（TSBz，右侧），直刺入 0.5~0.8 寸。

⑤针天三环 6 穴、天三环 12 穴（TTh3-6、TTh3-12），向后斜刺入 0.5~0.8 寸。

⑥针手背三环 9 穴（TSBh3-9，左侧），向后斜刺入 0.5~0.8 寸。

每周治疗 2~3 次，2 周为 1 个疗程，治疗 2~4 个疗程。

2. 壮医药线灸

（1）治疗原则：调气祛毒，通路止痛。

（2）选穴：山脚穴（TSj，双侧），肩环 5 穴、肩环 6 穴（TJh-5、TJh-6，双侧），手背一环 3 穴（TSBh1-3，双侧），手背二环 2 穴、手背二环 5 穴（TSBh2-2、TSBh2-5，双侧），地内三桩（DNSz，双侧），足背一环 7 穴、足背一环 8 穴（DZBh1-7、DZBh1-8，双侧），后下桩（DHxz，双侧）。

（3）灸治方法：每 2 天施灸 1 次，2 周为 1 个疗程，治疗 2~4 个疗程。

【调摄与养护】

嘱咐患者避免较长时间伏案工作，每工作 1 小时左右就活动颈肩部，保健颈部。

七、肩周炎（旁巴尹）[Bangzmbaq in]

肩周炎是指肩部酸重疼痛及肩关节活动受限、强直的临床综合征，是肩关节周围软组织退行性炎性病变的表现。患者以 50 岁左右为多见，故又称"五十肩"。该病的发生与慢性劳损有关，患者亦可有外伤史，属于痹证范畴，又有漏肩风、冻结肩、肩痹、肩凝等名称。

【病因病机】

该病起因多为肩部受凉，过度劳累，慢性劳损，或习惯性偏侧卧导致肩部气滞血瘀，不通则痛而致。

【诊断】

（1）以肩部疼痛、功能活动受限为主要表现。

（2）部分患者肩关节功能活动受限，梳头、穿衣服等动作均难以完成，严重时屈肘时手不能摸肩。日久可发生肌肉萎缩，出现肩峰突起、上臂上举不便、后伸不利等症状。

【治疗】

1.壮医针刺疗法

（1）治疗原则：调气止痛，通道养路，解毒化瘀。

（2）选穴：依据"天圆地方"的取穴原则，选取手背一环10穴（TSBh1-10，健侧），手背二环2穴、手背二环5穴、手背二环8穴（TSBh2-2、TSBh2-5、TSBh2-8，健侧），肩中穴（TJz，患侧），地内三桩（DNSz，健侧）。

（3）操作方法：选用1寸、1.5寸、2寸毫针，用普通针法针刺。一侧病变取对侧穴位，双侧受累者取双侧穴位。

取仰卧位。先用1寸毫针，针手背一环10穴（TSBh1-10）及手背二环2穴、手背二环5穴、手背二环8穴（TSBh2-2、TSBh2-5、TSBh2-8），直刺入0.5~0.8寸，然后嘱咐患者轻轻活动肩部，慢慢活动1~2分钟后，取2寸毫针（视个体差异还可以选用2.5寸毫针），针地内三桩（DNsz），直刺入1.5~2寸；再嘱患者轻轻活动肩部，活动2~3分钟；最后用1.5寸毫针针患侧肩中穴（TJz），直刺入1~1.3寸。

留针30分钟。每周治疗2~3次，2周为1个疗程，治疗2~3个疗程。

2.壮医药线灸

（1）治疗原则：解毒化瘀，调气止痛。

（2）选穴：手背一环3穴、手背一环9穴、手背一环10穴（TSBh1-3、TSBh1-9、TSBh1-10，双侧），手背二环2穴、手背二环5穴（TSBh2-2、TSBh2-5，双侧），地内三桩（DNSz，双侧），腿弯穴（双侧，DTw），肩中穴（TJz，患侧），背三区（解毒区、减压区、通阳区）局部梅花穴。

（3）灸治方法：每2天施灸1次，2周为1个疗程，治疗2~5个疗程；背三区（解毒区、减压区、通阳区）选取局部梅花穴施灸后施行拔罐疗法。

【调摄与养护】

嘱咐患者坚持功能锻炼，可做"爬墙"动作，并注意保暖患肩，避免受凉。

八、脚扭伤（扭像）［Niujsieng］

脚扭伤即踝关节扭伤，是指踝关节韧带损伤或断裂的一种病证。为壮医伤科常见病、多发病，可发生于任何年龄。多在行走、跑步、跳跃或下楼梯时不慎发病；或在下坡时，踝跖屈位，突然向外或向内翻，外侧或内侧副韧带受到强大的张力作用，致使踝关节的稳定性失去平衡与协调，而发生踝关节扭伤。临床常以外踝损伤最为常见。临床常见症状：足踝部明显肿胀疼痛，不能着地，伤处有明显压痛、局部皮下瘀血。如外踝韧带扭伤，则足内翻时疼痛明显；内踝韧带扭伤，则足外翻时疼痛明显。如果是韧带撕裂，则可有内外翻畸形、血肿。

【病因病机】

该病的发生多由于剧烈运动或持重过度，或受到外力暴力撞击、强有力扭转、牵拉压迫，或不慎跌倒闪挫导致"三道"受损，"两路"受阻，气血运行失调，脉络绌急，龙路不畅，受损部位失养，火路不通，发为此病。

【诊断】

（1）以损伤部位肿胀、疼痛，活动时疼痛，局部压痛，甚至关节部位活动障碍为主要表现。

（2）有明显的外伤史。

（3）排除骨折、脱臼、皮肤破损等。

【治疗】

1.壮医针刺疗法

（1）治疗原则：调气止痛，通"两路"。

（2）选穴：手心三环9穴（TSXh3-9，健侧），手心三环6穴、手心三环7穴（TSXh3-6、TSXh3-7，健侧）。

（3）操作方法：选用1寸、1.5寸毫针，用普通针法针刺。一侧病变取对侧穴位，双侧受累者取双侧穴位。

取正坐位。用1.5寸毫针，先针健侧的手心三环9穴（TSXh3-9），斜刺、针尖往患足踝方向，刺入0.8~1.2寸；嘱咐患者轻轻转动受伤的脚踝，慢慢转动 3~5 分钟；再用 1 寸毫针，针手心三环 6 穴、手心三环 7 穴（TSXh3-6、TSXh3-7，患侧），直刺入 0.3~0.5 寸。

如果是急性踝关节扭伤而局部有青筋的，可先用三棱针（或一次性注射器针头），在青筋处点刺出血，以消肿止痛。

留针 30 分钟。

一般情况下，针刺 1 次即可治愈；严重时，每天针刺 1 次，连续针 3 天。

2. 刺血

（1）选穴：患处足踝部取局梅穴。

（2）操作方法：患处足踝部取局梅穴消毒后，用三棱针或一次性注射针头（可用 7 号针头）刺入，每穴放血量 2~5 滴。如果放血时自然出血不明显，可加拔罐，拔出毒血。隔天治疗 1 次，治疗 1~2 次则可获痊愈。

3. 壮医针挑疗法

（1）部位选择：患部反应穴。

（2）操作手法：慢挑，深挑，挑净皮下纤维至有血出，再于挑口加拔罐吸出黑色瘀血。

（3）方法：每 2~3 天针挑和拔罐 1 次，至痊愈则止。

4. 壮医药线灸

（1）治疗原则：祛毒化瘀，调气止痛。

（2）选穴：依据以灶为穴的取穴原则，在扭伤部位选取 1 组梅花穴（以扭伤肿胀处周围为穴），踝后穴（DHh，患侧），土坡穴（DTp，患侧），手心三环 6 穴、手心三环 7 穴、手心三环 9 穴（TSXh3-6、TSXh3-7、TSXh3-9，双侧）。

（3）灸治方法：每天施灸 1 次，中病即止。

【调摄与养护】

如果红肿比较严重，也可以配合使用活血消肿的中药外敷；民间常用赤小豆捣碎外敷患处以消肿。

第三节 妇儿科疾病

一、月经不调（约京乱）［Yezgingh bing］

月经不调，是指月经周期、经量、经色等发生改变，并伴有其他症状。常见的有月经先期、月经后期、月经先后无定期等。

月经先期是指月经周期提前 7 天以上，甚至 10 多日一行者。如仅提前三五天，且无其他明显症状者，属正常范围。

月经后期是指月经周期延后 7 天以上，甚或四五十日一行，若仅延后三五天，且无其他不适者，不作病论。

月经先后无定期是指月经周期提前或延后达 7 天以上。

西医学的功能失调性子宫出血、生殖器炎症引起阴道异常出血等，可参考该病进行诊治。

【病因病机】

1. 月经先期

壮医认为月经先期的主要病因为"嘘"（气）虚不摄。

（1）"咪隆"（脾）虚，体虚"嘘"（气）不足，或劳倦过度，伤精耗气，使龙路、火路不通，"咪花肠"（子宫）功能失调，气血不固，则经水运行异常，致月经提前来潮；"咪腰"（肾）虚，年少"咪腰"不盛，或绝经前"咪腰"气渐衰，或多产房劳，或久病，伤精耗气；"咪腰"虚，使龙路、火路不通，"咪花肠"功能失调，不能约制经血，遂致月经提前而至。

（2）"勒"（血）热妄行，其中阳盛"勒"热是因过食辛辣煎炒，热毒内郁；或感受热邪，热伤龙路、火路，"咪花肠"功能失调，迫血下行，以致月经提前而至。

（3）阴虚"勒"热是因素体阴虚，或失血伤阴，或久病阴亏，或多产房劳耗伤精血，以致阴液亏损，虚热内生，热伏龙路、火路不通，"咪花肠"功能失调，"勒"热下行，则月经提前而下。

（4）"咪叠"（肝）郁"勒"热或"咪叠"气郁结是因气机不通，郁久化热，使龙路、火路异常，"咪花肠"功能失调，迫血下行，则经水运行异常，月经提前而下。

2. 月经后期

壮医认为月经后期的病因主要有"咪腰"虚，"勒"虚，或虚寒、"嘘"阻。

（1）"咪腰"虚：先天"咪腰"气不足，或房劳多产，伤精耗气，损伤"咪腰"气，"咪腰"虚，精亏血少，使龙路、火路不通，"咪花肠"功能失调，气血不能按时蓄溢于子肠，遂致月经退后而至。

（2）"勒"虚：体虚气血不足，或久病失血，或产育过多，耗伤阴血，或劳倦过度，"咪隆"气虚弱，化源不足，均可致"勒"虚，使龙路、火路失养，"咪花肠"功能失调，遂使月经周期延后。

（3）虚寒：素体阳虚，或久病伤阳，阳虚内寒，内脏失于温养，"嘘""勒"虚少，使龙路、火路不通，"咪花肠"功能失调，遂致经行退后。

（4）"嘘"阻：素多忧郁，七情所伤，气机不通，气机不宣，血为气阻，运行不通，使龙路、火路不通，"咪花肠"功能失调，致经水运行异常，月经退后而至。

3. 月经先后不定期

壮医认为其主要病机在于气血失调而导致血海蓄溢失常。

（1）"咪叠"气郁：性情抑郁，或忿怒伤肝，七情所伤致气机不通，使龙路、火路不通，"咪花肠"功能失调，则经水异常。遂致月经先后无定期。

（2）"咪腰"虚：素体"咪腰"气不足或多产房劳、大病久病伤"咪腰"，或少年"咪腰"未充，或绝经之年"咪腰"气渐衰，"咪腰"亏损，藏泄失司，"咪花肠"功能失调，以致月经先后无定期。

（3）"咪隆"（脾）：素体"咪隆"虚，饮食失节，或思虑过度，损伤"咪隆"气，"咪隆"虚统摄无权，气血生化不足，"咪花肠"功能失调，血海蓄溢失常，以致经行先后无定期；若血海过期不满，则月经延后，若统摄失职，血溢妄行，则血海不及期而满，又可导致月经超前。

【诊断】

1. 月经先期

（1）以连续2个月经周期月经提前7天以上来潮。

（2）伴有心烦、倦怠乏力、面红口干、面色苍白等。

2. 月经后期

（1）以连续2个月经周期月经延后7天以上来潮。

（2）伴有头昏眼花、面色苍白、小腹隐痛等。

3. 月经先后不定期

（1）以连续2个月经周期月经提前或延后7天以上来潮。

（2）伴有情绪抑郁、腰膝酸软、胸胁胀痛等。

【治疗】

1. 壮医针刺疗法

（1）治疗原则：调气补虚，均衡气血。

（2）选穴。

①壮医针刺在治疗月经不调时，以辨病为主，其基本处方是依据"天圆地方"的取穴原则，选取手背二环4穴（TSBh2-4，双侧），腹二环6穴（RFh2-6），腹三环6穴（RFh3-6），咪肠穴（TMc，单侧），花肠穴（THc，与TMc对侧）。

②辨证相结合：月经先期加鹰嘴环12穴（TYZh-12，双侧）；月经后期加膝二环6穴（DXh2-6，双侧）；月经先后无定期加膝二环6穴（DXh2-6，双侧），足背一环7穴、足背一环8穴（DZBh1-7、DZBh1-8）。

（3）操作方法：选取0.5寸、1寸、1.5寸毫针，用"8"环针法或"S"环针法针刺。

①选用1寸毫针，针手背二环4穴（TSBh2-4），腹三环6穴（RFh3-6），腹二环6穴（RFh2-6），足背一环7穴、足背一环8穴（DZBh1-7、DZBh1-8），直刺入0.5~0.8寸。

②选用0.5寸毫针，针咪肠穴（TMc，单侧）、花肠穴（THc，与TMc对侧），直刺入0.2~0.3寸。

③选用1.5寸毫针，针鹰嘴环12穴（TYZh-12，双侧）、膝二环6穴（DXh2-6，双侧），直刺入1~1.3寸。

留针30~45分钟。

腹环穴可加用艾灸或温疗法。每周针2~3次，1个月为1个疗程，治疗3~5个疗程。

2. 壮医药线灸

（1）治疗原则：调气补虚，均衡气血。

（2）选穴：手背二环 2 穴、手背二环 4 穴（TSBh2-2、TSBh2-4，双侧），腹三环 6 穴（RFh3-6），腹二环 6 穴（RFh2-6），咪肠穴（TMc，单侧），花肠穴（THc，与 TMc 对侧），内三桩（DNSz，双侧）。

（3）随证加减：月经先期加手背二环 3 穴（TSBh2-3，双侧）、鹰嘴环 12 穴（TYZh-12，双侧）；月经后期加膝二环 6 穴、膝二环 11 穴（DXh2-6、DXh2-11，双侧）；月经先后无定期加膝二环 6 穴（DXh2-6，双侧），足背一环 7 穴、足背一环 8 穴（DZBh1-7、DZBh1-8，双侧）。

（4）灸治方法：每 2 天施灸 1 次，4 周为 1 个疗程，治疗 3~6 个疗程。

【调摄与养护】

嘱咐患者平时注意保暖，忌食生冷寒凉食物，经期避免重体力劳动与剧烈运动；每天睡前用艾灸盒艾灸脐周 30 分钟。

二、痛经（京尹）[Gingin]

妇女正值经期或行经前后，出现周期性小腹疼痛，或痛引腰骶，甚则剧痛昏厥者，称为痛经，亦称经行腹痛。该病以青年女性较为多见。

【病因病机】

该病的发生与"咪花肠"（子宫）、子肠的周期性生理变化密切相关。痛经病位在"咪花肠"，以"不通则痛"或"失养则痛"为主要病机。

邪气内伏或内脏功能失调，加之经期前后气血的生理变化急骤，导致气血运行不畅，龙路受阻，"不通则痛"；或精血素亏，"咪花肠""子肠"失于濡养，"失养则痛"，致使痛经发作。其之所以伴随月经周期而发作，与经期及来经期前后的的特殊生理状态有关。在经期或经期前后，由于血海由满盈、溢泻转空虚，气血变化急骤，若病因未除，素体状况未获改善，原致病因素此时再乘机而作，则痛经再次出现。

【诊断】

该病以青年女性较为多见。

（1）腹痛多发生在经潮前 1~2 天，行经第一天达高峰，可呈阵发性痉挛性或胀痛伴下坠感，严重者可放射到腰骶部、肛门、阴道、股内侧。甚至出现面色苍白、冷汗淋漓、手足厥冷甚至昏厥、虚脱等。也有少数患者于经血将净或经净后 1~2 天始觉腹痛或腰腹痛。

（2）有痛经史，或有经量异常、盆腔炎等病史。

【治疗】

1. 壮医针刺疗法

（1）治疗原则：调气补虚，通道养路，调经止痛。

（2）选穴：依据"天圆地方"的取穴原则，选取咪肠穴（TMc，单侧）、花肠穴（THc，与 TMc 对侧），腹二环 6 穴（RFh2-6），腹三环 6 穴（RFh3-6），内三杆（DNSg，右侧），内上桩（DNsz，双侧），内下桩（DNxz，双侧），足背中穴（DZBz，单侧，左右交替使用）。

（3）操作方法：选取 0.5 寸、1 寸、2 寸、2.5 寸毫针，用"8"环针法或"S"环针法针刺。

取仰卧位。针咪肠穴（TMc，左侧或右侧）、花肠穴（THc，与 TMc 对侧）用 0.5 寸毫针，直刺入 0.2~0.3 寸；针腹二环 6 穴（RFh2-6），腹三环 6 穴（RFh3-6），足背中穴（DZBz，右侧或左侧，与拇尺穴对侧）选用 1 寸毫针，直刺入 0.5~0.8 寸；针内三桩（DNsz，右侧）选用 2.5 寸毫针，直刺入 1.5~2 寸，针内三桩（DNsz，双侧）选用 2 寸毫针，直刺入 1.2~1.8 寸。

留针 30 分钟。下腹部可加用艾灸或温疗法。每周治疗 2~3 次，4 周为 1 个疗程，可治疗 3~5 个疗程。

2. 壮医药线灸

（1）治疗原则：调气祛毒，补虚止痛。

（2）选穴：咪肠穴（TMc，单侧）、花肠穴（THc，与 TMc 对侧），腹二环 6 穴（RFh2-6），腹三环 6 穴（RFh3-6），内三桩（DNsz，双侧），膝二环 6 穴、膝二环 11 穴（DXh2-6、DXh2-11，双侧），足背一环 7 穴、足背一环 8 穴（DZBh1-7、DZBh1-8，双侧），足背中穴（DZBz，单侧）。

（3）灸治方法：用中手法，每次月经前半个月开始施灸，每 2 天施灸 1 次，2 周为 1 个疗程，治疗 3~6 个疗程。

【调摄与养护】

嘱咐患者平时注意保暖，忌食生冷寒凉食物，经期间避免重体力劳动与剧烈运动；每天睡前可用艾灸盒艾灸脐周 30 分钟。

三、经闭（京瑟）[Gingsaek]

经闭，又称闭经。女子年逾 16 周岁月经尚未初潮称为原发性经闭；凡已行经，而又中断达 3 个月经周期以上者，称为继发性经闭。妊娠期、哺乳期或更年期暂时性的停经，经期的停经或有些少女初潮后，在一段时间内有停经等，均属生理现象，不作闭经论。也有妇女由于生活环境的突然改变，偶见一两次月经不潮，又无其他不适者，亦可暂不作病论。

【病因病机】

壮医认为，该病原因可分为虚实两类。虚者多由房事不节，多产久病或忧思过度，伤及"咪隆"（脾）致使"咪隆"、"咪腰"（肾）及冲任生理功能失调，阴血耗伤过甚，血源枯竭而致血枯经闭；实者多由受寒饮冷，寒毒客于胞中，或情志抑郁，气机不畅，痰湿阻滞，瘀血凝结，"三道两路"不通，而致血滞经闭。

【诊断】

年逾 16 周岁月经尚未初潮，或凡已行经，而又中断达 3 个月经周期以上的女性。

【治疗】

1. 壮医针刺疗法

（1）治疗原则：调气补虚，养血调经。

（2）选穴：依据"天圆地方"的取穴原则，选取咪肠穴（TMc，单侧），花肠穴（THc，与 TMc 对侧），腹二环 6 穴（RFh2-6），腹三环 5 穴、腹三环 6 穴、腹三环 7 穴（RFh3-5、RFh3-6、RFh3-7），内三杆（DNSg，右侧），内上桩（DNsz，左侧），膝二环 11 穴（DXh2-11，左侧），内下桩（DNxz，双侧），足背一环 7 穴（DZBh1-7，双侧），足背中穴（DZBz，单侧）。

（3）操作方法：选用 0.5 寸、1 寸、1.5 寸、2 寸、2.5 寸毫针，用"8"环针法或"S"环针法针刺。

取仰卧位。针咪肠穴（TMc，左侧或右侧）、花肠穴（THc，与 TMc

对侧）用 0.5 寸毫针，直刺入 0.2~0.3 寸；针腹二环 6 穴（RFh2-6），腹三环 5 穴、腹三环 6 穴、腹三环 7 穴（RFh3-5、RFh3-6、RFh3-7）、足背中穴（DZBz）（右侧或左侧，与拇尺穴对侧），足背一环 7 穴（DZBh1-7，双侧）均选用 1 寸毫针，直刺入 0.5~0.8 寸；针内上桩（DNsz，左侧）、左侧膝二环 11 穴（DXh2-11，左侧），选用 2 寸毫针，直刺入 1.5~1.8 寸，针内下桩（DNxz，双侧）选用 1.5 寸毫针，直刺入 1~1.2 寸。

留针 30 分钟。腹部可加用艾灸或温疗法。每周治疗 2~3 次，4 周为 1 个疗程，治疗 3~6 个疗程。

2. 壮医药线灸

（1）治疗原则：调气补虚，养血调经。

（2）选穴：咪肠穴（TMc，单侧），花肠穴（THc，与 TMc 对侧），腹二环 6 穴（RFh2-6），腹三环 5 穴、腹三环 6 穴、腹三环 7 穴（RFh3-5、RFh3-6、RFh3-7），内三桩（DNSz，双侧），膝二环 6 穴、膝二环 11 穴（DXh2-6、DXh2-11，双侧），足背一环 7 穴、足背一环 8 穴（DZBh1-7、DZBh1-8，双侧）。

（3）点灸方法：用中手法，每 2 天施灸 1 次，4 周为 1 个疗程，可治疗 3~6 个疗程。

【调摄与养护】

嘱咐患者平时注意保暖，忌食生冷寒凉食物，经期间避免重体力劳动与剧烈运动；每天睡前可用艾灸盒艾灸脐周 30 分钟。

四、崩漏（兵淋勒）[Binghloemqlwed]

崩漏，是指经血暴下不止或淋漓不尽，是月经的周期、经期经量发生严重失常的月经病证。其发病急骤，暴下如注，大量出血者为"崩"；病势缓，出血量少，淋漓不绝者为"漏"。崩漏可发生在月经初潮后至绝经的任何年龄，严重影响妇女生育及危害健康，是妇科常见疾病，也是急重病。

西医学的排卵障碍性异常子宫出血可参照该病进行治疗。

【病因病机】

壮医认为,该病原因较为复杂,但多以虚为主,而热和塞亦可引发。虚者多由先天肾气不足,或少女肾气未盛,或房事不节,或多产损伤肾气,致肾气虚、封藏失司,不能制约经血;或素体脾虚,或劳倦思虑、饮食不节损伤脾气,脾虚血失统摄,不能制约经血,发为崩漏;或素体阳盛血热或阴虚内热,肝郁化热,或内蕴湿热之邪,迫血妄行,发为崩漏;或因七情内伤,气滞血瘀,内生瘀血或崩漏日久,龙路受阻塞,"两路"不通而外越,遂成崩漏。

【诊断】

(1)临床以无周期性的阴道出血为主要表现。

(2)月经周期紊乱,阴道出血如崩似漏的疾病,包括崩中和漏下。

(3)多见于青春期、更年期妇女,检查未发现肿瘤等病变。

【治疗】

1.壮医针刺疗法

(1)治疗原则:养路补虚,均衡气血。

(2)选穴:依据"天圆地方"的取穴原则,选取天宫穴(TTg),手背二环1穴、手背二环11穴、手背二环12穴(TSBh2-1、TSBh2-11、TSBh2-12,单侧交替),腹一环6穴(RFh1-6)、腹二环6穴(RFh2-6),膝二环6穴、膝二环11穴(DXh2-6、DXh2-11,双侧),内上桩(DNsz,双侧),内下桩(DNxz,双侧)。

(3)操作方法:选用1寸、1.5寸、2寸毫针,用"8"环针法针刺。

取仰卧位。针天宫穴(TTg),手背二环1穴、手背二环11穴、手背二环12穴(TSBh2-1、TSBh2-11、TSBh2-12,单侧交替),腹一环6穴(RFh1-6)、腹二环6穴(RFh2-6)均选用1寸毫针,直刺入0.5~0.8寸;针膝二环6穴、膝二环11穴(DXh2-6、DXh2-11,双侧),内上桩(DNsz,双侧)选用2寸毫针,直刺入1.5~1.8寸;针内下桩(DNxz,双侧)选用1.5寸毫针,直刺入1~1.2寸。

留针30分钟。腹部可加用艾灸或温疗法。每周治疗2~3次,4周为1个疗程,治疗3~6个疗程。

2.壮医药线灸

（1）治疗原则：养路补虚，均衡气血。

（2）选穴：天宫穴（TTg），手背二环1穴、手背二环11穴、手背二环12穴（TSBh2-1、TSBh2-11、TSBh2-12，单侧交替），腹一环6穴（RFh1-6）、腹二环6穴（RFh2-6），膝二环6穴、膝二环11穴（DXh2-6、DXh2-11，双侧），内上桩（DNsz，双侧），内下桩（DNxz，双侧），腰二环4穴、腰二环8穴（RYh2-4、RYh2-8）。

（3）点灸方法：用中手法，每2天施灸1次，4周为1个疗程，治疗3~6个疗程。

【调摄与养护】

对出血量大或血崩不止者，应采取综合疗法治疗；注意调节饮食，加强营养，忌食生冷寒凉食物；注意保暖，经期间避免重体力劳动与剧烈运动；艾灸调理，每天睡前可用艾灸盒艾灸脐周30分钟。

五、阴痒（歇啥）[Cedhumz]

阴痒是妇女外阴部瘙痒，甚至大腿内侧瘙痒，患者常因瘙痒难忍而坐卧不安，又称阴门瘙痒。

西医的外阴瘙痒症、外阴炎和阴道炎可参照该病进行治疗。

【病因病机】

湿热下注，蕴热生虫或久居阴湿之地或外阴失于清洁均可致虫扰阴部导致阴痒；肝肾阴虚，不能荣养阴部，阴虚化燥亦可致阴痒。

【诊断】

（1）主要表现为阴蒂及小阴唇区域瘙痒，严重者大阴唇、整个阴道口、会阴部瘙痒，有时波及肛门及肛门后部甚至大腿内侧。

（2）有不良卫生习惯，带下量多，长期刺激外阴部，或有外阴炎、阴道炎病史。

（3）阴道分泌物检查有利于诊断。

【治疗】

1.壮医针刺疗法

（1）治疗原则：祛湿毒，养路补虚。

（2）选穴：依据"天圆地方"的取穴原则，选取肩环2穴、肩环3穴（TJh-2、TJh-3，双侧），膝二环7穴、膝二环11穴（DXh2-7、DXh2-11，双侧），足背一环7穴、足背一环8穴（DZBh1-7、DZBh1-8，双侧）。

（3）操作方法：选用1寸、2寸毫针，用"8"环针法针刺。

取2寸毫针，先针左侧肩环2穴、肩环3穴（TJh-2、TJh-3，左侧），斜刺入1.2~1.5寸；针右侧膝二环11穴（DXh2-11），直刺入1.5~1.8寸；针左侧膝二环7穴（DXh2-7，左侧），直刺入1.2~1.5寸。取1寸毫针，针右侧足背一环7穴、足背一环8穴（DZBh1-7、DZBh1-8）、左侧足背一环7穴、足背一环8穴（DZBh1-7、DZBh1-8），直刺入0.5~0.8寸；针膝二环7穴（DXh2-7，右侧），直刺入1.2~1.5寸；针左侧膝二环11穴（DXh2-11），直刺入1.5~1.8寸；针肩环2穴、肩环3穴（TJh-2、TJh-3，右侧），斜刺入1.2~1.5寸。

留针30分钟。每周治疗2~3次，4周为1个疗程，治疗2~3个疗程。

2.壮医药线灸

（1）治疗原则：祛湿毒，养路补虚。

（2）选穴：手心二环3穴（TSXh2-3，双侧），肩环2穴、肩环3穴（TJh-2、TJh-3，双侧），腹三环6穴（RFh3-6），膝二环7穴、膝二环9穴、膝二环11穴（DXh2-7、DXh2-9、DXh2-11，双侧），足背一环7穴、足背一环8穴（DZBh1-7、DZBh1-8，双侧），足背二环7穴（DZBh2-7，双侧）。

（3）灸治方法：每2天施灸1次，4周为1个疗程，治疗1~3个疗程。

【调摄与养护】

可用小苏打调温水洗、坐浴，每日2次，早晚各1次；忌食菠萝、柑子、橘子、芒果等水果，忌食煎炸、辛辣、油腻食物及虾蟹等；注意阴部卫生，勤换洗内衣，不穿尼龙衣服。

六、不孕症（卟很裆）[Mbouj hwnjndang]

女子结婚后夫妇同居两年以上，配偶生殖功能正常，未避孕而不受孕者，为原发性不孕。如曾生育或流产后，无避孕而又 2 年以上不再受孕者，为继发性不孕。不孕证是全世界关注的人类自身生殖健康问题。阻碍受孕的因素有男方、女方或男女双方。根据统计女方因素占 60%，男方因素占 30%，男女方因素占 10%，总发病率占 10%~15%。

西医认为，受孕是个复杂又协调的生理过程，必须具备以下条件：卵巢排出正常的卵子，精液正常；有正常的性生活；子宫内膜已充分成熟，适合于受精卵的着床。此环节中任何一个异常，便可导致不孕症。

【病因病机】

壮医认为，该病的发生主要是与"咪腰"（肾）、"咪叠"（肝）功能失调或者瘀血、痰阻有关，其病机主要是先天肾气不足，或房事不节、久病大病、反复流产损伤肾气、肾阴、肾阳或高龄肾气渐衰导致冲任血海空虚不能摄精成孕；肝气郁结，气机不畅，或瘀血、痰阻等也会导致"三道两路"不通，冲任、胞宫、胞脉阻滞不通而致不孕。

【诊断】

（1）以女子结婚后夫妇同居两年以上，配偶生殖功能正常，未避孕而不受孕为主要表现。

（2）临床可伴随情志抑郁、体胖、神疲乏力，少腹疼痛，腰膝酸软，畏寒肢冷等。

（3）注意进行体格检查，注意第二性征的发育，内外生殖器的发育，有无畸形、炎症、包块及溢乳等。

【治疗】

1. 壮医针刺疗法

（1）治疗原则：调气补虚，通道养路。

（2）选穴：根据"天圆地方"的配穴原则，选取咪肠穴（TMc，单侧）、花肠穴（THc，与 TMc 对侧），手背二环 5 穴（TSBh2-5，双侧），腹二环 6 穴（RFh2-6）、腹三环 5 穴、腹三环 6 穴、腹三环 7 穴（RFh3-5、

RFh3-6、RFh3-7），内三杆（DNSg，右侧），内上桩（DNsz，双侧），足背一环 8 穴（DZBh1-8，双侧）。

（3）操作方法：选用 0.5 寸、1 寸、2 寸、2.5 寸毫针，用 "S" 环针法或 "8" 环针法针刺。

先取 0.5 寸毫针，针咪肠穴（TMc）、花肠穴（THc，与 TMc 对侧），直刺入 0.2~0.4 寸；针腹二环 6 穴（RFh2-6），腹三环 5 穴、腹三环 6 穴、腹三环 7 穴（RFh3-5，RFh3-6，RFh3-7），足背一环 8 穴（DZBh1-8，双侧）均取 1 寸毫针，直刺入 0.5~0.8 寸；针内三杆（DNSg，右侧）用 2.5 寸毫针，直刺入 1.5~2 寸；针内上桩（DNsz，双侧）用 2 寸毫针，直刺入 1.2~1.8 寸。

留针 30 分钟。每周治疗 2~3 次，3 个月经周期为 1 个疗程，可治疗 2~3 个疗程。

2. 壮医药线灸

（1）治疗原则：调气补虚，养血调经。

（2）选穴：咪肠穴（TMc，单侧）、花肠穴（THc，与 TMc 对侧），腹二环 6 穴（RFh2-6）、腹三环 5 穴、腹三环 6 穴、腹三环 7 穴（RFh3-5、RFh3-6、RFh3-7），内下桩（DNxz，双侧），腰一环 3 穴、腰一环 6 穴、腰一环 9 穴（RYh1-3、RYh1-6、RYh1-9），膝二环 6 穴、膝二环 7 穴、膝二环 11 穴（DXh2-6、DXh2-7、DXh2-11，双侧），足背一环 7 穴、足背一环 8 穴（DZBh1-7、DZBh1-8，双侧）。

（3）灸治方法：用中手法，每 2 天施灸 1 次，3 个月为 1 个疗程，治疗 2~3 个疗程。

【调摄与养护】

针后教会患者每天早晚按揉小腹各 1 次，每次 10~15 分钟；嘱咐患者每天睡前用艾灸盒艾灸脐周 30 分钟。

七、癥瘕（培嘻病）[Swjgungh gihliuz]

培嘻病是女性生殖器最常见的一种良性肿瘤。多无症状，少数表现为阴道出血，腹部触及肿物以及压迫症状等。培嘻病相当于中医 "癥瘕"。

西医学中的子宫肌瘤、卵巢肿瘤、盆腔炎性包块等，均可参照该病进行诊治。

【病因病机】

培嘻病多因各种毒邪阻滞龙路、火路，使"两路"功能失调，气血瘀滞，毒与气血相搏，蕴结于"咪花肠"（子宫）等妇女生殖系统，发而为病。

【诊断】

（1）以 B 超检查或妇科检查发现为主要依据。

（2）可以无全身症状，或伴月经周期缩短、经量增多、经期延长、不规则阴道流血，或白带增多，出血量多或出血久者，可出现贫血表现。

【治疗】

1. 壮医针刺疗法

（1）治疗原则：通道养路，调气散结。

（2）选穴：依据"天圆地方"的取穴原则，选取腹二环 5 穴、腹二环 7 穴（RFh2-5、RFh2-7），内三杆（DNSg，右侧），内上桩（DNsz，左侧），外三桩（DWSz，单侧，与 DXSz 对侧），斜三桩（DXSz，与外三桩对侧，交叉使用），足背一环 7 穴、足背一环 8 穴（DZBh1-7、DZBh1-8，双侧）。

（3）操作方法：选用 1 寸、2 寸、2.5 寸毫针，用"S"环针法针刺。

①针腹二环 5 穴、腹二环 7 穴（RFh2-5、RFh2-7），直刺 0.5~0.8 寸。

②针内三杆（DNSg，右侧），直刺入 1.5~2.2 寸。

③针内上桩（DNsz，左侧），直刺入 1.2~1.8 寸。

④针一侧外三桩（DWSz，单侧），直刺入 1.2~1.8 寸。

⑤针一侧斜三桩（DXSz，与外三桩对侧，交叉使用），直刺 1.2~1.8 寸。

⑥针足背一环 7 穴、足背一环 8 穴（DZBh1-7、DZBh1-8，双侧），直刺入 0.5~0.8 寸。

留针 30~45 分钟。每周治疗 2~3 次，2 个月经周期为 1 个疗程，治疗 3~5 个疗程。

2. 壮医药线灸

（1）治疗原则：通道养路，调气散结。

（2）选穴：腹二环 5 穴、腹二环 7 穴（RFh2-5、RFh2-7），腹三环 5 穴、腹三环 6 穴、腹三环 7 穴（RFh3-5、RFh3-6、RFh3-7），膝二环 9 穴、膝二环 11 穴（DXh2-9、DXh2-11，双侧），外三桩（DWSz，单侧，与

DXSz 对侧）、斜三桩（DXSz，与外三桩对侧，交叉使用）、足背一环 7 穴、足背一环 8 穴（DZBh1-7、DZBh1-8，双侧）。

（3）灸治方法：每 2 天施灸 1 次，2 个月为 1 个疗程，治疗 2~3 个疗程。

【调摄与养护】

坚持治疗，每次月经周期后继续治疗；可以配合食疗方法，月经期第三天煮当归鸡蛋汤，连服 3 天；每天睡前可用艾灸盒艾灸脐周 30 分钟。

八、多囊卵巢综合征（荣花袋莱综合征）[Rongzva daehlai cunghhozcwngh]

多囊卵巢综合征是妇科常见的以月经紊乱、不孕、多毛、痤疮、肥胖、雄激素过高、双侧卵巢持续增大及持续无排卵为临床特征的内分泌疾病。多囊卵巢综合征是当今临床是最常见的导致女性月经失调和不孕的临床疾病之一，临床主要表现为月经稀发或闭经、多毛、痤疮、肥胖、黑棘皮症、继发性不孕等症状，双侧卵巢呈多囊样改变。

【病因病机】

主要是先天禀赋不足、素体亏虚、情志刺激或饮食劳倦等因素导致肾、脾、肝功能失调，"三道两路"功能失常，气血失衡，天、地、人三气不能同步，发而为病。

【诊断】

好发于青春期与育龄期妇女，月经初潮后渐出现月经稀少，甚或出现闭经或月经不调，可转为继发性闭经、不孕、肥胖、多毛与痤疮、黑棘皮症等。

【治疗】

主要以壮医针刺进行治疗。

（1）治疗原则：通道养路，调气散结。

（2）选穴：依据"天圆地方"的取穴原则，选取咪肠穴（TMc，单侧）、花肠穴（THc，单侧，与 TMc 对侧）、腹二环 5 穴、腹二环 7 穴（RFh2-5、RFh2-7），内三杆（DNSg，右侧），内上桩（DNsz，左侧），外三桩（DWSz，单侧，与 DXSz 对侧），斜三桩（DXSz，单侧，与 DWSz 对侧，交叉使用），足背一环 7 穴、足背一环 8 穴（DZBh1-7、DZBh1-8，双侧）。

（3）操作方法：选用 0.5 寸、1 寸、2 寸、2.5 寸毫针，用普通针法针刺。

①取 0.5 寸毫针，针咪肠穴（TMc）、花肠穴（THc），直刺 0.2~0.4 寸。

②选 1 寸毫针，针腹二环 5 穴、腹二环 7 穴（RFh2-5、RFh2-7），足背一环 7 穴、足背一环 8 穴（DZBh1-7、DZBh1-8，双侧），直刺入 0.5~0.8 寸。

③选取 2 寸、2.5 寸毫针，针内三杆（DNsg，右侧），直刺入 1.5~2.2 寸。

④选 2 寸毫针，针内上桩（DNsz，左侧），直刺入 1.5~1.8 寸。

⑤选 2 寸毫针，针外三桩（DWSz，单侧）和斜三桩（DXSz，单侧，与外三桩对侧，交叉使用），直刺入 1.2~1.8 寸。

留针 30~45 分钟。每周治疗 2~3 次，2 个月经周期为 1 个疗程，可治疗 3~5 个疗程。

【调摄与养护】

坚持治疗，每次月经周期后继续治疗；调节饮食，注意适当控制饮食；加强锻炼，配合适当的运动并持之以恒，多参加有氧运动；注意劳逸结合，保持心情愉快。

九、更年期综合征（病更年期）［Binghgwnghnenzgiz］

更年期综合征是指妇女以绝经或月经紊乱、情绪不稳定、潮热汗出、失眠、心悸、头晕等为特征，多发于 45~55 岁妇女，由于卵巢功能的退行性改变，月经逐渐停止来潮进入绝经期，所出现的一系列内分泌失调和植物神经功能紊乱的功能性疾病。

【病因病机】

壮医认为，该病乃肾阴不足，阳失潜藏或肾阳虚衰，经脉失其濡养所致。

【诊断】

（1）主要表现为经行紊乱或绝经，面部潮红，易出汗，烦躁易怒，精神疲倦，头晕耳鸣，心悸不寐，甚至情志异常。

（2）临床可伴有尿频、尿急，食欲不振等，可持续 2~3 年之久。

（3）多发于妇女 45~55 岁之间。

【治疗】

1. 壮医针刺疗法

（1）治疗原则：调气补虚，均衡气血。

（2）选穴：依据"天圆地方"的取穴原则，选取面环 12 穴（TMh-12），耳环 5 穴（TEh-5，双侧），鹰嘴环 12 穴（TYZh-12，双侧），腕内三穴（TWNS，单侧交叉使用），内三杆（DNSg，右侧），内上桩（DNsz，左侧），足背一环 7 穴、足背一环 8 穴（DZBh1-7、DZBh1-8，双侧）。

（3）操作方法：选用 1 寸、1.5 寸、2.5 寸毫针，用"S"环针法或"8"环针法针刺。

①选 1 寸毫针，针面环 12 穴（TMh-12），针尖向下斜刺入 0.5~0.8 寸。

②选 1 寸毫针，针腕内三穴（TWNS，单侧交叉使用），足背一环 7 穴、足背一环 8 穴（DZBh1-7、DZBh1-8，双侧），直刺入 0.5~0.8 寸。

③选 1 寸毫针，针耳环 5 穴（TEh-5，双侧），针尖向上斜刺入 0.5~0.8 寸。

④选 1.5 寸毫针，针鹰嘴环 12 穴（TYZh-12，双侧），直刺入 1~1.2 寸。

⑤选 2.5 寸毫针，针内三杆（DNSg，右侧）、内上桩（DNsz，左侧），直刺入 1.5~2.2 寸。

留针 30~45 分钟。每周治疗 2~3 次，4 周为 1 个疗程，治疗 2~4 个疗程。

2. 壮医药线灸

（1）治疗原则：调气补虚，均衡气血，平衡阴阳。

（2）选穴：天宫穴（TTg），天一环穴 3 穴、天一环穴 9 穴（TTh1-3、TTh1-9），耳环 5 穴（TEh-5，双侧），面环 12 穴（TMh-12），鹰嘴环 12 穴（TYZh-12，双侧），腕内三穴（TWNS，双侧），手背二环 5 穴（TSBh2-5，双侧），腹二环 6 穴（RFh2-6），腹三环 6 穴（RFh3-6）。

（3）随症配穴：肝郁症状明显者加内三杆（DNSg，右侧），内三桩（DNSz，左侧），足背一环 7 穴、足背一环 8 穴（DZBh1-7、DZBh1-8，双侧）。

（4）点灸方法：每 2 天施灸 1 次，4 周为 1 个疗程，治疗 2~4 个疗程。

【调摄与养护】

嘱咐患者注意调养，培养自己的爱好，保持心情舒畅，适当锻炼。

十、小儿发热（勒爷发得）[Lwgnyez Fatndat]

小儿高热指小儿的体温（腋温）超过 39 ℃。引起小儿高热的原因很多，而且比较复杂，但以感受外邪所致者为多，多由于对小儿照料不周，寒温调节不当，使之着凉、感受风寒等邪毒而致。

【病因病机】

壮医认为发热可由外感诸病及脏腑功能失调导致三气不能同步，"三道两路"不畅，热毒积于体内而发病。外感所致者多由时疫流行之机，感受疫毒之气；或因寒温失调，风寒之邪侵袭；或感受其他六淫邪气。因于内伤者则由于劳倦过度、饮食失调、情志抑郁、瘀血内停，湿热滞留诸因素导致脏腑功能失调。

【诊断】

（1）以体温升高，高于正常体温为主要表现。

（2）临床表现症状轻重不一，主要为怕冷、发热、周身不适、食欲不振、咳嗽、鼻塞流涕、打喷嚏等。可伴扁桃体和颈部淋巴结肿大、呕吐或腹泻等胃肠道症状等。严重的体温可达 40 ℃以上，患儿可出现烦躁不安或嗜睡，甚至引起患儿惊厥。

【治疗】

1. 壮医针刺疗法

（1）治疗原则：祛毒解表，调气通道。

（2）选穴：手背二环 2 穴、手背二环 4 穴（TSBh2-2、TSBh2-4，双侧）、前远腕（TQyw，双侧）。

（3）操作方法：选用 1 寸毫针，用普通针法针刺。

先针前远腕（TQyw，左侧），手背二环 2 穴、手背二环 4 穴（TSBh2-2、TSBh2-4，右侧），直刺入 0.3~0.5 寸；然后针手背二环 2 穴、手背二环 4 穴（TSBh2-2、TSBh2-4，左侧），直刺入 0.3~0.5 寸；再针前远腕（TQyw，右侧），直刺入 0.5~0.8 寸。

可以选择留针 10~20 分钟，也可以选择不留针，进针后稍停留片刻即可出针。每天治疗 1 次，中病即止。

2. 壮医药线灸

（1）治疗原则：祛毒解表，调气通道。

（2）选穴：太阳穴（TTy，双侧），山前门穴（TSqm，双侧），背顶穴（RBd），鹰嘴环 12 穴（TYZh-12，双侧），手背二环 2 穴、手背二环 4 穴（TSBh2-2、TSBh2-4，双侧），前远腕（TQyw，双侧）。

（3）灸治方法：第一天灸治 2 次，间隔 15~30 分钟。第二天起每天灸治 1 次，中病即止。

【调摄与养护】

嘱咐患儿家属注意为患儿保暖，及时为其擦汗及饮水。

十一、疳积（嗟疳）［Baenzgam］

疳积是以面黄肌瘦、精神萎靡、毛发焦枯、肚大筋露、纳呆便溏为主要表现的儿科病证。多由喂养不当，过度食用生冷或肥甘厚腻导致，多见于 1~5 岁儿童。西医学的小儿营养不良、缺钙、缺锌等，可参考该病诊治。

【病因病机】

壮医认为该病的发生多由于饮食不节，乳食喂养不当，损伤脾胃，损及谷道。或因慢性腹泻、慢性痢疾、肠道寄生虫等病，经久不愈，损伤谷道而引起。

【诊断】

（1）以形体消瘦，面色不华，毛发稀疏枯黄，肚大露筋等为主症。

（2）有先天禀赋不足，喂养不当或病后失调及长期消瘦等病史。

【治疗】

1. 壮医针刺疗法

（1）治疗原则：调气祛毒，通道补虚。

（2）选穴：手心三环 1 穴、手心三环 2 穴、手心三环 11 穴、手心三环 12 穴（TSXh3-1、TSXh3-2、TSXh3-11、TSXh3-12，双侧），前上桩（DQsz，双侧）。

（3）操作方法：选用三棱针（或一次性注射器针头）、1 寸毫针。先用三棱针（或一次性注射器针头）点刺手心三环 1 穴、手心三环 2 穴、手心三环 11 穴、手心三环 12 穴（TSXh3-1、TSXh3-2、TSXh3-11、TSXh3-12，双侧），点刺后稍用力挤上述穴位，挤出黄水；然后用 1 寸毫针针前上桩（DQsz，双侧），直刺入 0.5~0.8 寸。

可以选择留针 10~20 分钟，也可以不留针，进针后稍停留片刻即可出针。每周治疗 2~3 次，2 周为 1 个疗程，治疗 1~2 个疗程。

2. 壮医药线灸

（1）治疗原则：祛食毒，和气血。

（2）选穴：拇子穴（TMz，双侧），手心三环 1 穴、手心三环 2 穴、手心三环 11 穴、手心三环 12 穴（TSXh3-1、TSXh3-2、TSXh3-11、TSXh3-12，双侧），前上桩（DQsz，双侧）。

（3）灸治方法：每 2 天施灸 1 次，2 周为 1 个疗程，治疗 1~2 个疗程。

【调摄与养护】

平时饮食宜调节有度，不挑食，均衡营养，并适当进行户外活动，增强体质。

十二、小儿厌食症（甭想哏）［Mboujsiengjgwn］

厌食是指小儿长时间食欲不振，见食不贪，食量减少，甚至拒食的一种病症。各个年龄段都可发病，尤以 1~6 岁小儿多见。患儿一般除食欲不振外，其他状况良好。但若长期不愈者，可日渐消瘦而成为疳证。

【病因病机】

壮医认为，该病的发生是由于喂养不当，或者他病及脾，伤及脾胃，损及谷道，导致胃不受纳而成。

【诊断】

（1）以形体消瘦、食欲不佳、甚至拒食、面色不华、大便干稀或溏结不调、脘腹膨胀等为主症。

（2）常伴夜寐不稳，或呕吐，或食而不化，腹部胀满，大便溏泄或便秘等兼症。

【治疗】

1. 壮医针刺疗法

（1）治疗原则：调畅谷道，消排食积。

（2）选穴：内三杆（DNSg，右侧）、内上桩（DNsz，左侧），前上桩（DQsz，双侧）。

（3）操作方法：选用1寸、1.5寸毫针，用普通针法针刺。

用1.5寸毫针，针内三杆（DNSg，右侧）、内上桩（DNsz，左侧），直刺入0.8~1.2寸；然后用1寸毫针，针前上桩（DQsz，双侧），直刺入0.5~0.8寸。

可以选择留针10~20分钟；也可以选择不留针，进针后稍停留片刻即可出针。每周治疗2~3次，2周为1个疗程，可治疗1~2个疗程。

2. 壮医药线灸

（1）治疗原则：调畅谷道，消食排毒。

（2）选穴：拇子穴（TMz，双侧），腹二环2穴、腹二环4穴、腹二环8穴、腹二环10穴（RFh2-2、RFh2-4、RFh2-8、RFh2-10），内上桩（DNsz，双侧），前上桩（DQsz，双侧）。

（3）灸治方法：每2天施灸1次，2周为1个疗程，治疗1~2个疗程。

【调摄与养护】

嘱咐患儿家属，注意患儿平时饮食宜调节有度，不挑食，均衡营养。

十三、小儿夜啼（勒爷降痕吣）[Lwgnyez Gyanghwnzdaej]

小儿夜啼是指小儿白天如常，入夜则啼哭不安，或每夜定时啼哭的一种病症。

【病因病机】

其病因主要是风毒入侵，犯于"巧坞"（大脑），"巧坞"功能紊乱，造成夜啼不止。

【诊断】

（1）以入夜啼哭不安，不得安睡，或每夜定时啼哭，其则通宵达旦为主症。

（2）详细询问病史，以排除发热、吐泻、外伤等引起的啼哭原因。

【治疗】

1.壮医针刺疗法

（1）治疗原则：祛风排毒，调气安神。

（2）选穴：面环 12 穴（TMh-12），腕内中穴（TWnz，双侧），内三杆（DNSg，右侧），内上桩（DNsz，左侧）。

（3）操作方法：选用 1 寸、1.5 寸毫针，用普通针法针刺。

先针内三杆（DNSg，右侧），内上桩（DNsz，左侧），直刺入 0.8~1.2 寸；再针面环 12 穴（TMh-12），往两眉连线方向斜刺入 0.3~0.5 寸；最后针腕内中穴（TWnz，双侧），直刺入 0.3~0.5 寸。

可以选择留针 10~20 分钟，也可以选择不留针，进针后稍停留片刻即可出针。每周治疗 2~3 次，2 周为 1 个疗程，可治疗 1~2 个疗程。

2.壮医药线灸

（1）治疗原则：祛风排毒，调气安神。

（2）选穴：天宫穴（TTg），面环 12 穴（TMh-12），腕内三穴（TWNS，双侧），内三杆（DNSg，右侧），内上桩（DNsz，左侧），内下桩（DNxz，双侧）。

（3）灸治方法：每 2 天施灸 1 次，2 周为 1 个疗程，治疗 1~2 个疗程。

【调摄与养护】

平时注意不要惊吓患儿，合理安排患儿睡眠时间。

十四、小儿遗尿（濑幽）［Laihyouh］

小儿遗尿又称遗溺、尿床，是小儿在睡眠状态下小便自遗出，醒后方知的一种病症。婴幼儿时期，由于生理上经脉未盛，气血未充，脏腑未坚，智力未全，对排尿的自控能力较差；学龄儿童也常因白日游戏过度，精神疲劳，睡前多饮等，亦可偶然发生遗尿，这些都不属病态。但如果超过 3 岁，特别是 5 岁以上的儿童，仍不能自主控制排尿，熟睡时仍经常有遗尿，轻者数夜一次，重者可一夜数次，则为病理状态。

遗尿症，多自幼得病，但也有在儿童时期发生者，可以为一时性，也有持续数月后消失，而后又再出现者，有的持续数年到性成熟时才消失，有的成人也有遗尿者。遗尿者若长期不愈，会致使儿童遭受精神上的威胁而产生自卑感，且小儿的智力、体格发育等都会受到影响。

遗尿与尿失禁的区别在于前者是在睡眠状态下发生，后者是在清醒状态下发生。

【病因病机】

壮医认为该病多为中气不足，固摄失常或下元不足，"咪腰"（肾）功能失常，不能制约"咪小肚"（膀胱）所致。

【诊断】

（1）以3~12岁的儿童，常在睡眠中遗尿，数日1次，或每夜遗尿、甚则一夜数次为主要表现。

（2）可伴精神不振，少气懒言，面色苍白等。

（3）患儿无排尿困难或剩余尿，且小便检查正常。

【治疗】

1. 壮医针刺疗法

（1）治疗原则：补虚调气，固涩水道。

（2）选穴：手心二环3穴、手心二环6穴（TSXh2-3、TSXh2-6，双侧），腹二环6穴（RFh2-6），腹三环2穴、腹三环6穴、腹三环10穴（RFh3-2、RFh3-6、RFh3-10），膝二环7穴（DXh2-7，双侧）。

（3）操作方法：选用1寸毫针，用普通针法针刺。

针刺手心二环3穴、手心二环6穴（TSXh2-3、TSXh2-6，双侧），直刺入0.2~0.3寸；再针腹二环6穴（RFh2-6），腹三环2穴、腹三环6穴、腹三环10穴（RFh3-2、RFh3-6、RFh3-10），直刺入0.3~0.5寸；最后针膝二环7穴（DXh2-7，双侧），直刺入0.5~0.8寸。

可以选择留针10~20分钟，也可以选择不留针，进针后稍停留片刻即可出针。每周治疗2~3次，2周为1个疗程，可治疗2~3个疗程。

2. 壮医药线灸

（1）治疗原则：调气补虚，固涩水道。

（2）选穴：天宫穴（TTg），腹二环6穴（RFh2-6），腹三环2穴、腹三环6穴、腹三环10穴（RFh3-2、RFh3-6、RFh3-10），腰一环5穴、

腰一环 7 穴（RYh1-5、RYh1-7），膝二环 6 穴、膝二环 11 穴（DXh2-6、DXh2-11，双侧）。

（3）灸治方法：2 天施灸 1 次，2 周为 1 个疗程，治疗 2~3 个疗程。

【调摄与养护】

留针过程中嘱咐家属监护好患儿，不要随意触碰针。此外，可嘱患儿家属回家后每天睡前用艾灸盒艾灸患儿脐下 30 分钟。

十五、小儿脑瘫（勒爷坞胛）[Lwgnyez ukgyad]

小儿脑瘫是小儿脑性瘫痪的简称，是一组由于发育中胎儿或婴幼儿脑部非进行性损伤引起的运动和姿势发育持续性障碍综合征。小儿脑瘫是小儿常见病症之一，主要表现为中枢性运动障碍、肌张力异常、姿势及反射异常；可伴有智力低下、痫病、语言障碍、视觉及听觉障碍等，是多种原因引起的脑损伤综合征。

该病属于中医儿科的五迟、五软、五硬、胎弱等范畴。

【病因病机】

壮医认为，该病的主要病因是先天禀赋不足，亦有少数是后天调摄不当。无论何种因素导致胎孕期间父之精气不足与母之气血亏虚，均可使胎元失养，婴孩怯弱，脏腑气血功能失常，以致头、项、口、手、足、肌肉软弱无力。

【诊断】

（1）小儿出生前到生后 1 个月以内各种原因所致的非进行性脑损伤综合征。

（2）临床主要表现为运动发育落后和瘫痪肢体运动减少、肌张力及姿势异常、反射异常，同时常伴有不同程度的智力障碍、语言障碍、痫病及视觉、听觉、行为和感知异常等。

【治疗】

1. 壮医针刺疗法

（1）治疗原则：通路补虚，均衡气血。

（2）选穴：腹二环 6 穴（RFh2-6），腹三环 6 穴（RFh3-6），前上桩

（DQsz，双侧）。

（3）操作方法：选用 0.5 寸、1 寸毫针，用普通针法。

可以选择留针 10~20 分钟，也可以选择不留针，进针后稍停留片刻即可出针。每周治疗 2~3 次，4 周为 1 个疗程，治疗 3~5 个疗程。

2. 壮医药线灸

（1）治疗原则：调气补虚，固涩水道。

（2）选穴：通阳区（TYq），腹二环 6 穴（RFh2-6），腹三环 2 穴、腹三环 6 穴、腹三环 10 穴（RFh3-2、RFh3-6、RFh3-10），腰一环 5 穴、腰一环 7 穴（RYh1-5、RYh1-7），膝二环 6 穴、膝二环 11 穴（DXh2-6、DXh2-7，双侧）。

（3）灸治方法：每周施灸 2~3 次，4 周为 1 个疗程，治疗 3~5 个疗程。

【调摄与养护】

留针过程中嘱咐家属监护好患儿，不要随意触碰针；教会患儿家属捏脊手法，回家后每天睡前用捏脊手法给患儿捏脊 20~30 分钟。

第四节　皮肤科五官科疾病

一、痤疮（叻仇）[Lwgcouz]

痤疮，是一种毛囊与皮脂腺的慢性炎症性皮肤病。因其初起损害多有粉刺，故又称粉刺。常好发于青春期青年男女。临床主要表现为颜面、胸、背等处出现粟粒样如刺丘疹，或有囊肿、结节，有些融合成片、红肿或者有脓头，可挤出白色或黄白色碎米样粉汁，可伴有轻微瘙痒或疼痛。痤疮的病程往往较长，常此起彼伏，部分青春期后可逐渐痊愈，但一些患者由于治疗不当或不注意卫生，可发为囊肿、结节或形成疤痕。

【病因病机】

壮医认为，痤疮的发生多由于素体阳热偏盛，肺经蕴热，复感风湿热毒之邪熏蒸面部或脾胃湿热上蒸颜面，湿热瘀痰凝滞肌肤肤致"三道两路"受阻而发病。

【诊断】

（1）以颜面、胸、背等处出现粟粒样如刺丘疹，或有囊肿、结节，有些融合成片、红肿或有脓头，可伴有轻微瘙痒或疼痛，可挤出白色或黄白色碎米样粉汁等为主症。

（2）可伴有轻微瘙痒或疼痛，部分患处可出现色素沉着。

【治疗】

1. 壮医针刺疗法

（1）治疗原则：祛瘀解毒、调气和血。

（2）选穴：依据"天圆地方"的取穴原则，选取鼻环4穴、鼻环8穴（TBh-4、TBh-8），鹰嘴环12穴（TYZh-12，双侧），手背二环3穴（TSBh2-3，双侧），内三杆（DNSg，右侧），内上桩（DNsz，左侧）；解毒区。

（3）操作方法：取0.5寸、1寸针、1.5寸、2.5寸毫针，星状针，火罐，用普通针法针刺。

选用0.5寸毫针，针鼻环4穴、鼻环8穴（TBh-4、TBh-8），直刺入0.2~0.4寸；选用1寸毫针，针手背二环3穴（TSBh2-3，双侧），直刺入0.5~0.8寸；选用1.5寸毫针，针鹰嘴环12穴（TYZh-12，双侧），直刺入1~1.4寸；选2.5寸毫针，针内三杆（DNSg，右侧），内上桩（DNsz，左侧），直刺入1.5~2寸。

留针30分钟。每周治疗2~3次，2周为1个疗程，治疗2~4个疗程。

也可以在解毒区用星状针进行叩刺，然后实施拔罐疗法。每周治疗1~2次，2周为1个疗程，可治疗2~4个疗程。

2. 壮医刺血疗法

（1）部位选择：耳峰穴（TEf）、耳后毛细血管。

（2）操作手法：点刺，放血数滴。

（3）每周治疗2~3次，2周为1个疗程，治疗2~3个疗程。

3. 壮医药线灸

（1）治疗原则：祛瘀解毒、调和气血。

（2）选穴：依据以灶为穴、"长子穴"的取穴原则，在患处选取1组穴位，选取鼻环4穴、鼻环8穴（TBh-4、TBh-8），鹰嘴环12穴（TYZh-12，双侧），手背二环2穴、手背二环4穴、（TSBh2-2、TSBh2-4，双侧）。

（3）灸治方法：每2天施灸1次，2周为1个疗程，治疗2~4个疗程。

【调摄与养护】

用生土豆（白）切片（薄片），外敷患处（可敷多片，不规则叠起），每日多次，每次30分钟；严禁用手挤、抠痤疮局部；宜清淡饮食，少吃辛辣、油腻食物及甜食等，多吃瓜果蔬菜；保持充足睡眠与大便通畅。

二、湿疮（能啥能累）[Naenghumz Naengloij]

湿疮是指皮损呈多种形态，发无定位，易湿烂渗液的瘙痒性、渗出性皮肤病证，是一种常见的过敏性、炎症性皮肤病。其特点为多形性皮疹，倾向湿润，对称分布，自觉剧烈瘙痒，易于反复发作。好发于面部、肘窝、腘窝、四肢屈侧及躯干等处。由于患病部位不同，而有各种不同名称的名称，如浸淫遍体，挠破流黄水，瘙痒无度者，称为"浸淫疮"；以丘疹为主的称为"血风疮"；发于阴囊部的称为"肾囊风"；发生于四肢弯曲部的称为"四弯风"；婴幼儿发于面部的称为"奶癣"。该病男女老少均可发病，无明显季节性，临床特点为皮损呈多样性，奇痒难忍，局部有渗出液，患处潮红或有红斑、丘疹、水疱、糜烂、痂皮、抓痕。

西医学的湿疹，可参考该病诊治。

【病因病机】

壮医认为其病因主要为湿热毒邪蕴阻，导致"三道两路"受阻而发病；血虚风燥，化燥生风，肌肤失于濡养也可导致该病的发生。

【诊断】

（1）湿疮分为急性能啥能累（急性湿疮）和慢性能啥能累（慢性湿疮）。

（2）急性能啥能累：皮疹红斑、丘疹、水疱兼夹，集簇成片状，因搔抓常引起糜烂、渗出、结痂等，边缘不清，常呈对称分布。

（3）慢性能啥能累：皮肤肥厚粗糙，嵴沟明显，可呈苔藓样变，颜色褐红或褐色，表面常附有糠皮状鳞屑，伴有抓痕、结痂及色素沉着。

（4）一般全身症状及体征不明显，部分患者可有烦躁不寐、情绪紧张等表现。

【治疗】

1. 壮医针刺疗法

（1）治疗原则：祛风除湿，热毒止痒，均衡气血。

（2）选穴：依据"天圆地方"的取穴原则，选取前远腕（TQyw，双侧），鹰嘴环12穴（TYZh-12，双侧），内三杆（DNSg，右侧），内上桩（DNsz，左侧），膝二环11穴（DXh2-11，双侧）；局部耳峰穴（TEf）。

（3）操作方法：选取1寸、1.5寸、2寸、2.5寸毫针，三棱针（或一次性注射器针头），用"S"环针法或"8"环针法针刺。

首次治疗可用三棱针（或一次性注射器针头）在耳峰穴（TEf）局部点刺放血数滴后，再行针刺治疗。

取1.5寸毫针，针前远腕（TQyw，双侧）、鹰嘴环12穴（TYZh-12，双侧），直刺入1~1.2寸；取2.5寸毫针，针内三杆（DNSg，右侧）、膝二环11穴（DXh2-11，双侧），直刺入1.5~2.2寸；取2寸毫针，针内上桩（DNsz，左侧），直刺入1.2~1.8寸。

急性湿疮留针30分钟左右，慢性湿疮可延长至60分钟。

每周治疗2~3次，耳峰穴（TEf）局部点刺放血可1周治疗1次，4周为1个疗程，治疗2~3个疗程。

2. 壮医药线灸

（1）治疗原则：祛风除湿，热毒止痒，均衡气血。

（2）选穴：依据以灶为穴的取穴原则，在病患处选取1组梅花穴，选取前远腕（TQyw，双侧）、鹰嘴环12穴（TYZh-12，双侧）、内三杆（DNSg，右侧）、内上桩（DNsz，左侧）、膝二环11穴（DXh2-11，双侧）、内下桩（DNxz，双侧）。

（3）灸治方法：每2天施灸1次，2周为1个疗程，治疗4~6个疗程。

【调摄与养护】

婴儿湿疮可用芫茜泡浴治疗。使用方法：用新鲜芫茜（连头带根）100~200 g，洗干净后用慢火煎水15分钟，待水温后洗患处或泡浴。忌用热水烫洗和肥皂等刺激物洗澡，并避免用力抓挠。忌食辛辣、煎炸、酒等刺激食物及鸡、牛肉、羊肉、海鲜等发物，戒烟酒。

三、牛皮癣（痂怀）[Gyakvaiz]

牛皮癣，好发于颈项部，故又称为摄领疮。由于患部皮肤状如牛颈脖之皮，厚而且粗糙，故壮族民间称之为牛皮癣。

牛皮癣的皮损初起为有聚集倾向的扁平丘疹，干燥而结实，皮色正常或淡褐色，表面光亮。病变日久后丘疹融合成片，并逐渐增大，皮肤增厚干燥成席纹状，稍有脱屑。牛皮癣的重要特征是基本损害多为圆形或多角形的扁平丘疹融合成片，搔抓后皮肤肥厚，皮沟加深，皮嵴隆起，极易形成苔藓化。常伴有阵发性奇痒，入夜更甚，搔之不知痛楚。每因情绪波动，瘙痒随之加剧。大多数有局部搔抓摩擦的血痂，经常搔抓后形成皮肤苔藓化，以致越搔越痒，皮损加重，而成恶性循环。

该病临床又分为局限性和泛发性牛皮癣。局限性者多见于青年或中年，好发于颈部及臂弯、腿弯、上眼睑、尾骶、会阴、大腿内侧等处。泛发性者多见于成年人或老年人，皮损除上述部位外，头皮、躯干及四肢之一或大部受累。该病病程缠绵，常迁延数年之久，虽经治愈，但容易复发。

西医学的神经性皮炎，可参考该病诊治。

【病因病机】

壮医认为，该病初起多由风毒、热毒、湿毒等外邪侵袭，阻滞于皮肤，蕴结不散而发；或因衣服硬领等外来的机械刺激引起皮肤慢性损害；或恣食辛辣肥甘之品，损伤"咪隆"（脾），"咪腰"（肾），热毒内生，蕴于血分，"两路"受阻，感邪而发。该病迁延日久多耗伤阴血，阴血亏虚，生风化燥；或病程日久，气滞血瘀，肌肤失养，亦能发病；或血虚肝旺，情志不安，过度紧张，忧愁烦恼者，更易诱发，且多易复发。

【诊断】

（1）在颈项等部位渐渐发生圆形或多角形的扁平丘疹，融合成片，瘙痒剧烈，皮肤肥厚，皮沟加深，皮嵴隆起，较快形成苔藓化，反复发作，病程缠绵。剧烈瘙痒和皮肤增厚如牛皮是该病的主要特征。

（2）一般无全身不适，可伴有过度紧张、兴奋、忧郁、疲劳、焦虑、急躁等。多见于青壮年。

【治疗】

1. 壮医针刺疗法

（1）治疗原则：祛风湿，解热毒，通两路，止瘙痒。

（2）选穴：依据"天圆地方"的取穴原则，选取肩环 12 穴（TJh-12，双侧），鹰嘴环 12 穴（TYZh-12，双侧），前远腕（TQyw，双侧），内三杆（DNSg，右侧），内上桩（DNsz，左侧），膝二环 11 穴（DXh2-11，双侧），足背一环 10 穴（DZBh1-10，双侧）；局部耳峰穴（TEf）。

（3）操作方法：选用 1 寸、1.5 寸、2.5 寸毫针，三棱针（或一次性注射器针头）。

先用三棱针（或一次性注射器针头）在耳峰穴（TEf）局部点刺放血数滴后，再行针刺。用"8"环针法针刺。

取 1.5 寸毫针，先针前远腕（TQyw，左侧）、鹰嘴环 12 穴（TYZh-12，左侧）、肩环 12 穴（TJh-12，左侧），直刺入 0.8~1.2 寸；取 2.5 寸毫针，针内三杆（DNSg，右侧）、内上桩（DNsz，左侧），直刺入 1.5~2.2 寸；取 1 寸毫针，针足背一环 10 穴（DZBh1-10，双侧），直刺入 0.8~1.2 寸；选取 2.5 寸毫针，针膝二环 11 穴（DXh2-11，双侧），直刺入 1.5~2 寸；取 1.5 寸毫针，针肩环 12 穴（TJh-12，右侧）、鹰嘴环 12 穴（TYZh-12，右侧）、前远腕（TQyw，右侧），直刺入 0.8~1.2 寸；回手运针肩环 12 穴（TJh-12，左侧）。

留针 30 分钟。每周针刺治疗 2~3 次；耳峰穴（TEf）局部点刺放血可每周治疗 1 次；4 周为 1 个疗程，治疗 2~4 个疗程。

2. 壮医药线灸

（1）治疗原则：祛风湿热毒，调气血止瘙痒。

（2）选穴：依据以灶为穴的取穴原则，在病患处选取 1 组梅花穴或莲花穴（视牛皮癣患处大小而定），选取鹰嘴环 12 穴（TYZh-12，双侧），前远腕（TQyw，双侧），内三杆（DNSg，右侧）、内上桩（DNsz，左侧），膝二环 11 穴（DXh2-11，双侧），内下桩（DNxz，双侧），足背一环 10 穴（DZBh1-10，双侧）。

（3）灸治方法：2 天施灸 1 次，4 周为 1 疗程，治疗 2~4 个疗程。

【调摄与养护】

用生土豆（白）切片（薄片），外敷患处（可敷多片，不规则叠起），每日多次，每次 30 分钟。忌食辛辣、煎炸、酒等刺激食物和鱼、虾、牛肉、羊肉等发物。

四、风瘙痒（能唅）[Naenghumz]

风瘙痒又称为痒风、谷道痒，是指无原发性皮肤损害而以瘙痒为主要症状的皮肤感觉异常性病症。临床常以自觉皮肤阵发性瘙痒为症状，瘙痒程度和持续时间因人而异，抓挠后局部皮肤常出现抓痕、血痂、色素沉着和苔藓样变等继发性皮损为特征。该病多发于老年人及青壮年，好发于冬季，少数也可夏季发病。该病好发于身体大部分或全身，在临床上可分为泛发性和局限性两种。泛发性者，多泛发全身；局限性者则以阴部和肛门周围瘙痒最为多见。

西医的皮肤瘙痒症可以参照该病证治疗。

【病因病机】

壮医认为，该病初起多由风毒、热毒、湿毒等外邪侵袭，阻滞于皮肤，蕴结不散而发；或因病久耗伤阴血、或年老体弱，气血亏虚，风邪乘虚外袭，血虚生风，肌肤失养而痒；或外物刺激皮肤所致，或恣食肥甘厚味之品，损伤"咪隆"（脾），"咪腰"（肾），湿热之毒内生，日久化热生风，使两路受阻，内不得疏泄，外不得透达，佛郁于肌肤而发；或由情志内伤，五志化火，蕴于血分，血热内蕴，化热动风而发为瘙痒。

【诊断】

（1）以阵发性皮肤瘙痒为主要临床症状。可发于身体某一部分或全身。瘙痒程度和持续时间因人而异，常呈阵发性，尤以夜间为甚。常因皮肤瘙痒剧烈，反复搔抓后出现抓痕和血痂，也可见湿疮样变，甚则皮肤肥厚或苔藓样变及色素沉着等继发皮损。

（2）多发于老年人及青壮年，好发于冬季，少数也可夏季发病。

（3）一般无其他全身不适，可伴有过度紧张、疲劳、焦虑、急躁等。

【治疗】

1. 壮医针刺疗法

（1）治疗原则：均衡气血，祛毒止痒。

（2）选穴：依据"天圆地方"的取穴原则，选取肩环 12 穴（TJh-12，双侧），鹰嘴环 12 穴（TYZh-12，双侧），前远腕（TQyw，双侧），内三杆（DNSg，右侧），内上桩（DNsz，左侧），膝二环 11 穴（DXh2-11，双侧），足背一环 10 穴（DZBh1-10，双侧）；局部耳峰穴（TEf）。

（3）操作方法：选用 1 寸、1.5 寸、2.5 寸毫针，三棱针（或一次性注射器针头）。

先用三棱针（或一次性注射器针头）在耳峰穴（TEf）局部点刺放血数滴后，再行针刺。用"8"环针法针刺。

取 1.5 寸毫针，先针前远腕（TQyw，左侧）、鹰嘴环 12 穴（TYZh-12，左侧）、肩环 12 穴（TJh-12，左侧），直刺入 0.8~1.2 寸；取 2.5 寸毫针，针内三杆（DNSg，右侧）、内上桩（DNsz，左侧），直刺入 1.5~2.2 寸；取 1 寸毫针，针足背一环 10 穴（DZBh1-10，双侧），直刺入 0.8~1.2 寸；选取 2.5 寸毫针，针膝二环 11 穴（DXh2-11，双侧），直刺入 1.5~2 寸；选取 1.5 寸毫针，针右侧肩环 12 穴（TJh-12，右侧）、右侧鹰嘴环 12 穴（TYZh-12，右侧）、右侧前远腕（TQyw，右侧），直刺入 0.8~1.2 寸；回手运针左侧肩环 12 穴（TJh-12，左侧）。

留针 30 分钟。每周针刺治疗 2~3 次；耳峰穴（TEf）局部点刺放血可每周 1 次；2 周为 1 个疗程，治疗 2~3 个疗程。

2. 壮医药线灸

（1）治疗原则：均衡气血，祛毒止痒。

（2）选穴：依据以灶为穴、"抓长子"的取穴原则在瘙痒部位选取一组梅花穴；肩环 12 穴（TJh-12，双侧），鹰嘴环 12 穴（TYZh-12，双侧），前远腕（TQyw，双侧），内三杆（DNSg，右侧），内上桩（DNsz，左侧），膝二环 7 穴、膝二环 11 穴（DXh2-7、DXh2-11，双侧），内下桩（DNXz，双侧），足背一环 8 穴、足背一环 10 穴（DZBh1-8、DZBh1-10，双侧）。

（3）灸治方法：每 2 天施灸 1 次，2 周为 1 个疗程，治疗 2~4 个疗程。

【调摄与养护】

忌食辛辣、煎炸、酒等刺激食物和鱼、虾、牛肉、狗肉等发物。

五、蛇串疮（奔呗啷）[Baenzbaezlangh]

蛇串疮是一侧胸背或腰部皮肤出现的集簇疱疹，常呈带状分布，伴剧烈辣痛、痛如火燎，因皮损状如蛇行，故名蛇串疮；因每多缠腰而发，故又称缠腰火丹、"串腰龙"，壮医称奔呗啷。多见于成年人，好发于春秋季节。

相当于西医的带状疱疹。

【病因病机】

湿热内蕴，复感火毒热邪为其病机特点。饮食失调，或脾失健运，湿浊内生，外发肌肤，聚于肌表；情志不遂，郁久化热；或湿热内蕴，火热之毒壅于肌肤，流窜"三道两路"，阻滞不通，故红斑、丘疱疹和剧痛等症并见。

【诊断】

（1）好发于老年人、青壮年人及体质虚弱者，发病前常伴有一些全身症状，如倦怠、少食、发热、头痛等，潜伏期为 7~12 天。

（2）初起均为发病部位辣痛，渐起为炎性红斑、红疹，并迅速转变为水疱，状似珍珠，疱液透亮，周围绕以红晕，数个或更多的水疱组成簇集状，排列成带状，伴有瘙痒，辣痛等症。约经 1 周，疱液浑浊，或部分溃破、糜烂和渗液，最后干燥结痂，待皮损脱落后，遗留瘢痕，部分患者有后遗神经痛症状，达数月或数年之久。

（3）该病病愈后可获终身免疫，很少再复发。

【治疗】

1. 壮医针刺疗法

（1）治疗原则：祛湿通路，清热解毒，调气止痛。

（2）选穴：依据"天圆地方"的取穴原则，选取手背二环 4 穴、手背二环 6 穴（TSBh2-4、TSBh2-6，双侧），前远腕（TQyw，双侧），鹰嘴环 12 穴（TYZh-12，双侧），内三杆（DNSg，右侧），内上桩（DNsz，左侧），膝二环 11 穴（DXh2-11，双侧），足背一环 7 穴、足背一环 8 穴（DZBh1-7、DZBh1-8，双侧），解毒区。

（3）操作方法：选用 1 寸、1.5 寸、2.5 寸毫针，星状针（或梅花针），火罐。

①取 2.5 寸毫针，针内三杆（DNSg，右侧）、内上桩（DNsz，左侧），直刺入 1.5~2.2 寸；取 1 寸毫针，针手背二环 4 穴、手背二环 6 穴（TSBh2-4、TSBh2-6，双侧），足背一环 7 穴、足背一环 8 穴（DZBh1-7、DZBh1-8，双侧），直刺入 0.5~0.8 寸；取 1.5 寸毫针，针前远腕（TQyw，双侧）、鹰嘴环 12 穴（TYZh-12，双侧），直刺入 0.8~1.2 寸；选取用 2.5 寸毫针，针膝二环 11 穴（DXh2-11，双侧），直刺入 1.5~2 寸。

留针 30 分钟。每周治疗 2~3 次；2 周为 1 个疗程，治疗 1~2 个疗程。

②解毒区用星状针叩刺后予拔罐疗法。每周治疗 1 次，连续治疗 2 周。

2. 壮医药线灸

（1）治疗原则：祛湿通路，清热解毒，调气止痛。

（2）选穴：依据以灶为穴的取穴原则，以疱疹部位选取多组梅花穴（以疱疹处神经丛走向及周围为穴），手背二环 4 穴、手背二环 6 穴（TSBh2-4、TSBh2-6，双侧），前远腕（TQyw，双侧），鹰嘴环 12 穴（TYZh-12，双侧），内三杆（DNSg，右侧），内上桩（DNsz，左侧），膝二环 11 穴（DXh2-11，双侧），解毒区。

（3）灸治方法：

每 2 天施灸 1 次，10 天为 1 个疗程，治疗 1~2 个疗程。

【调摄与养护】

忌食辛辣、煎炸、酒等刺激食物和虾、蟹、牛肉等发物。

六、带状疱疹后遗神经痛（呗嘟登愣朵）[Baezlangh daengzlaengdot]

带状疱疹后遗神经痛是皮肤科和疼痛科临床较常见的疾病。带状疱疹是由水痘－带状疱疹病毒引起的，主要侵犯周围神经和皮肤，以周围神经疼痛和被侵犯神经所支配区域皮肤的红斑、丘疹、簇集性水疱为临床特征的皮肤感染性疾病。临床上常以局部神经痛为首发症状，不同的患者发病期出现疼痛的性质及持续时间可能不一样，有的彻底治愈，有的则皮疹消退后仍有持续的慢性疼痛，即通常所称的带状疱疹后遗神经痛。带状疱疹后遗神经痛是带状疱疹最为常见和最严重的并发症，好发于中老年及免疫力低下患者，常持续数月后发展为难治性的神经痛，因疼痛剧烈持续时间长，对患者的生活质量造成严重影响。约9%~34%的带状疱疹患者会发生带状疱疹后遗神经痛，且其发生率随年龄增加而增加。

【病因病机】

湿热邪毒入侵日久，阻滞龙路、火路，"两路"不通，气血运行不畅，耗散人体正气，人体气虚驱邪无力，邪毒内蕴，毒雍于龙路火路，使其阻滞不通，气血紊乱而发病。

【诊断】

（1）好发于中老年及免疫力低下患者，有带状疱疹发病史。

（2）带状疱疹的皮疹消退以后，其局部皮肤仍有疼痛不适，且持续一个月以上。临床表现为局部阵发性或持续性的灼痛、刺痛、跳痛、刀割痛，严重者会影响休息、睡眠、精神状态等。

【治疗】

1. 壮医针刺疗法

（1）治疗原则：均衡气血，调气止痛。

（2）选穴：依据"天圆地方"的取穴原则，选取手背二环4穴、手背二环6穴（TSBh2-4、TSBh2-6，双侧），手背三环2穴、手背三环3穴（TSBh3-2、TSBh3-3，双侧），内三杆（DNSg，右侧），内上桩（DNsz，左侧），足背一环7穴、足背一环8穴（DZBh1-7、DZBh1-8，双侧），局部以痛为穴（以疼痛处神经丛走向及周围为穴），解毒区。

（3）操作方法：选用0.5寸、1寸、1.5寸、2.5寸毫针，星状针（或梅花针），火罐。

①取2.5寸毫针，针内三杆（DNSg，右侧）、内上桩（DNsz，左侧），直刺入1.5~2.2寸；取0.5寸毫针，针手背三环2穴、手背三环3穴（TSBh3-2、TSBh3-3，双侧），直刺入0.2~0.4寸；取1寸毫针，针手背二

环 4 穴、手背二环 6 穴（TSBh2-4、TSBh2-6，双侧），足背一环 7 穴、足背一环 8 穴（DZBh1-7、DZBh1-8，双侧），直刺入 0.5~0.8 寸。

留针 30 分钟。每周治疗 2~3 次；2 周为 1 个疗程，治疗 2~4 个疗程。

②出针后，在解毒区，或在局部以痛为穴（以疼痛处神经丛走向及周围为穴），用星状针叩刺后予拔罐疗法。每周治疗 1 次。解毒区或局部以痛为穴，用星状针叩刺后予拔罐治疗。每周 1 次，4 周为 1 个疗程，治疗 2~4 个疗程。

2. 壮医药线灸

（1）治疗原则：均衡气血，调气止痛。

（2）选穴：依据以痛为穴的取穴原则，以疼痛部位选取 2~3 组梅花穴或莲花穴（以疼痛处神经丛走向及周围为穴），选取手背二环 4 穴、手背二环 6 穴（TSBh2-4、TSBh2-6，双侧），手背三环 2 穴、手背三环 3 穴（TSBh3-2、TSBh3-3，双侧），内三杆（DNSg，右侧），内上桩（DNsz，左侧），足背一环 7 穴、足背一环 8 穴（DZBh1-7、DZBh1-8，双侧），解毒区。

（3）灸治方法：

每 2 天施灸 1 次，2 周为 1 个疗程，可治疗 2~4 个疗程。

【调摄与养护】

清淡饮食，不要吃猪肉、不要饮酒及饮用与啤酒类似的碳酸饮料，不宜食用辛辣刺激性的食物及羊肉、牛肉、狗肉、鸡、鱼、蛋、香菜等发物。应注意多休息，不能参加剧烈运动，可以适量参加一些户外活动。在情绪方面，要保持乐观心态，心情要开朗，不要忧愁，不要急躁。

七、红眼病（火眼）[Hojyenj]

红眼病又称风热眼、目赤肿痛、天行赤眼等，其主要症状为睑结膜及球结膜充血发红，分泌物增多，自觉灼热、怕光、发痒、流泪及异物感等，常累及双眼。由于该病能迅速传染并引起广泛流行，故有天行赤眼之称。发病多在夏秋之季，患者常有红眼病接触史。

西医学的急性结膜炎及流行性角膜炎等，均可参考该病的治疗。

【病因病机】

该病主要是感受风热疫疠之气，上攻"勒答"（眼睛），邪毒内蕴，毒雍于龙路火路，气血阻滞不通，热毒结聚所致。

【诊断】

（1）睑结膜及球结膜充血发红，分泌物增多，自觉灼热、怕光、发痒、流泪及异物感等，常累及双眼。

（2）患者常有红眼病接触史。

【治疗】

1. 壮医针刺疗法

（1）治疗原则：清热解毒、消肿止痛。

（2）选穴：依据"天圆地方"的取穴原则，选取耳环12穴（TEh-12，双侧），面环12穴（TMh-12），鹰嘴环12穴（TYZh-12，双侧），手背二环3穴、手背二环4穴（TSBh2-3、TSBh2-4，双侧），内三杆（DNSg，右侧），内上桩（DNsz，左侧），足背一环7穴、足背一环8穴（DZBh1-7、DZBh1-8）；解毒区。

（3）操作方法：选用1寸、2.5寸毫针，三棱针（或一次性注射针头），星状针、火罐，用普通针法针刺。

先用三棱针（或一次性注射针头）在耳峰穴（TEf）上进行点刺放血；然后再行针刺。

选取仰卧位。取1寸毫针，针耳环12穴（TEh-12，双侧），向目外侧斜刺入0.5~0.8寸；取1寸毫针，针面环12穴（TMh-12），鹰嘴环12穴（TYZh-12，双侧），手背二环3穴、手背二环4穴（TSBh2-3、TSBh2-4，双侧），足背一环7穴、足背一环8穴（DZBh1-7、DZBh1-8），直刺入0.5~0.8寸；取2.5寸毫针，针内三杆（DNSg，右侧）、内上桩（DNsz，左侧），直刺入1.5~2.2寸。

留针30分钟。

出针后，取俯卧位，在解毒区用星状针进行叩刺，然后实施拔罐疗法。

针刺每天治疗1次，连续治疗3~5次。用星状针进行叩刺后拔罐疗法，每3天1次。中病即止。

2. 壮医药线灸

（1）治疗原则：清热解毒、消肿止痛。

（2）选穴：眼环3穴、眼环6穴、眼环9穴、眼环12穴（TYh-3、TYh-6、TYh-9、TYh-12，患侧），耳峰穴（TEf，双侧），耳环12穴（TEh-12，双侧），肩环4穴、肩环6穴（TJh-4、TJh-6，双侧），前远腕（TQyw，双侧），鹰嘴环12穴（TYZh-12，双侧），足背一环7穴、足背一环8穴（DZBh1-7、DZBh1-8）。

（3）灸治方法：每天施灸1次，治疗2~3天。

【调摄与养护】

清淡饮食，不要吃猪肉、不要饮酒及饮用与啤酒类似的碳酸饮料，不宜食用辛辣刺激性的食物及羊肉、牛肉、狗肉、鸡、鱼、蛋、香菜等发物。应注意多休息，尽量少参加或不参加户外活动，避免到人群密集的地方。可配合使用抗病毒类眼药水。

八、麦粒肿（呗篷答）[Baezbuengzda]

麦粒肿又称"眼丹""偷针眼"，是由于睫毛毛囊、皮脂腺或睑板腺被细菌感染所引起的急性化脓性炎症，主要表现为眼胞睑生小疖肿，形如麦粒。临床可伴有局部红肿疼痛或恶寒发热等症状。

西医学根据受累腺组织的不同，可分为外麦粒肿和内麦粒肿。外麦粒肿是睫毛毛囊的皮脂腺受感染，因其位于眼睑皮肤，故又称睑边疖；内麦粒肿为睑板腺急性化脓性炎症，又称睑板腺炎。

【病因病机】

该病主要是热毒上攻眼睑，邪毒内蕴，毒壅于龙路火路，气血瘀滞不通，热毒结聚所致。

【诊断】

（1）眼睑生小疖肿，形如麦粒。可伴有局部红肿疼痛。

（2）重者伴有耳前、颌下淋巴结肿大及压痛、全身畏寒、发热等。

【治疗】

1. 壮医针刺疗法

（1）治疗原则：清热解毒、消肿止痛。

（2）选穴：依据"天圆地方"的取穴原则，选取耳环12穴（TEh-12，双侧），肩环4穴、肩环6穴（TJh-4、TJh-6，双侧），手背二环3穴、手背二环4穴（TSBh2-3、TSBh2-4，双侧），内三杆（DNSg，右侧）、内上桩（DNsz，左侧），足背一环7穴、足背一环8穴（DZBh1-7、DZBh1-8）。

（3）操作方法：选用1寸、1.5寸、2.5寸毫针，用普通针法针刺。

取仰卧位。先取1寸毫针，针耳环12穴（TEh-12，双侧），向目外侧方向斜刺入0.5~0.8寸；选取1寸毫针，针手背二环3穴、手背二环4穴（TSBh2-3、TSBh2-4，双侧），足背一环7穴、足背一环8穴（DZBh1-7、DZBh1-8），直刺入0.5~0.8寸；取2.5寸毫针，针内三杆（DNSg，右侧）、内上桩（DNsz，左侧），直刺入1.5~2.2寸。

留针30分钟。一般需要连续治疗3~5次，中病即止。

2. 壮医药线灸

（1）治疗原则：清热解毒、消肿止痛。

（2）选穴：依照以灶为穴的取穴原则，直取麦粒肿为穴，选取梅花穴，手背二环3穴、手背二环4穴（TSBh2-3、TSBh2-4，双侧）。

（3）灸治方法：每天施灸1次，治疗3~5次；一些病情较轻的患者灸治1次即愈。

【调摄与养护】

清淡饮食，不要饮酒及饮用与啤酒类似的碳酸饮料，不宜食用辛辣刺激性的食物及羊肉、牛肉、狗肉、鸡、鱼、蛋、香菜等发物。应注意多休息，尽量少参加或不参加户外活动。可配合使用红霉素眼药膏等。

九、耳鸣（惹茸）[Rwzokrumz]

耳鸣是患者主观上在耳内或颅内有声音感觉，可由多种疾病引起。耳鸣以自觉耳内鸣响为主症，呈多样性，可单侧或双侧发生，也可为头鸣，可持续性存在也可间歇性出现，声音可为各种各样，音调高低不等。有些耳鸣患者伴有听力下降，有些听力正常，但是耳鸣不会引起或加重听力下降。

【病因病机】

有内因和外因，内因多由恼怒、惊恐致"咪叠"（肝）"咪背"（胆）风火上逆，而致经气闭阻，"三道两路"不通或肝肾阴虚，精气不能上达于耳而发病；外因为风邪侵袭，壅遏清窍或外耳道耵聍栓塞、肿物或异物等；亦有因突然暴响震伤耳窍而引起者。

【诊断】

以自觉耳内或头颅里鸣响为主要症状，如闻蝉声，或如风声，或如鼓声，鸣声或大或小，妨碍听觉。

【治疗】

1. 壮医针刺疗法

（1）治疗原则：均衡气血，调气补虚。

（2）依据"天圆地方"的取穴原则，选取耳环2穴、耳环4穴、耳环8穴、耳环10穴（TEh-2、TEh-4、TEh-8、TEh-10，患侧），手背二环2穴、手背二环4穴、手背二环8穴、手背二环10穴（TSBh2-2、TSBh2-4、TSBh2-8、TSBh2-10，与外三桩对侧），外三桩（DWSz，单侧，与手背环穴对侧），内三杆（DNSg，右侧），内上桩（DNsz，左侧）。

（3）操作方法：选用1寸、2寸或2.5寸毫针，用普通针法针刺。

选取仰卧位。取1寸毫针，针耳环2穴、耳环4穴、耳环8穴、耳环10穴（TEh-2、TEh-4、TEh-8、TEh-10，患侧），斜刺入0.5~0.8寸；取1寸毫针，针手背二环2穴、手背二环4穴、手背二环8穴、手背二环10穴（TSBh2-2、TSBh2-4、TSBh2-8、TSBh2-10，患侧），直刺入0.5~0.8寸；取2寸毫针，针外三桩（DWSz，单侧，与手背环穴对侧），直刺入1.5~1.8寸；取2.5寸毫针，针内三杆（DNSg，右侧）、内上桩（DNsz，左侧），直刺入1.8~2.2寸。

留针30分钟。每周治疗2~3次，4周为1个疗程，治疗1~3个疗程。

2. 壮医药线灸

（1）治疗原则：均衡气血，调气补虚。

（2）选穴：天三环2穴、天三环4穴、天三环8穴、天三环10穴（TTh3-2、TTh3-4、TTh3-8、TTh3-10），耳环2穴、耳环4穴、耳环8穴、耳环10穴（TEh-2、TEh-4、TEh-8、TEh-10，患侧），手背二环4穴、手背二环8穴、手背二环10穴（TSBh2-4、TSBh2-8、TSBh2-10，双侧），右侧前三杆（DQSg，右侧），内三桩（DNSz，左侧）。

（3）灸治方法：每2天施灸1次，2周为1个疗程，治疗2~4个疗程。

【调摄与养护】

起居有常，注意保暖；饮食有节，忌食辛辣及煎炸等食物；加强身体锻炼，保持心情舒畅。

十、耳聋（惹努）[Rwznuk]

耳聋是指听觉异常、听力下降，可由多种疾病引起。临床主要以听力减退或听觉缺失为主症。

【病因病机】

（1）禀赋不足，先天畸形。

（2）内因多由恼怒、惊恐致"咪叠"（肝）"咪背"（胆）风火上逆，而致经气闭阻，"三道两路"不通或肝肾阴虚，精气不能上达于耳而发病。

（3）外因为风邪侵袭，壅遏清窍。

（4）外伤或因突然暴响震伤耳窍而引起者。

【诊断】

主要症状为听力障碍，听力不同程度的减退，伴有耳鸣、听觉过敏、幻听，甚或听觉缺失。

【治疗】

1. 壮医针刺疗法

（1）治疗原则：均衡气血，调气补虚。

（2）选穴：依据"天圆地方"的取穴原则，选取耳环2穴、耳环4穴、耳环8穴、耳环10穴（TEh-2、TEh-4、TEh-8、TEh-10，患侧），手背二环2穴、手背二环4穴、手背二环8穴、手背二环10穴（TSBh2-2、TSBh2-4、TSBh2-8、TSBh2-10，与外三桩对侧），外三桩（DWSz，单侧，与手背环穴对侧），内三杆（DNSg，右侧），内上桩（DNsz，左侧）。

（3）操作方法：选用1寸、2寸或2.5寸毫针，用普通针法针刺。

选取仰卧位。取1寸毫针，针耳环2穴、耳环4穴、耳环8穴、耳环10穴（TEh-2、TEh-4、TEh-8、TEh-10，患侧），斜刺入0.5~0.8寸；取1寸毫针，针手背二环2穴、手背二环4穴、手背二环8穴、手背二环10穴（TSBh2-2、TSBh2-4、TSBh2-8、TSBh2-10，与外三桩对侧），直刺入0.5~0.8寸；取2寸毫针，针外三桩（DWSz，单侧，与手背环穴对侧），直刺入1.5~2.8寸；取2.5寸毫针，针内三杆（DNSg，右侧）、内上桩（DNsz，左侧），直刺入1.8~2.2寸。

留针30分钟。每周治疗2~3次，4周为1个疗程，治疗1~3个疗程。

2. 壮医药线灸

（1）治疗原则：均衡气血，调气补虚。

（2）选穴：耳环5穴、耳环8穴（TEh-5、TEh-8，双侧），鹰嘴环3穴、鹰嘴环6穴（TYZh-3、TYZh-6，双侧），手背一环9穴、手背一环10穴（TSBh1-9、TSBh1-10，双侧），手背二环9穴、手背二环10穴（TSBh2-9、TSBh2-10，双侧），前三杆（DQSg，右侧），内三桩（DNSz，左侧），外三桩（DWSz，双侧）。

（3）灸治方法：每2天施灸1次，2周为1个疗程，治疗2~4个疗程。

【调摄与养护】

起居有常，注意保暖；饮食有节，忌食辛辣及煎炸等食物；加强身体锻炼，保持心情舒畅。

十一、鼻炎（楞涩）［Ndaengsaek］

鼻炎是指鼻黏膜和黏膜下层的慢性炎症，分为过敏性鼻炎、萎缩性鼻炎和慢性鼻炎。

过敏性鼻炎是鼻黏膜的变态反应性疾病，是以鼻塞、鼻痒、喷嚏、流清涕突然和反复发作为特征的病症。

萎缩性鼻炎是一种发展缓慢的鼻腔萎缩性炎症，主要是鼻黏膜萎缩，有时鼻甲也有萎缩。

慢性鼻炎一般分为单纯性慢性鼻炎、肥厚性鼻炎、干燥性鼻炎等。该病多继发于急性鼻炎反复发作或未经彻底治疗；或受邻近器官（副鼻窦、扁桃体等）炎症的长期影响；或受外界不良因素，如尘埃、有害气体、干燥、高温等长期作用。

西医学的急慢性鼻炎、鼻窦炎、鼻甲肥大、鼻咽癌等，可参考该病诊治。

【病因病机】

（1）过敏性鼻炎：壮医认为，其病多因为风寒毒邪、异气之邪侵袭鼻窍，或肺肾气虚而致"咪钵"（肺）功能失常，卫表不固，复而感受外邪，肺气失宣，上冲鼻窍而导致发病。

（2）萎缩性鼻炎：该病主要是由于燥邪侵犯"咪钵"（肺）、耗伤精液，"咪隆"（脾）亏虚，湿热熏灼，鼻失濡养所致。

（3）慢性鼻炎：壮医认为，该病的病因多为"咪钵"（肺）"咪隆"（脾）功能失调，肺络受阻，壅滞鼻窍；或脾肺虚弱，气血瘀滞，客于鼻窍，阻塞"气道"，邪毒滞留鼻窍，引起"三道两路"不通所致。

【诊断】

（1）过敏性鼻炎临床表现为突然发作鼻塞、鼻痒、喷嚏、流大量清涕、鼻粘膜苍白水肿，或阵发性鼻咽部、眼部干燥发痒，频频打喷嚏、鼻塞，随后流出大量水样鼻涕，常伴有嗅觉障碍为特点。通常于早晨醒来，或环境气温发生急剧变化以及接触某种致敏物质时发病。呈突发性、起病急、症状持续时间甚短，症状消失后一切如常。常反复发作，病程一般较长。

（2）萎缩性鼻炎主要表现为嗅觉减退或消失，鼻内干燥，鼻塞、鼻出血、头痛、头昏、鼻道宽大，或见鼻气腥臭等。

（3）慢性鼻炎临床上可见鼻阻塞、干燥、分泌物增多、嗅觉障碍等症状。急性者则有发热、疲乏、头痛、头昏、打喷嚏等。单纯性慢性鼻炎，主要症状为鼻塞和鼻分泌物增多；若有化脓性细菌繁殖，则分泌物可能为黏液脓性。鼻塞常时轻时重，或双侧交替性鼻塞，反复发作，经久不愈，甚至引起嗅觉失灵。

【治疗】

1.壮医针刺疗法

（1）治疗原则：调气解毒，均衡气血。

（2）选穴：根据"天圆地方"的配穴原则，选取鼻环2穴、鼻环10穴（TBh-2、TBh-10），手背二环2穴、手背二环3穴、（TSBh2-2、TSBh2-3，双侧），鹰嘴环12穴（TYZh-12，双侧），前上桩（DQsz，双侧），足背一环7穴、足背一环8穴（DZBh1-7、DZBh1-8，双侧）。

（3）操作方法：选用0.5寸、1寸、1.5寸、2寸毫针，用"8"环针法针刺。

先针手背二环2穴、手背二环3穴、（TSBh2-2、TSBh2-3，左侧），直刺入0.5~0.8寸；针鹰嘴环12穴（TYZh-12），直刺入1~1.3寸；针前上桩（DQsz），直刺入1.2~1.8寸。然后针足背一环7穴、足背一环8穴（DZBh1-7、DZBh1-8，右侧），直刺入0.5~0.8寸；足背一环7穴、足背一环8穴（DZBh1-7、DZBh1-8，左侧），直刺入0.5~0.8寸。再针前上桩（DQsz，右侧），直刺入1.2~1.8寸；针鹰嘴环12穴（TYZh-12，左侧），直刺入1~1.3寸；针手背二环2穴、手背二环3穴、（TSBh2-2、TSBh2-3，右侧），直刺入0.5~0.8寸。最后针鼻环2穴、鼻环10穴（TBh-2、TBh-10），直刺入0.2~0.4寸。

留针30分钟。每周治疗2~3次，2周为1个疗程，治疗2~4个疗程。

2.壮医药线灸

（1）治疗原则：调气解毒，均衡气血。

（2）选穴：鼻环2穴、鼻环4穴、鼻环8穴、鼻环10穴（TBh-2、TBh-4、TBh-8、TBh-10），手背一环3穴、手背一环4穴（TSBh1-3、TSBh1-4，双侧），手背二环2穴、手背二环3穴、（TSBh2-2、TSBh2-3，双侧），鹰嘴环12穴（TYZh-12，双侧），前上桩（DQsz，双侧），足背一环7穴、足背一环8穴（DZBh1-7、DZBh1-8，双侧）。

（3）灸治方法：每2天施灸1次，2周为1个疗程，治疗2~4个疗程。

【调摄与养护】

可以用鹅不食草煎水，待沉淀后取上清液滴鼻（如患者有炎症，滴鼻后会有少许刺激，但不影响疗效）；也可用鲜品洗干净后榨汁滴鼻。嘱患者平素注意保暖，防止感冒，早晚搓按鼻周穴位。

十二、喉痹（货烟妈）［Hozin］

喉痹，壮医称为货烟妈，是以咽部红肿疼痛、灼热、干痒、异物不适感等为主要临床表现的鼻咽部病证，可伴有发热、头痛、咳嗽等症状。该病为临床耳鼻喉科常见病，多发于成年人，可反复发作，多因脏腑虚弱、咽部失养，或邪滞咽部，或因机体抵抗力下降、受凉、疲劳、烟酒过度等而诱发。

西医学的急性咽喉炎、慢性咽喉炎、扁桃腺炎、声带结节等引起的咽喉不适或疼痛，均可参考该病进行诊治。

【病因病机】

壮医认为，引起货烟妈的主要原因是热毒、痧毒、风毒、火毒等；邪毒从口鼻入侵，经气道、谷道的门户咽喉，邪正交争，"三道两路"气机阻滞，影响天、地、人三气同步，若饮食不当，过食辛辣、煎炒、肥甘厚味，谷道、气道热毒内生，火毒上攻咽喉，亦可引起"三道两路"气机阻滞，使天、地、人三气不能同步而致喉痹。此外，人体平素虚弱，相关枢纽脏腑功能失调，气血失衡，"三道两路"不通，天、地、人三气不能同步，亦可引起喉痹。

【诊断】

（1）急性咽炎以咽喉疼痛，咽部红肿；或咽痛干燥灼热，微痛；或咽痛干燥不适，微痛、微痒；或疼痛剧烈，吞咽困难，有堵塞感或声音嘶哑为主要临床表现。

（2）慢性咽喉炎病程较长，咽部不适感反复发作。

（3）机体抵抗力下降、受凉、疲劳、烟酒过度等，常易诱发发病。

【治疗】

1.壮医针刺疗法

（1）治疗原则：解毒祛邪，通道止痛。

（2）选穴：根据"天圆地方"的配穴原则，选取喉环3穴、喉环9穴（THh-3、THh-9），鹰嘴环12穴（TYZh-12，双侧），手背三环4穴、手背三环5穴（TSBh3-4、TSBh3-5，双侧），足背二环6穴、足背二环7穴

（DZBh2–6、DZBh2–7，双侧）。

（3）操作方法：选用 1 寸、1.5 寸毫针，用"8"环针手法针刺。

先针手背三环 4 穴、手背三环 5 穴（TSBh3–4、TSBh3–5，左侧），向下斜刺入 0.5~0.8 寸；针鹰嘴环 12 穴（TYZh–12，右侧），直刺入 1~1.4 寸；针足背二环 6 穴、足背二环 7 穴（DZBh2–6、DZBh2–7，左侧），直刺入 0.5~0.8 寸；针足背二环 6 穴、足背二环 7 穴（DZBh2–6、DZBh2–7，右侧），直刺入 0.5~0.8 寸；针鹰嘴环 12 穴（TYZh–12，左侧），直刺入 1~1.4 寸；针手背三环 4 穴、手背三环 5 穴（TSBh3–4、TSBh3–5，右侧），向下斜刺入 0.5~0.8 寸；最后针喉环 3 穴、喉环 9 穴（THh–3、THh–9），向上直刺入 0.3~0.6 寸。

留针 30 分钟。每周治疗 2~3 次，急性咽喉炎，一般治疗 1 周即可治愈；慢性咽喉炎，1 周为 1 个疗程，治疗 1~3 个疗程。

2. 壮医药线灸

（1）治疗原则：解毒祛邪，通道止痛。

（2）选穴：喉环 3 穴、喉环 6 穴、喉环 9 穴（THh–3、THh–6、THh–9），手背三环 4 穴、手背三环 5 穴（TSBh3–4、TSBh3–5，双侧），鹰嘴环 12 穴（TYZh–12，双侧），手心二环 8 穴、手心二环 9 穴（TSXh2–8、TSXh2–9，双侧），足背二环 6 穴、足背二环 7 穴（DZBh2–6、DZBh2–7，双侧）。

（3）灸治方法：每 2 天施灸 1 次，1 周为 1 个疗程，治疗 1~3 个疗程。

【调摄与养护】

宜清淡饮食，少食辛辣及油煎炸等刺激性食物，尽量戒烟、戒酒；起居有常，注意劳逸结合。

十三、梅核气（嘿艰货）[Heiqgenxhoz]

梅核气，又称为梅核风、梅核、膈气等，是指咽部常有异物感，尤如梅核梗阻于喉头，咯之不出，咽之不下为主要特征的咽部疾病。其临床症状自觉是咽部常有异物感，其状诉说不一，多表现为树叶粘贴感、虫爬感、痰堵感、球状物感，欲吐不出，欲咽不下，或上下移动或固定不动，部位多在口咽与胸骨上窝之间，咽无疼痛，空吞咽时异物感尤为明显，进食时反而消失，无饮食障碍。该病好发于女性，尤其是中年女性较为常见。多有精神或情志创伤的病史，多情志不佳，面容忧郁，胸闷纳呆，咽部烧灼感等。局部检查鼻咽、喉咽无器质性病变。

西医学称之为癔症，以咽喉中常有异物感，但不影响进食为特征的病证，均可参考该病进行诊治。

【病因病机】

壮医认为，梅核气的发病主要因情志不畅、肝气郁结，上逆结于咽喉或乘脾犯胃，运化失司，"三道两路"气机阻滞，津液不得输布，凝结成痰，痰气结于咽喉引起。

【诊断】

该病既无全身病变，更无前驱症状。仅感觉咽喉有异物感，无疼痛，在工作紧张时、睡着后或专心做事时多可以完全消失；闲暇无事或情志不畅时异物感明显，当吞咽口涎或空咽时更觉明显，吐之不出，咽之不下，而进食时，则毫无梗阻感觉。许多患者会恐惧是认为喉癌或食管癌而致症情加重。

（1）以咽部常有异物感，尤如梅核梗阻于喉头，咯之不出，咽之不下为主要临床表现。

（2）咽部不适，但咽无疼痛，空吞咽时异物感尤为明显，进食时反而消失，无饮食障碍。

（3）局部检查鼻咽及喉咽无器质性病变。

【治疗】

1.壮医针刺疗法

（1）治疗原则：调气解郁，畅通道路。

（2）选穴：根据"天圆地方"的取穴原则，选取喉环3穴、喉环6穴、喉环9穴（THh-3、THh-6、THh-9），手背二环2穴、手背二环4穴（TSBh2-2、TSBh2-4，双侧），内三杆（DNSg，右侧），内上桩（DNsz，左侧），足背二环7穴、足背二环8穴（DZBh2-7、DZBh2-8，双侧）。

（3）操作方法：选用1寸、2.5寸毫针，用"8"环针法针刺。

先针手背二环 2 穴、手背二环 4 穴（TSBh2-2、TSBh2-4，左侧），直刺入 0.5~0.8 寸；针内三杆（DNSg，右侧），直刺入 1.5~2.2 寸；针内上桩（DNsz，左侧），直刺入 1.2~1.8 寸；针足背二环 7 穴、足背二环 8 穴（DZBh2-7、DZBh2-8，右侧），直刺入 0.5~0.8 寸；针足背二环 7 穴、足背二环 8 穴（DZBh2-7、DZBh2-8，左侧），直刺入 0.5~0.8 寸；针手背二环 2 穴、手背二环 4 穴（TSBh2-2、TSBh2-4，右侧），直刺入 0.5~0.8 寸；最后针喉环 3 穴、喉环 6 穴、喉环 9 穴（THh-3、THh-6、THh-9），向上直刺入 0.3~0.6 寸。

留针 30 分钟。每周治疗 2~3 次，2 周为 1 个疗程，治疗 2~4 个疗程。

2. 壮医药线灸

（1）治疗原则：调气解郁，畅通道路。

（2）选穴：喉环 3 穴、喉环 6 穴、喉环 9 穴、喉环 12 穴（THh-3、THh-6、THh-9、THh-12），鹰嘴环 12 穴（TYZh-12，双侧），手背二环 2 穴、手背二环 4 穴（TSBh2-2、TSBh2-4，双侧），内三杆（DNSg，右侧），内三桩（DNSz，左侧），足背二环 7 穴、足背二环 8 穴（DZBh2-7、DZBh2-8，双侧）。

（3）灸治方法：每周灸治 2~3 次，2 周为 1 个疗程，治疗 2~4 个疗程。

【调摄与养护】

起居有常，注意劳逸结合；保持乐观心态，多参加有氧运动。

十四、口疮（巴咛）[Baknengz]

口疮俗称"口疳""口糜"，又称"口腔溃疡"，是指口腔黏膜上反复出现黄白色大小不一的浅表溃疡，伴疼痛难耐，反复发作，缠绵难愈，是口腔黏膜中常见的溃疡性损害，常以唇、颊、舌、上腭等处黏膜发生黄白色溃烂点周围明显红肿或兼有不同程度的发热为主要特征。

西医学的各种口腔溃疡，或口腔感染、炎症等导致的口腔黏膜溃疡病变，均可参考该病进行诊治。

【病因病机】

壮医认为，该病主要是由于饮食不节，过食辛辣油腻之品，或劳逸失度等，损伤脾胃，运化无力，清阳不升，郁久化热；或情志不畅，肝气郁滞，情志过极，气郁化火等，致"两路"受阻，三气不能同步，火热炽盛而致。

【诊断】

（1）口疮初起，溃点较多，局部灼热、疼痛明显，红肿溃烂甚或中央黄白色凹陷或黄白色分泌物，或伴发热口渴。

（2）复发性口疮具周期性发作特点，以口腔黏膜局限性、溃疡性损害为主，局部灼痛，周围充血、灼热，久治难愈。

【治疗】

1. 壮医针刺疗法

（1）治疗原则：清热解毒，调气通路。

（2）选穴：手背二环2穴、手背二环4穴（TSBh2-2、TSBh2-4，双侧），前远腕（TQyw，双侧），内三杆（DNSg，右侧），内上桩（DNsz，左侧），斜三桩（DXSz，单侧，与外下桩对侧），外下桩（DWx，与斜三桩相对侧）。

（3）操作方法：选用1寸、1.5寸、2寸毫针，用普通针法针刺。

留针30分钟。每周治疗2~3次，1周为1疗程，治疗2~4个疗程。

2. 壮医药线灸

（1）治疗原则：清热解毒，调气通路。

（2）选穴：口腔溃疡病灶点，前远腕（TQyw，双侧）。

（3）灸治方法：每2天施灸1次，一般治疗1周即可治愈。

【调摄与养护】

宜清淡饮食，少食辛辣及油煎炸等刺激性食物，尽量戒烟、戒酒；起居有常，充足睡眠，注意劳逸结合；注意口腔卫生，可用淡盐水漱口。

十五、牙痛（豪朵）[Heujdot]

牙痛又称牙齿痛，是指多种原因引起的牙体疼痛。以成人居多，四季均可发病。

西医学的牙髓炎，可参考该病进行诊治。

【病因病机】

壮医认为，该病主要是由于风毒、寒毒、湿毒为本热之邪，乘虚而入，聚而为液为涎，致"两路"受阻，天、地、人三气不能同步，而致与齿间之气血相搏击而发为牙痛；或因肾阴亏耗，虚火上炎，骨髓空虚，气血失去均衡，牙失荣养，致牙齿浮动而痛。

【诊断】

以牙齿疼痛为主要临床表现。

【治疗】

1. 壮医针刺疗法

（1）治疗原则：解毒调气，通路止痛。

（2）选穴：根据"天圆地方"的取穴原则，选取面环4穴、面环8穴（TMh-4、TMh-8），手背二环3穴、手背二环4穴（TSBh2-3、TSBh2-4，双侧），手背中穴（TSbz，双侧），鹰嘴环12穴（TYZh-12，双侧），内三杆（DNSg，右侧），内上桩（DNsz，左侧），足背二环6穴（DZBh2-6）。

（3）操作方法：选用1寸、1.5寸、2寸毫针，用普通针法针刺。

留针30分钟。每周治疗2~3次，2周为1个疗程，治疗2~4个疗程。

2. 壮医药线灸

（1）治疗原则：解毒调气，通路止痛。

（2）选穴：面环4穴、面环8穴（TMh-4、TMh-8），手背二环3穴、手背二环4穴（TSBh2-3、TSBh2-4，双侧），手背中穴（TSbz，双侧），鹰嘴环12穴（TYZh-12，双侧），内三杆（DNSg，右侧），内上桩（DNsz，左侧），足背二环6穴（DZBh2-6）。

（3）灸治方法：每周灸治2~3次，2周为1个疗程，治疗2~4个疗程。

【调摄与养护】

宜清淡饮食，少食辛辣及油煎炸等刺激性食物，戒烟、戒酒；起居有常，充足睡眠，注意劳逸结合；注意口腔卫生，可用淡盐水漱口。